공부의
비밀

HOW WE LEARN: The Surprising Truth About When, Where, and Why it Happens
by Benedict Carey

이 도서의 국립중앙도서관 출판시도서목록(CIP)은 서지정보유통지원시스템 홈페이지(seoji.nl.go.kr)와
국가자료공동목록시스템(http://www.nl.go/koilsnet)에서 이용하실 수 있습니다.
(CIP제어번호: 2016020395)

공부의

HOW we LEARN

비밀

베네딕트 캐리 Benedict Carey 지음

송정화 옮김

문학동네

차례

여백을 넓히다

나는 공부밖에 모르는 샌님이었다.

그 시절에는 공부벌레를 그렇게 불렀다. 단어장을 만들고, 디테일에 목숨 걸던 아이. 노력파, 점수 올리기에만 혈안이 된 일벌 같은 아이. 싸구려 스탠드 밑에서 교과서에 얼굴을 파묻고 공부하던 어릴 적 내 모습이 40년이 흐른 지금까지도 생생하게 떠오른다.

새벽 5시면 벌떡 일어나 공부하던 아침 풍경도 떠오른다. 익히기 어려운 것들에 압도되어 늘 긴장 상태였던 고등학교 2학년 시절. 뭐였더라? 이차방정식? 루이지애나 매입*, 무기대여법**과 같은 역사적 사실과 사

---

* 1803년에 미국 정부가 프랑스로부터 약 210만 제곱킬로미터의 루이지애나 영토를 1500만 달러에 사들인 사건. '미국 역사상 가장 현명했던 매입'으로 평가받는다.
** Lend-Lease Act. 미국이 제2차 세계대전 동안 영국, 소련, 중국 등의 연합국들에 막대한 양의 전쟁 물자를 제공할 수 있게 만든 법.

건, 평균값의 정리, T. S. 엘리엇의 시에 나타난 반어법과 은유…… 머리에 쥐가 났다.

그만 하자.

이제 다 옛일이 되었다. 남은 거라곤 그 시절 가슴 졸였던 느낌뿐이다. 시간은 흘러가는데 공부할 건 산더미이고, 어떤 것들은 내 능력 밖이었다. 그뿐이 아니었다. 화장실의 꽉 잠기지 않은 수도꼭지에서 천천히 흘러내리는 물소리같이 무엇인가 놓치고 있다는 의구심이 들었다. 똑똑한 아이들은 노력 없이도 공부를 잘하는데 나는 그 궤도를 벗어났다는 생각을 떨쳐버릴 수가 없었다. 다른 사람들과 마찬가지로 나도 학습은 자기 훈련이라고 믿으며 자랐다. 험난하고도 고독한 지식 습득이라는 암벽 등반을 마치고 나면 나도 똑똑한 사람들이 있는 '그곳'에 도달할 거라고 믿었다. 나는 마구 내달렸다. 지적 호기심이 넘치거나 깨달음의 경이로움에 이끌려서가 아니라 실패할지도 모른다는 두려움이 더 컸다.

그렇게 두려움에 사로잡혀 살던 나는 별종이 되었다. 형제 사이에서는 항상 진지하고 거의 만점을 받아오는 완벽한 형, 오빠로 통했다. 반면 학교 친구들 사이에서는 종잡을 수 없는 투명인간으로 통했다. 어린 시절의 나나 부모님, 담임 선생님들을 탓할 생각은 없다. 어떻게 그럴 수 있겠는가? 지식을 연마하기 위해 내가 할 수 있는 것은 (어느 정도는) 썰매를 끄는 개처럼 가열차게 내달리는 것뿐이었다. 피나는 노력을 다하는 것이야 말로 공부를 잘할 수 있는 가장 빠른 길이었다.

하지만 나는 이미 공부에 온갖 노력을 쏟아붓고 있었다. 다른 뭔가가 더 필요했고, 뭔가가 더 있다고 느꼈다.

첫번째 힌트는 다른 친구들이었다. 수학이나 역사 시간에도 겁에 질린 표정 없이 쿨한 아이들이 두세 명 있었다. 그 친구들은 단박에 모든 것을 깨치지 않아도 되며 때가 되면 다 알게 되어 있고, 의문을 갖는 것 자체가 중요하다는 것을 터득한 듯한 얼굴이었다. 하지만 진짜 반전은 대학에 지원할 때 찾아왔다. 두말할 것 없이 대학은 그간 쏟아부은 노력의 궁극적인 목표였다. 그런데 나는 계속 미끄러졌다. 10군데 넘는 대학에 지원했지만 전부 떨어졌다. 대학 입학이라는 마지막 결승선에 닿기 위해 그 오랜 세월을 공부에 바쳤건만 겨우 입학 대기자 명단에 이름을 올렸을 뿐이었다. 결국 나는 그 학교에 들어갔지만 1년 만에 중퇴하고 말았다.

뭐가 잘못된 걸까?

도대체 뭐가 잘못됐는지 알 수가 없었다. 사실 나는 눈이 너무 높았고, 점수는 모자랐다. 긴장한 나머지 SAT 시험에서 제 실력을 발휘하지 못했다. 하지만 아무것도 눈에 들어오지 않았다. 거부당했다는 생각에 사로잡혀 차분하게 원인을 분석할 수 없었다. 아니, 거부당했다는 기분이란 표현으로는 부족하다. 내가 바보처럼 느껴졌다. 그 긴 세월 동안 사이비 자기계발 전문가들한테 돈만 갖다 바치고 속은 기분이었다. 그래서 대학을 중퇴한 후에는 마음가짐을 바꿨다. 나는 힘을 뺐다. 더이상 전력질주하지도 않았다. 헨리 데이비드 소로의 말을 빌리자면 내 삶의 '여백을 넓혔다'. 대단한 전략은 아니었다. 아직 스무 살이 채 안 됐던 나는 한 치 앞 이상은 보지 못하고 본능에 이끌려 코앞에 있는 것을 따라가기에 바빴다.

나는 콜로라도 주립대학에 간청서와 함께 지원서를 보냈다. 그렇게 사정사정해 전학을 가게 되었다. 그때만 해도 그게 가능했다. 주립대학이어서 복잡한 절차 없이 학교를 옮길 수 있었다. 학교를 옮기고 나서는 그날그날에 더 충실하기로 했다. 스키를 줄이고 등산을 자주 했다. 음주가무도 마음껏 즐기며 놀았다. 가능할 때마다 아침에 늦잠을 자고, 몇 시간씩 낮잠도 잤다. 이런저런 공부를 하면서도, 미국 대학 캠퍼스의 흔한 풍경대로 합법적인 수준의 가벼운 마약에도 취해보았다. 그렇다고 술만 마시며 대학생활을 흥청망청 허비한 것은 아니다. 공부는 절대 놓지 않았다. 다만 공부가 전부는 아니었다. 공부가 내 삶의 일부가 될 수 있도록 긴장을 늦추었다. 잘 사는 것과 엉망으로 사는 것 사이를 왔다갔다하며 그렇게 나는 학생이 되어갔다. 그저 평범한 학생이 아니라 수학이나 물리에 부담을 덜 느끼고, 실패를 감수하더라도 어려운 과목을 듣는 진정한 학생이 되었다.

하루아침에 일어난 극적인 변화는 아니었다. '딩동' 하고 종소리가 울리거나, 천사의 노랫소리가 들린 것도 아니었다. 이런 일들이 그렇듯 서서히 변화가 찾아왔다. 다른 사람들과 마찬가지로 나도 몇 년 지나서 대학생활을 돌이켜보았다. 산만한 생활과 나쁜 습관에도 불구하고 성적은 꽤 괜찮았다. 사실 나에게 나쁜 습관이 있는지조차 고민해본 적이 없었다.

. . .

2000년대 초반 나는 LA타임스와 뉴욕타임스 기자로 일하면서 우리가 어떻게 배우고 기억하는지에 대한 연구 분야를 취재하기 시작했다. 이 주제, 특히 뇌가 어떻게 가장 효율적으로 학습하는지는 내 전문 분야가 아니어서 정신의학이나 뇌생물학 같은, 행동과학에 관한 보다 폭넓은 분야에 많은 시간을 할애했다. 하지만 자꾸 학습에 관한 주제로 돌아오게 되었다. 알면 알수록 믿기지 않는 분야였기 때문이다. 과학자들은 배경음악, 공부 장소, 비디오게임으로 머리를 식히는 행동 등과 같이 사소해 보이는 요인들이 학습과 기억력에 어떤 영향을 미치는지 연구했다. 정말 그런 것들이 실제 시험장에서 효과를 발휘할까?

만약 그렇다면, 왜 그럴까?

연구 결과마다 다른 해석이 있었고, 각 해석마다 뇌에 대한 의외의 사실을 던져주는 듯했다. 주의를 산만하게 하는 것들이 학습에 도움이 되고, 낮잠도 도움이 된다. 뭔가를 하다가 중도에 그만두는 것도 생각만큼 나쁘지 않다. 완성된 것은 잊어버려도 중간에 그만둔 것은 기억 속에 맴돌기 때문이다. 공부하기 '전'에 백지상태로 시험을 보면 앞으로 배울 내용을 더 효과적으로 배울 수 있게 된다. 이런 결과들이 계속 마음에 걸렸다. 처음에는 믿기지 않았지만 시도해볼 만했다. 쉽게 실행해볼 수 있는 작은 변화였기 때문에 거부할 만한 변명거리가 없었다. 지난 몇 년간 일로든 취미로든 새로운 무언가를 시작할 때마다, 또는 클래식 기타 배우기나 스페인어 공부처럼 하고 싶다고 생각만 하고 미뤄뒀던 것들을 떠올릴 때마다 아래 질문들을 나 자신에게 던져보았다.

"더 좋은 방법은 없을까?"

"이렇게 해보는 게 낫지 않을까?"

그렇게 해서 떠오른 것들을 실제 생활에 적용해보았다. 연구 결과에 나온 여러 방법을 실험하다보니 그 방법들이 친숙하게 느껴졌다. 오래지 않아 그 이유를 깨달았다. 바로 내 대학 시절 때문이었다. 물론 대학교 때 아무런 체계도 없이 그때그때 임시변통식으로 공부했던 방식이 최근 인지과학에서 발견한 법칙을 체현했다는 것은 아니다. 현실에서는 어느 것도 그렇게 간단명료하지 않다. 하지만 리듬은 비슷했다. 내가 공부했던 것과 그 기법들이 내 일상생활, 대화, 부질없는 생각들, 꿈에까지 스며들었던 리듬 말이다.

그 연결고리는 개인적으로 의미 있게 다가왔다. 그래서 나는 그 기법들을 단지 자기계발 방법이 아니라 학습과학 전반에 대해 생각하는 계기로 받아들였다. 각각의 아이디어와 기법은 온당하고 명확했다. 하지만 그것들을 한데 모아 정리하기는 어려웠다. 어떻게든 맞아떨어져야 했다. 시간이 지나면서 뇌가 작동하는 특이한 방식을 통해서만 각각의 아이디어와 기법들이 맞아떨어진다는 것을 깨달았다. 다시 말하자면, 현대 학습과학에 대한 연구 결과는 어떻게 하면 더 효율적으로 학습할 수 있는지에 대한 비법 그 이상의 것을 제시했다. 새로운 삶의 방식을 제시한 것이다. 삶의 방식을 제시한다는 것을 이해하고 나니, 내 대학 시절의 경험을 새로운 시각으로 볼 수 있었다. 나는 공부에서 살짝 손을 뗐었다. 하지만 그렇게 함으로써 이전과 달리 공부하는 내용이 내 일상생활에 스며들 수 있었다. 그리고 그때 뇌는 학습 기계로서의 한계와 어마어마한 가능성을 함께 드러냈다.

단순하게 비교했을 때 뇌는 근육과 다르다. 뇌는 현재 위치, 환경뿐 아니라 기분, 타이밍, 바이오리듬에 민감하다. 뇌는 우리가 의식하는 것보다 훨씬 많은 정보를 받아들이고 기억이나 배운 사실을 나중에 떠올릴 때는 전에 놓쳤던 디테일한 부분까지 잡아낸다. 뇌는 밤에 잘 때도 낮에 있었던 일들의 숨겨진 연결고리나 심연의 의미를 찾아 쉬지 않고 열심히 일한다. 뇌는 무작위성보다 의미를 훨씬 좋아하고 앞뒤가 맞지 않는 것을 참을 수 없어 한다. 뇌는 순서도 중시하지 않는다. 시험에 필요한 중요한 사실들을 잊어버려도 영화 〈대부〉의 장면들은 생생히 기억하고, 1986년 보스턴 레드 삭스 라인업은 다 기억하는 것처럼 말이다.

뇌가 학습 기계라면, 뇌는 괴짜 기계다. 그리고 뇌의 특이한 점이 잘 활용될 때, 뇌는 최고의 성능을 발휘한다.

• • •

지난 몇십 년간 보다 효과적으로 배울 수 있는 일련의 기법들이 발견됐지만 과학계 밖에는 잘 알려지지 않았다. 과학자들이 발견한 방법은 컴퓨터 소프트웨어, 전자기기나 약품 등을 사용해야 하는 '더 똑똑해지는 비법'이 아니다. 반 전체 성적을 올리겠다는 거창한 교수법(지금껏 아무도 제대로 성공하지 못했다)도 아니다. 오히려 지금 당장 우리 일상생활에서 공부할 때나 연습할 때 바로 적용할 수 있는 소소한 방법들이다. 이를 적용하는 데 가장 어려운 점은 바로 그 방법이 효과가 있다고 믿는 것이다. 우리가 가장 효과적인 학습 방법이라고 알고 있던 것들과 전면 배치되는 연구 결과이기 때문에 어느 정도 '불신의 유예'*를 요구한다.

---

* suspension of disbelief. 문학 용어로, 독자가 감상하고 있는 허구의 이야기가 환상적이거나 현실과 동떨어진 세계에 존재한다면, 그 세계에서 아무리 불가능한 일이 벌어져도 독자는 이야기를 읽는 입장에서 자발적으로 머릿속에서 작용하는 불신과 의심을 억제한다는 뜻이다.

'조용한 곳'에서 공부하라는 천편일률적인 조언을 한번 생각해보자. 너무 당연하게 들린다. 소음도 없는 곳에서 매번 똑같은 책상에 앉아 공부하는 것은 때가 되면 뇌에 '공부할 시간'이라는 신호를 보내는 것과 같다. 하지만 연구 결과 '지정된 공부 장소'를 버리고 새로운 곳에서 늘 하던 방식에서 벗어나 공부하면 학습 효과가 높아지는 것으로 나타났다. 다른 말로 하자면, 늘 같은 방식으로 공부하면 학습 효과가 오히려 더디다.

또한 보통 장제법*이나 특정 음계 연주 등 특정 기술을 완전히 습득하려면 시간을 정해 반복적으로 연습해야 한다고들 믿는다. 하지만 연구 결과 우리의 뇌는 나이와 학습 분야에 관계없이(이탈리아어 표현이든 화학결합이든) 한 가지를 억지로 떠먹이듯 연습하는 것보다 다양한 관련 과제를 수행할 때 더 효과적으로 패턴을 익히는 것으로 나타났다. 내 대학 시절을 생각하지 않을 수 없었다. 밤도 새우고, 오후에는 몇 시간씩 낮잠도 자고 모든 스케줄을 무시하며 그저 즐겼던 시절. 그렇게 자유롭게 사는 것이 전문적 기술을 숙달하는 것으로 직결된다고 말하려는 것은 아니다. 하지만 인생의 무작위한 요구에 배움을 버무리면 많은 경우 더 좋은 효과를 거둘 수 있으며, 무작정 일을 미루고 딴짓하는 것처럼 보이는 행동에도 사실은 전혀 다른 의미가 있다고 말하고 싶다.

한 가지 예를 들자면, 디지털 미디어에 주의를 빼앗기고 중독까지 되는 현상에 경각심이 커지는 상황에서 대해서도 학습과학은 다른 시각을 제공한다. 흔히 문자, 트위터, 페이스북 메신저 등 사방에서 한꺼번에 밀

• 長除法. 12 이상의 수로 나누는 나눗셈.

려드는 디지털 미디어의 방해 때문에 정신이 산만해져 공부에 집중하는 데 방해가 될 거라고 우려한다. 이 때문에 결국 생각하는 능력까지 약화될지 모른다는 시각도 있다. 이런 정보들은 오도의 여지가 있다. 주의를 빼앗는 것들은 물론 학습에 방해가 된다. 책을 읽거나 수업을 들을 때처럼 몰두해야 하거나 지속적으로 주의를 기울여야 할 때 이런 것들은 특히 방해가 된다. 소셜 미디어에서 수다를 떨면 공부시간을 빼앗긴다. 하지만 안 풀리는 수학 문제와 씨름할 때나, 창작을 하다가 막다른 골목에 다다라 기존 시각을 떨쳐버릴 필요가 있을 때는 잠깐 다른 데 주의를 빼앗기는 것이 도움이 된다는 것을 우리는 알고 있다.

간단히 말해, 배우는 방식에는 맞고 틀림이 없다. 단지 습득하려고 하는 정보의 특성에 따라 적합한 전략이 따로 있을 뿐이다. 실력 좋은 사냥꾼이 먹잇감에 따라 다른 함정을 준비하는 것처럼 말이다.

• • •

학습과학의 수수께끼가 풀린 것처럼 이야기를 풀어나가지는 않겠다. 학습과학의 수수께끼는 아직 풀리지 않았다. 그 와중에 수수께끼를 풀어보려는 노력의 결과물로 새로운 뇌과학 이론이 계속 쏟아져나왔다. 난독증은 패턴 인식에 도움이 된다. 2개 국어를 구사하는 아이들의 학습 능력이 더 뛰어나다. 수학 공포증은 일종의 뇌 질병이다. 게임은 최상의 학습 도구다. 음악 훈련은 과학 적성을 높인다. 하지만 대개 이런 이론들은 바스락거리는 나뭇잎 소리 같은 배경 소음이다. 이 책의 목표는 나무의 줄기를 추적하는 것이다. 즉, 학습 효과를 높일 수 있는 검증된 기본 이론과 연구 결과를 추적하는 것이다.

이 책은 일종의 보텀업bottom-up 방식으로 총 4부로 구성되어 있다. 1부에서는 뇌세포가 어떻게 형성되고 새로운 정보를 유지하는지 과학자들이 밝혀낸 내용을 소개한다. 기본적인 뇌 구조를 파악하고 나면 학습의 인지 토대를 이해하기가 수월할 것이다. 인지과학은 생물학의 한 단계 위에 있는 학문으로 어떻게 기억하고, 잊어버리고, 학습하는지 파악하는 데 도움이 된다. 1부는 후반부 내용을 이해하는 데 도움이 되는 이론적 토대를 마련해줄 것이다.

2부에서는 아랍어 문자, 원소 주기율표, 벨벳 혁명*을 이끈 주요 인물 등 학습한 내용을 더욱 효과적으로 습득할 수 있는 기법, 파지**에 도움이 되는 도구들을 상세히 다룬다. 3부에서는 학기 말 리포트 작성이나 회의 발표, 청사진 도출이나 작곡 등 길고 복잡한 과제를 풀거나 수학이나 과학 문제를 풀 때 필요한 이해력에 초점을 맞출 것이다. 이 책에서 제시되는 방식들이 어떻게 작동하는지 이해하고, 적어도 과학자들이 어떻게 생각하는지 알게 된다면 소개하는 기법들 자체를 더 잘 기억할 수 있을 뿐 아니라, 일상생활에서 이를 유용하게 활용할 방법을 결정하는 데도 도움이 될 것이다. 마지막으로 4부에서는 앞서 다룬 다양한 기법의 효과를 극대화할 수 있는, 우리의 무의식을 흡수하는 두 가지 방식을 알아본다. 쉽게 말해 '생각하지 않고 배우기'다. 생각하지 않고 배울 수 있다니 읽는 독자도

---

* 1989년 체코슬로바키아에서 일어난 비폭력 혁명으로, 그 결과 공산당 정권이 무너졌다.
** 把持. retention. 경험에서 얻은 정보를 유지하는 작용을 일컫는 심리학 용어다.

위안이 되겠지만 전달하는 입장에서도 용기를 북돋우는 기분이 든다.

　이 무지개 끝에 '광채'라는 보물이 기다리는 것은 아닐지 모른다. 반짝반짝 빛나고 싶은 열망을 품는 일 자체가 잘못된 건 아니다. 좋은 유전자를 지닌 사람, 추진력이 있고 운이 따르는 사람, 연줄이 좋은 사람 들에게 행운을 빈다. 하지만 명확하지 않은 목표를 향해 달리면 현실과 동떨어진 이상을 숭배하게 되고, 그러다가 목표를 놓쳐버릴 수 있다. 이 책에서 소개하는 기법들은 당장 적용할 수 있는 소소한 것들이다. 이를테면 새롭게 배운 것들을 일상생활에 녹여내 내재화하는 방법, 학습을 하기 싫은 별개의 일이 아닌 우리 삶의 일부로 만드는 방법 등을 소개할 것이다. 그리고 그런 기법이 도출되는 데 토대가 된 최신의 과학 연구 결과를 파내려갈 텐데, 이런 방식을 취함으로써 부담감을 덜어낼 수 있게 했다. 또한 학습의 최대 적이라고 배웠던 게으름, 무지, 주의를 산만하게 하는 요소들이 학습에 어떻게 유리하게 작용하는지도 보여줄 것이다.

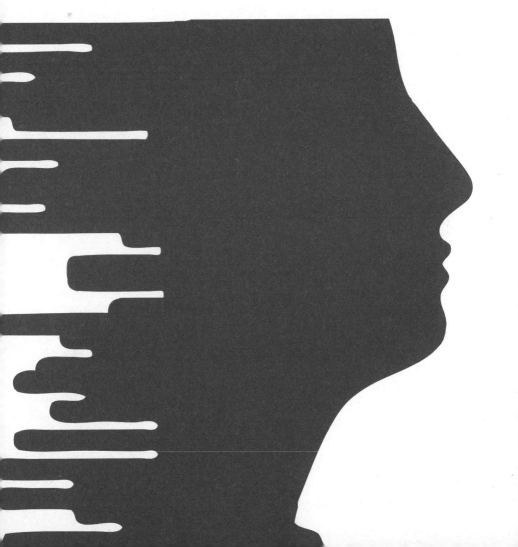

|

1부
기초 이론

스토리 메이커

기억의 생물학

학습과학은 기본적으로 '정신 근육'이 어떤 일을 하는지 연구하는 학문이다. 일상생활 속의 수많은 장면, 소리, 냄새 정보를 쉼 없이 처리하는 인간의 뇌는 그 자체로 기적에 가깝다.[1] 게다가 이런 정보를 일상적으로 처리한다는 사실은 경이롭기까지 하다. 주전자에서 물 끓는 소리, 복도의 희미한 움직임, 등에 느껴지는 통증의 기미, 담배 냄새의 흔적 등 깨어 있는 동안 우리가 받아들이는 엄청난 양의 정보를 생각해보라. 게다가 뇌는 멀티태스킹도 해야 한다. 아이를 보면서 식사도 준비하고, 주기적으로 회사 이메일도 확인하고, 친구와 통화도 한다.

말도 안 된다.

이 모든 것을 한꺼번에 할 수 있는 기계는 복잡한 것 이상이다. 여러 가지 활동이 담긴 큰 솥으로 보면 된다. 인간의 뇌는 발에 차인 벌집처럼 윙윙거리며 정신없이 돌아가고 있다.

숫자로 한번 살펴보자. 인간의 뇌에는 평균적으로 1천억여 개의 신경세포가 있고, 이 신경세포들은 회백질을 구성한다.[2] 이 신경세포의 대다수는 수천 개의 다른 신경세포와 연결되어 조용하게, 끊임없이 전기 신호를 보낸다. 디지털 정보로 따지면 100만 기가바이트에 해당하는 저장 공간을 가진 거대한 네트워크라고 볼 수 있다. 100만 기가바이트면 300만 개의 TV 프로그램을 저장할 수 있는 용량이다. 우리 뇌는 새에게 먹이를 주는 사람을 아무 생각 없이 응시하거나, 백일몽을 꾸는 등 '쉬고 있을' 때도 전력질주한다. 십자말풀이를 할 때는 뇌 활동 에너지의 90퍼센트를 소모하기도 한다. 뇌의 일부분은 수면중에도 활발하게 작동한다.

인간의 뇌는 어둡고 특징이 없는 행성 같아서 지도가 있으면 도움이 된다. 처음에는 간단한 지도로도 충분하다. 아래 그림을 보면 들어오는 정보를 걸러내는 내후각피질, 기억이 형성되는 해마, 보관해야 할 정보를 의식 기억으로 저장하는 신피질 등 학습에 관련된 주요 뇌 부위를 알 수 있다.

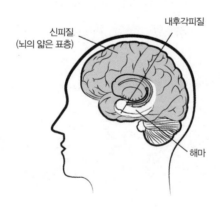

신피질
(뇌의 얇은 표층)

내후각피질

해마

우리는 이 그림을 통해 뇌의 단편을 볼 수 있을 뿐만 아니라 뇌가 어떻게 작동하는지도 짐작할 수 있다. 뇌에는 특화된 분업이 가능한 모듈이 있다. 내후각피질과 해마는 각각 맡은 역할이 따로 있다. 마찬가지로 우뇌는 좌뇌와 다른 과업을 수행한다. 보고, 듣고, 느끼는 각각의 감각을 담당하는 기관도 있다. 각 기관은 고유의 과업을 수행하면서 전체 뇌기능을 받쳐주며 과거, 현재의 기록과 미래에 일어날 만한 일을 끊임없이 업데이트한다.

어떤 면에서 뇌의 모듈은 영화 제작 스태프 같은 전문가 집단에 비유할 수 있다. 촬영감독은 카메라 줌인과 줌아웃을 반복하며 촬영 영상을 쌓아간다. 음향감독은 배경 소음을 걸러내고 볼륨을 조정하며 소리를 녹음한다. 요금 청구서, 비용 등을 정리하는 회계 담당자뿐만 아니라 영상 편집자, 시나리오 작가, 그래픽 담당자, 소도구 담당자, 음악감독 등이 한 팀이 되어 영화의 전체적인 느낌이나 분위기를 완성한다. 영화감독은 영상의 배열을 결정하고 일련의 요소들을 한데 묶어 탄탄한 스토리를 만들어낸다. 그저 그런 평범한 스토리가 아니라 감각을 통해 '물질적 요소'들을 가장 잘 느끼게 할 수 있는 최적의 스토리를 만들어낸다. 뇌는 영화 장면을 보면서 가치 판단을 하고, 의미와 맥락을 파악하면서 실시간으로 해석한다. 그리고 나서 인지된 장면을 재구성하기도 한다. '아까 그 장면에서 상사가 그 말을 한 의도는 무엇이었을까?' 이미 본 장면을 면밀히 떠올려보며 영화의 전체 맥락과 어떻게 맞아떨어지는지 따져본다.

뇌는 인생의 스토리다. 뇌는 우리 각자의 인생을 소재로 다큐멘터리를 제작하고 있는 셈이다. 뇌는 실제 벌어지고 있는 일의 이면을 보여주는 살아 있는 은유다. 기억은 어떻게 형성되는지, 저장된 정보는 어떻게 인출되는지, 시간이 흐르면서 어떤 기억은 흐려지고 변하는데 왜 어떤 기억은 더 선명해지는지, 뇌가 작동하는 각 단계마다 어떻게 '조종'하면 디테일을 더 풍부하고 선명하게 기억할 수 있는지.

이 다큐멘터리 감독은 영화 전공자도, 스태프를 거느린 할리우드의 잘나가는 감독도 아니라는 점을 기억하시라. 감독은 바로 당신이다.

· · ·

뇌생물학으로 넘어가기 전에 은유에 대해 몇 마디 하고 싶다. 은유는 말 그대로 부정확한 것이다. 은유는 드러내는 것만큼 감추고 보통 의도한 목표에 유리하게 활용된다. 예를 들면 우울증의 원인이 '화학물질의 불균형'에 있다는 이론은 항우울제 사용을 뒷받침한다(우울증의 원인이나 왜 항우울제가 효과 있는지는 밝혀진 바가 없다).

물론 뇌를 영화 스태프에 비유한 것은 엉성하다. 하지만 완곡하게 이야기해서 기억의 원리에 대한 과학자들의 이해도 엉성하기는 매한가지다. 우리가 취할 수 있는 최선의 방법은 학습에 가장 중요한 요소를 극화하는 것이고, 영화 스태프의 비유는 그 목적에 충실하게 부합한다.

어떻게 작동하는지 보기 위해, 우리 뇌에 있는 특정 기억을 따라가보자.

오하이오 주의 수도, 친구 전화번호, 영화 〈반지의 제왕〉의 프로도 역을 연기했던 배우 이름 같은 것 말고 재미있는 걸 골라보자. 고등학교 등교 첫날을 한번 떠올려보자. 망설이듯 학교 복도에 첫발을 내딛던 순간, 신입생들을 흘끔흘끔 곁눈질하던 고학년 선배들, 쿵쾅거리며 철제 사물함 여닫는 소리…… 고등학교를 다닌 사람이라면 누구나 입학 첫날의 세세한 장면, 혹은 전체 장면을 기억할 것이다.

그 기억은 세포들이 연결된 네트워크로 뇌 안에 존재한다. 이 뇌세포들은 백화점의 크리스마스 장식 전구처럼 다 같이 활성화되거나 번쩍 하고 '불'이 켜진다. 파란불이 켜지면 썰매 이미지가 나타나고, 빨간불이 켜지면 눈송이 이미지가 나타난다. 뇌의 신경세포도 마찬가지다. 뇌가 이미지, 생각, 감정을 읽어낼 때 신경세포는 패턴을 만들어낸다.

다른 세포와 연결된 세포 네트워크를 뉴런이라고 부른다. 뉴런은 기본적으로 생물학적 스위치다. 신경세포에 불이 '켜지면' 한쪽 신경세포에서 받은 신호를 연결된 다른 쪽 신경세포에 전달한다.

특정 기억을 형성하는 뉴런 네트워크는 무작위로 모아진 세포 다발이 아니다. 이 신경세포 다발은 처음 그 기억이 형성될 때(예를 들어, 철제 사물함 여닫는 소리를 들었을 때) 활성화됐던 동일한 신경세포들을 다수 포함하고 있다. 마치 어떤 경험을 함께 목격했던 목격자들이 뭉쳐진 것처럼 말이다. 이 신경세포들을 연결하는 것을 시냅스(연접부)라고 하며, 시냅스는 계속 쓰면 두꺼워지고 더 빠르게 신호를 전송한다.

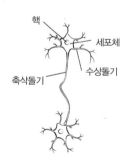

직관적으로 볼 때 이는 말이 된다. 우리가 기억하고 있는 많은 기억은 우리 마음속에서 재연되는 것처럼 느껴진다. 2008년에 이르러서야 과학자들은 직접 인간의 뇌를 가지고 어떻게 기억이 형성되고 인출되는지 연구할 수 있게 되었다. UCLA 연구팀은 수술을 기다리던 뇌전증(간질) 환자 13명의 뇌 깊숙이 필라멘트 같은 전극을 이식했다.[3]

이는 일상적인 관행이다. 뇌전증에 대해서는 아직도 밝혀지지 않은 것이 많다. 작은 허리케인 같은 전기 신호가 갑자기 발작을 일으킨다. 스콜 같은 갑작스러운 발작 증상은 뇌의 특정 부분에서 발생하는데, 사람마다 그 위치가 다르다. 수술로 발작을 일으키는 작은 '진앙'들을 제거할 수 있는데, 먼저 발작을 관찰하고 기록하면서 경련을 일으키는 부위를 찾아내야 한다. 정확한 부위를 찾기 위해 전극을 이식하는 것이다. 그리고 발작이 일어날 때까지 기다려야 하기 때문에 시간이 걸린다. 뇌에 전극을 이식받은 환자는 발작이 발생할 때까지 며칠이고 병원의 침상에 누워 있어야 한다. UCLA 연구팀은 근본적인 해답을 찾아내기 위해 이 대기 시간을 활용했다.

각 환자들에게 〈사인펠트Seinfeld〉〈심슨네 가족들〉처럼 유명한 프로그램이나, 엘비스 프레슬리나 친숙한 랜드마크 이미지를 5초에서 10초 동안 보여주었다. 짧은 휴식 후, 연구팀은 각 피험자들에게 떠오르는 이미지를 최대한 자유롭게 말해달라고 했다. 처음 영상을 보여주었을 때 컴퓨터는 100여 개의 신경세포에 불이 들어오는 것을 기록했다. 신경세포는 각 영상에 다른 반응을 보였다. 어떤 영상에는 격렬하게 반응하고 어떤 영상에는 반응이 조용했다. 환자들이 호머 심슨 등 특정 이미지를 상기할 때 뇌는 마치 다시 그 영상을 보는 경험을 재생하는 것처럼 그 영상을 봤을 때와 동일한 패턴을 보였다.

이 연구의 주 저자이자 UCLA와 텔아비브 대학의 뇌신경외과 의사인 이츠하크 프리드Itzhak Fried는 "이런 결과를 보게 되어 놀라웠다. 이 현상은 강하게 나타났으며, 우리 연구팀이 정확한 지점을 파악했다는 것을 알았다"라고 말했다.

그렇게 실험은 끝났다. 짧은 비디오 영상에 대한 기억이 시간이 흐르면서 어떻게 됐는지는 명확하지 않다. 심슨을 수백 번 본 사람이라면 5초 동안 본 호머 심슨의 이미지가 기억에 오래 남지 않을 것이다. 하지만 실험에 참가하면서 특이한 경험이 있었다면(예를 들어, 호머가 포복절도하는 장면에서, 자기 뇌에서 나온 전선을 만지작거리는 하얀 가운을 입은 남자의 모습) 그 기억은 평생 잘 떠오를 것이다.

내 고등학교 첫날은 1974년 9월이었다. 첫 수업을 알리는 종소리가 울렸을 때 복도에서 만난 선생님 얼굴이 아직도 떠오른다. 복도는 학생들로 가득했고 나는 어느 교실로 가야 할지 몰랐다. 첫 수업에 늦을지도 모른다는 생각에 머릿속이 하얘졌다. 아직도 먼지 낀 복도에 비치던 아침 햇살과 보기 흉한 암녹색 벽, 담뱃갑이 쌓여 있던 선배들의 사물함 등이 떠오른다. 나는 그 선생님 옆으로 다가가 "실례합니다"라고 말을 걸었다. 내가 원했던 것보다 목소리가 크게 나왔다. 다정한 얼굴에 뿔테 안경을 쓴 숱이 적은 빨간 머리의 선생님은 잠시 멈춰 내 시간표를 내려다보았다.

"나를 따라오렴. 내 수업이구나." 그는 은은한 미소를 머금고 대답했다.

살았다.

그후 35년 동안 그날을 생각해본 적이 없는데, 아직도 기억이 남아 있다. 기억이 되살아났을 뿐 아니라 온갖 세세한 부분까지 다시 떠올랐다. 그리고 그 순간에 대해 생각하면 생각할수록 더 많은 것이 떠올랐다. 수업 시간표를 꺼낼 때 책가방 끈이 어깨에서 흘러내렸던 느낌, 선생님이랑 나란히 걸어가고 싶지 않아서 선뜻 떨어지지 않던 발걸음. 그래서 나는 선생님을 몇 발짝 뒤에서 따라갔다.

과학자들은 이런 종류의 시간 여행을 일화 기억^{episodic memory} 또는 자전적 기억이라고 부른다. 일화 기억은 당연히 원래 경험했던 것과 같은 감각적 '결'과 동일한 '내러티브'를 가지고 있다. 오하이오 주의 수도나 친구의 전화번호와는 다르다. 언제 어떻게 알게 되었는지 기억하지 못하는 유형은 의미 기억^{semantic memory}이라고 부른다. 의미 기억은 내러티브 장면이 아니라 연상의 거미줄로 머리에 남는다. 오하이오 주의 주도가 콜럼버스라는 것은 거기 가봤기 때문에, 오하이오 주로 이사한 친구의 얼굴 때문에, 또는 초등학교 때 들은 수수께끼 "양쪽 끝은 둥글고 가운데는 높은 것은 무엇일까?"*가 연상되었기 때문에 떠올랐을 수도 있다. 이 네트워크는 장면이 아니라 사실로 기억에 남는다. 하지만 의미 기억도 뇌가 오하이오의 주도로 '콜럼버스'를 인출하면서 떠오른다.

이는 세상에 존재하는 불가사의한 것들의 목록에서 높은 순위에 올라야 한다. 어떤 분자 북마크가 있어서 평생 동안 기억을 인출하는 신경세포

• 미국 수수께끼로, 정답은 Ohio(양쪽 끝은 영어 철자 O로 둥글고 중간은 'high'와 발음이 같아서).

를 유지하고, 그 덕분에 우리는 각자의 역사를 만들고 정체성을 형성한다.

과학자들은 어떻게 그런 북마크가 작동하는지 아직 알지 못한다. 컴퓨터 스크린의 즐겨찾기 링크에 비할 바가 아니다. 신경 네트워크는 늘 유동적인 상태다. 1974년에 형성된 기억과 지금 남은 기억은 상당히 다르다는 얘기다. 일부 세부사항과 색깔은 퇴색해버렸다. 분명 조금 편집되기도 했을 것이다. 어쩌면 많이.

마치 중학교 시절 여름방학 캠프에 갔을 때의 무섭고 끔찍한 경험에 대해 다음 날 아침에 글을 쓰는 것과 6년이 흘러 대학교 때 다시 그 경험에 대해 글을 쓰는 것에 비유할 수 있다. 두번째 쓴 글은 상당히 다르다. 여러분도 변했고, 여러분의 뇌도 변했다. 그것이 어떻게 변화하는지는 미스터리에 휩싸여 있고 이는 개인적 경험에 따라 윤색된다. 그렇다 해도 그 장면 자체, 플롯 자체는 고스란히 남아 있으며 과학자들은 뇌의 어느 곳에, 왜 기억이 남아 있는지에 대해 나름대로 이론을 갖고 있다. 그리고 그 점은 이상하게 안심이 되기도 한다. 고등학교 첫날의 기억이 '머리 꼭대기'에 있는 느낌이 든다면 우연이라도 꽤 잘 들어맞는 표현이다. 실제로 우리 기억이 존재하는 곳이 머리의 맨 위이기 때문이다.

• • •

20세기 대부분 동안 과학자들은 기억이 오렌지 과육처럼 우리 뇌 부위에 퍼져 있어 생각을 뒷받침한다고 믿었다. 신경세포는 거의 동일하고, 활성화되고 안 되고의 차이만 있다고 보았다. 뇌의 특정한 부분이 기억 형성에 필수라고는 보지 않았다.

19세기 이후부터 과학자들은 언어 구사 같은 특정 기술이 뇌의 특정 부위에 집중되어 있다는 것을 알고 있었다. 하지만 예외적 현상으로 보였다. 1940년대 뇌신경학자 칼 래슐리Karl Lashley가 쥐 뇌의 여러 부위를 절개한 후 미로를 찾아가게 했지만 쥐의 움직임에는 수술 전과 별반 다른 게 없었다. 기억을 관장하는 특정 부위가 있다면 여러 군데 절개했으니 한 군데라도 심각한 결함을 초래해야만 했다. 래슐리는 쥐 실험으로 사실상 우리 뇌의 모든 부위가 기억을 담당한다고 결론 내리고 한 부위가 다치면 다른 부위가 부족한 부분을 만회한다고 생각했다.

하지만 1950년대에 이 이론은 무너지기 시작했다. 뇌과학자들은 먼저 일종의 아기 뉴런이라고 할 수 있는, 발생중인 신경세포들은 마치 미리 정해진 일을 하듯 특정 부위에 모이도록 프로그램화되어 있다는 것을 발견하기 시작했다. "거기 너, 너는 운동신경세포니까 운동신경 부위로 가." 이런 식이다. 이 발견은 "뇌 부위는 상호 교체 가능하다"는 기존의 가설을 약화시켰다.

영국의 심리학자 브렌다 밀너Brenda Milner 박사가 코네티컷 주의 하트포드 병원에서 헨리 몰레이슨이라는 환자를 만나면서 결정적 연구가 이뤄졌다.[4] 몰레이슨은 기계 수리공이었는데 별다른 전초 증상 없이 하루에 두세 번씩 찾아오는 심각한 발작 때문에 쓰러져 생업을 이어갈 수 없게 되었다. 매일 지뢰밭을 걷는 것과 같은 생활이 되면서 삶을 지탱하기가 거의 불가능해졌다. 1953년 스물일곱 살이었던 몰레이슨은 희망을 품고 하트포트 병원의 뇌외과 의사 윌리엄 비처 스코빌William Beecher Scoville을 찾았다.

몰레이슨은 일종의 뇌전증을 앓고 있었는지도 모른다. 하지만 몰레이슨은 당시 뇌전증의 유일한 치료제였던 발작을 막는 약에 잘 반응하지 않았다. 명의로 이름났던 스코빌은 몰레이슨의 발작을 일으키는 곳이 중두엽에 있을 것으로 의심했다. 우리의 뇌 양쪽에는 마치 반으로 쪼개놓은 사과처럼 각각 두엽이 마주하고 있다. 이 두엽에는 해마라는 부위가 있는데, 이 부위가 발작 증세와 관련 있었다.

스코빌 박사는 해마를 포함한 두 개의 손가락 모양의 뇌 조직을 외과적 수술로 제거하는 방법이 최선이라고 결론 내렸다. 그것은 도박이었다. 당시는 스코빌을 포함한 저명한 의사들이 조현병, 심각한 우울증 등 다양한 정신병을 치료하는 데 뇌 수술이 전도유망한 치료법이라고 믿던 시절이었다. 아니나 다를까 수술 후 몰레이슨의 발작은 현저히 줄어들었다.

하지만 새로운 기억을 형성하는 능력까지 잃어버렸다.

몰레이슨은 아침을 먹을 때마다, 친구를 만날 때마다, 공원에서 강아지를 산책시킬 때마다 모두 처음 하는 일처럼 느꼈다. 부모님과의 기억, 어렸을 때 살던 집과 뒷산에 놀러 갔던 기억처럼 수술 전의 기억은 남아 있었다. 전화번호나 이름을 30초 이상 외우고 말하는 등 단기 기억력은 뛰어났고 여전히 한담閑談도 나눌 수 있었다. 기억력은 손실했지만 여느 젊은이와 마찬가지로 민첩하고 민감했다. 하지만 일을 할 수가 없었고 신기하게도 '순간'에만 살았다.

1953년 스코빌 박사는 함께 일하던 몬트리올의 와일더 펜필드Wilder Penfield 박사와 젊은 연구원이던 브렌다 밀너에게 몰레이슨이라는 환자가 어떤 문제를 겪고 있는지 이야기했다. 밀너 박사는 몇 달 간격으로 밤기차를 타고 하트포트로 와서 몰레이슨과 시간을 보내며 그의 기억을 연구하기 시작했다. 밀너와 몰레이슨의 특별한 파트너십이 이때부터 10년 동안 이어졌다. 밀너는 몰레이슨에게 새로운 실험을 적용하고 몰레이슨은 협조했다. 단기 기억이 지속되는 한 몰레이슨은 실험의 목적을 충분히 이해하고 고개를 끄덕였다. 그 찰나의 순간들 속에서 몰레이슨과 밀너는 협조자였다고 한다. 그리고 이 두 사람의 협력은 학습과 기억에 대한 이해를 빠른 속도로 완전히 바꾸어놓았다.

스코빌의 연구실에서 이루어졌던 첫번째 실험에서 밀너는 몰레이슨에게 숫자 5, 8, 4를 기억하라고 하고 잠시 커피 마시러 나갔다가 2분 후에 돌아와서 "숫자가 뭐였죠?"라고 물었다. 몰레이슨은 밀너가 나가 있는 동안 머릿속으로 계속 외우며 그 숫자들을 기억했다.

"잘했어요. 제 이름은 기억하나요?" 밀너가 물었다.

"미안합니다, 이름은 모르겠어요. 기억을 잘 못하는 게 제 문제입니다." 그는 대답했다.

"나는 몬트리올에서 온 밀너 박사입니다."

"아, 캐나다 몬트리올. 캐나다에 한 번 간 적이 있습니다. 토론토에 갔었어요."

"아, 그러셨군요. 아까 숫자 아직도 기억해요?"

"숫자요? 숫자가 있었나요?"

현재 맥길 대학의 몬트리올 신경공학연구소 교수로 재직중인 밀너 박사는 이렇게 말했다. "몰레이슨은 늘 성실히 연구에 임해주고 인내심도 좋은 환자였어요. 저를 만날 때마다 언제나 처음 만난 사람처럼 대했죠."

1962년 밀너 박사는 기념비적인 연구를 발표했다. 이 연구에서 밀너 박사는 기억력을 상실한 몰레이슨(사생활 보호를 위해 H.M이라 지칭했다)의 일부 기억은 온전히 남아 있음을 밝혀냈다. 밀너 박사는 몰레이슨에게 종이 위에 별을 그리게 하고 동시에 별을 그리는 자신의 손을 거울로 보게 했다.[5] 특이한 동작인데, 밀너 박사는 한발 더 나아가 마치 별 모양의 미로를 찾아가는 것처럼 별 모양의 경계 사이를 따라가도록 연습시켰다. 몰레이슨에게는 그것이 매번 새로운 경험으로 다가왔다. 그전에 별을 그렸던 기억은 전혀 남아 있지 않았다. 하지만 연습을 계속하자 그 동작에 숙련되어갔다. "실험중에 한번은 (전에 해봤던 기억이 없기 때문에) 몰레이슨이 '제가 생각한 것보다 쉬웠어요'라고 말했어요"라고 밀너 박사는 말했다.

그것이 무엇을 의미하는지 밝혀내는 데는 시간이 더 걸렸다. 몰레이슨은 새롭게 알게 된 이름, 얼굴, 사실, 경험을 기억하지 못했다. 그의 뇌는 새로운 정보를 접수하기는 하지만 해마가 없기 때문에 정보를 저장할 수 없었다. 절제 수술로 제거된 해마와 주변부가 그런 기억을 생성하는 역할을 담당하는 게 분명했다.

하지만 별을 따라 그리는 것처럼 몸으로 익히는 기술은 습득이 가능했다. 노년에 이르렀을 때 몰레이슨은 휠체어도 작동했다. 이 같은 능력은 운동학습이라 불리는 것으로 해마와는 상관없다. 밀너의 연구는 우리 뇌에는 의식적 기억과 무의식적 기억을 담당하는 최소 두 개의 시스템이 있음을 보여주었다. 오늘 역사 수업이나 기하학 수업에서 무엇을 배웠는지 추적해서 배운 내용을 적을 수는 있지만 축구나 체조 연습은 같은 방식으로 추적, 정리할 수 없다. 몸으로 익히는 기술은 생각 없이도 습득할 수 있다. 여섯 살 때 처음으로 자전거를 탈 수 있게 된 날을 떠올릴 수는 있어도 정확히 어떻게 자전거를 타게 됐는지는 콕 집어 말할 수 없다. 균형을 잡고, 핸들을 조작하고, 페달을 움직이는 동작은 '공부'하지 않아도 갑자기 어느 순간 자전거를 탈 수 있게 된다.

그렇다면 기억 생성 능력이 우리 뇌에 균등하게 퍼져 있다는 이론은 틀린 것이었다. 우리 뇌에는 각각 다른 유형의 기억 생성을 담당하는 특정한 부위가 있다는 뜻이다.

헨리 몰레이슨 이야기는 여기서 끝나지 않는다. 밀너 박사의 제자 수잰 코킨Suzanne Corkin은 MIT에서 몰레이슨과의 연구를 이어갔다. 코킨 박사는 40여 년에 걸친 수백 건의 연구를 통해 몰레이슨이 제2차 세계대전, 루스벨트 대통령, 어린 시절에 살았던 집 구조 등 뇌 절제 수술 전의 기억은 유지하고 있음을 보여주었다. 코킨 박사는 "이를 핵심 정보 기억이라고 하는데요, 몰레이슨에게도 핵심 정보 기억은 있었습니다. 하지만 그 기억이 정확히 어디에 있는지 짚어낼 수가 없어서 다른 사람들에게 그 기억에 대한 이야기를 할 수 없었죠"라고 말했다.

몰레이슨과 같은 뇌 부위를 다친 환자들을 대상으로 연구된 결과를 보면 수술 전후의 기억상실이 비슷한 패턴을 보였다. 해마가 없으면 새로운 의식적 기억을 생성할 수 없다. 해마가 손상된 환자들이 기억하는 대부분의 이름, 사실, 얼굴, 경험 들은 수술 전에 생성된 것들이었다. 즉, 수술 전에 한번 생성된 기억들은 해마가 아닌 다른 부위에 저장되는 것이 분명하다.

과학자들은 기억이 저장될 수 있는 유일한 부위는 뇌 가장 바깥의 얇은 층인 신피질뿐이라는 것을 알고 있었다. 신피질은 인간의 의식을 형성하는 뇌를 감싸고 있는 퀼트 같은 복잡한 조직으로, 각 영역별로 특정 역할을 담당한다. 시각을 담당하는 부위는 신피질의 뒤에 자리잡고 있고 운동을 제어하는 부위는 귀 옆쪽에 자리잡고 있다. 왼쪽의 한 조각은 언어를 해석하고 근처 다른 조각은 문어文語와 구어口語를 담당한다.

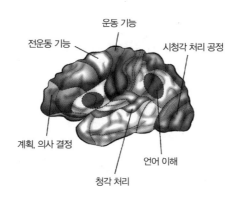

뇌의 가장 바깥층에 자리잡은 신피질은 자전적 기억의 풍부한 감각의 결이나 '오하이오'나 '12' 같은 각종 팩트와 관련된 연상을 재창조할 수 있는 도구를 가진 유일한 부위다. 고등학교 등교 첫날 형성된 신경 네트워크들(또는 복수의 네트워크들, 복수일 가능성이 더 높다)은 전체는 아니더라도 대부분 신피질에 저장되어 있을 것이다. 고등학교 첫날에 대한 내 기억은 대부분 시각적인 것(빨간 머리, 안경, 암녹색 벽)과 청각적인 것(복도의 소음, 사물함이 쾅 닫히는 소리, 선생님의 목소리)이기 때문에 이 네트워크에는 대뇌피질의 수많은 신경세포가 있다. 독자 여러분은 학교 식당의 냄새나 책가방의 무게 등에 관련된 신경세포가 있을 수 있겠다.

뇌에 기억이 있는 곳은 최대한 추적 가능한 범위 내에서는 신피질 주변부가 바로 그곳이다.

뇌는 과거의 기억을 너무도 빨리 즉각적으로 환기해내 대부분의 사람들은 그때 느꼈던 감정과 여러 가지 자세한 것들에 휩싸이게 되는데, 이 과정은 쉽게 설명할 수 없다. 아무도 어떻게 그런 일이 가능한지 알지 못한다. 즉각적으로 기억을 불러내는 것이 뇌에 대한 가장 큰 착각을 불러일으키는 것 같다. 기억은 동영상처럼 '파일로 저장되어' 있다가 신경세포를 클릭할 때마다 열렸다 닫히기 때문에 가능하지 않을까 하는 생각도 든다.

실상은 이보다 훨씬 이상하고도 유용하다.

· · ·

뇌의 내부를 지나치게 가까이 들여다보면 뇌 밖, 즉 그 사람이 어떤 사람인지 놓칠 수 있다. 그 특정 개인 말이다. 팩째로 우유를 들이켜는 사람, 친구 생일을 잊어버리는 사람, 집 열쇠를 못 찾는 사람, 피라미드 표면적 따위는 계산할 생각을 하지 않는 사람.

잠시 복습을 하자. 뇌를 자세히 들여다보면 기억을 생성하기 위해 세포가 무엇을 하는지 알 수 있다. 경험중에 세포는 활성화된다. 그리고 해마를 통해 네트워크로 안정화된다. 마지막으로 기본적인 줄거리를 남기고 신피질로 이동시키며 통합된다. 그렇지만 사람들이 어떻게 기억을 인출하는지(즉 어떻게 기억해내는지) 알기 위해서는 떨어져 먼발치에서 봐야 한다. 뇌세포를 찾아 구글 맵으로 거리 뷰까지 줌인했다면 이제는 줌 아웃해서 기억이 어떻게 인출되는지 그 비밀을 드러내는 사람들의 인식을 볼 차례다.

이를 보여주는 사람들은 바로 뇌전증 환자들이다(뇌과학계는 뇌전증 환자들에게 헤아릴 수 없을 만큼 많은 빚을 졌다).

일부 뇌전증 환자는 뇌 활동이 화학적 불처럼 뇌의 넓은 면적을 휩쓸며 일어나고, 이 때문에 완전히 의식을 잃는 전신 발작을 겪는다. 몰레이슨도 젊었을 때 이런 발작을 겪었다. 이런 유형의 발작을 겪는 환자들은 일상생활을 영위하기가 힘들며 보통 약도 잘 듣지 않기 때문에 뇌 수술을 고려한다. 물론 몰레이슨 이후 뇌 절제 수술을 받은 사람은 없다. 대신 다른 선택이 있다. 그중 하나가 뇌 분리 수술이다. 좌뇌와 우뇌 사이의 연결고리를 절단함으로써 폭풍 같은 전극 활동이 다른 쪽으로 넘어가는 것을 막는 것이다.

뇌 분리 수술을 받으면 발작은 개선된다. 대신 어떤 대가를 치러야 할까? 좌뇌와 우뇌가 전혀 '소통'하지 못하게 된다. 뇌 분리 수술은 심각한 뇌 손상을 야기해 그 사람이 지각하는 방식을 바꾸고, 심지어 급격한 성격 변화를 초래하기도 하지만 수술 후 변화를 감지하는 것이 쉽지만은 않다. 사실 변화가 미묘해서 1950년대 뇌 분리 수술에 관한 최초 연구들에서는 환자들의 사고력이나 지각력에서 수술 전후 차이를 발견하지 못했다고 밝혔다. 지능지수도 떨어지지 않았고, 분석적 사고력에도 영향이 없었다.

변화가 없는 게 이상하다. 뇌가 절반으로 나뉘지 않았는가. 변화를 알아내기 위해서는 매우 영리한 실험이 필요했다.

1960년대 초 세 명의 캘리포니아 공대 과학자가 마침내 해냈다. 이들은 사진 여러 장을 한 번씩 좌뇌, 우뇌 반구에 비추는 방법을 고안해냈다.[6] 빙고! 뇌 분리 수술을 받은 환자가 우뇌만 사용해 포크 사진을 봤을 때는 자신이 본 것이 무엇인지 말하지 못했다. 환자들은 그들이 본 것에 이름을 붙이지 못했다. 우뇌와 좌뇌의 연결이 끊겼기 때문에 언어를 관장하는 좌뇌에서는 오른쪽 뇌로부터 어떤 정보도 받지 못했다. 포크를 '본' 우뇌는 포크를 표현할 언어가 없었다.

그리고 의외의 결과가 있었다. 우뇌는 손을 시켜서 포크를 그릴 수 있었다.

캘리포니아 공대 연구팀은 거기서 멈추지 않았다. 같은 환자를 대상으로 일련의 실험을 진행해 피험자들이 이미지를 본 후 촉각을 통해 머그컵과 가위를 정확히 골라냄으로써 우뇌가 촉각을 통해 사물을 판별할 수 있음을 밝혀냈다.

이 연구 결과가 시사하는 바는 명확했다. 좌뇌는 지적인 문장가로 우뇌와의 연결이 끊겨도 지능지수에 큰 영향이 없었다. 우뇌는 예술가로 시각, 공간 전문가다. 우뇌와 좌뇌는 두 명의 조종사처럼 함께 일한다.

이 연구 결과는 다양한 유형의 기술과 사람을 설명하는 언어로 빠르게 정착했다. "그 사람은 우뇌형이야. 그 사람은 좌뇌형 인간에 가까운 것 같아." 그리고 그런 분류는 합당한 것처럼 느껴졌다. 개방적이고 감각적이며 심미적인 영역은 냉철한 논리를 담당하는 뇌 부위와 다른 곳이 담당해야 마땅하다.

이 사실이 기억과 무슨 연관이 있는 걸까?

이 질문에 답하는 데 다시 25년이라는 세월이 걸렸다. 과학자들이 더욱 근본적인 질문을 던지면서 비로소 연구가 시작되었다. "조종사가 둘

인데, 왜 우리는 두 개의 뇌가 있는 것처럼 느끼지 않을까?

"이야말로 본질적인 질문이었다." 1960년대에 로저 스페리Roger Sperry, 조지프 보겐Joseph Bogen과 함께 캘리포니아 공대에서 논문을 공동 발표한 마이클 가자니가Michael Gazzaniga가 말했다. "우리 뇌가 좌뇌와 우뇌로 분리되어 있다면 뇌는 일체감이 있을까?"

수십 년간 이 질문은 풀리지 않았다. 과학자들이 더 깊이 들여다볼수록 더 깊은 미궁으로 빠져드는 미스터리 같았다. 우뇌와 좌뇌의 차이는 명확하면서도 환상적인 분업을 보여주었다. 과학자들은 더 복잡한 뇌의 분업을 계속 연구해나갔다. 뇌는 수천 개, 어쩌면 수백만 개의 특화된 모듈이 있어 각자 고유의 역할을 수행한다. 예를 들어, 불빛의 변화를 계산하는 모듈이 있는가 하면 목소리 톤을 해석하는 모듈, 얼굴 표정의 변화를 감지하는 모듈이 있다. 과학자들은 연구를 거듭해 더 많은 분업을 발견해냈으며 이 모든 작은 프로그램은 좌뇌와 우뇌를 오가며 동시에 돌아가고 있음을 밝혀냈다. 즉, 우리 뇌는 좌뇌와 우뇌라는 두 조종자의 존재뿐 아니라 시카고 상품거래소의 떠들썩함을 방불케 할, 뇌 도처에서 울려 퍼지는 상충되는 목소리의 불협화음 속에서도 일체감을 유지한다.

그것이 어떻게 가능할까?

역시 뇌 분리 수술이 답을 해준다.

1980년대 가자니가 박사는 뇌 분리 수술을 받은 환자들을 대상으로 그의 대표 실험을 심화 연구했다. 예를 들어, 그는 환자들에게 두 개의 사진을 보여주었다. 환자의 좌뇌는 닭발을 보았고 우뇌는 눈이 내리는 장면을 보았다(좌뇌에는 언어 능력이 몰려 있고, 우뇌는 보다 통합적인 감각을 관장하며 본 것을 단어로 표현하지 못한다는 것을 기억하라). 그러고 나서 가자니가 박사는 포크, 삽, 닭, 칫솔 등의 사진을 환자에게 보여주며 관련 이미지를 고르게 했다. 환자는 닭발에는 닭, 눈에는 삽을 골랐다. 지금까지는 좋았다.

가자니가 박사는 환자에게 왜 그 이미지들을 골랐느냐고 물었는데, 놀라운 대답을 들었다. 닭발 사진에 닭을 고른 데는 냉큼 대답이 나왔다. 환자의 좌뇌는 닭발 이미지를 보았다. 좌뇌는 본 것을 단어로 표현할 수 있기 때문에 닭을 고른 것에 대한 이유를 잘 설명했다.

좌뇌는 눈 내리는 장면은 보지 못하고 눈삽만 보았다.[7] 환자는 본능적으로 눈삽을 골랐을 뿐 왜 삽을 골랐는지 의식적인 설명은 하지 못했다. 왜 골랐는지 설명해달라고 하자 환자는 좌뇌에서 눈을 나타내는 상징을 찾았지만 아무것도 찾지 못했다. 삽의 사진을 내려다보며 환자는 "닭장을 청소하려면 삽이 필요하다"고 말했다.

좌뇌는 좌뇌가 볼 수 있는 삽을 기반으로 아무 설명이나 던져본 것이다. "말도 안 되는 이야기를 지어낸 거죠." 가자니가 박사는 그때의 기억을 떠올리면서 웃으며 이야기했다.

"아무 얘기나 지어낸 겁니다."

가자니가 박사와 다른 연구원들의 후속 연구도 일관적인 패턴을 보여주었다. 좌뇌는 접수된 정보는 뭐든지 받아들여 의식에 이야기를 전달한다. 뇌는 일상생활에서 계속적으로 이 작업을 수행한다. 예를 들어, 누가 내 이름을 속삭이면 나도 모르게 귀를 쫑긋하게 되고, 사람들이 소문을 이야기하고 있으면 사이사이 없는 내용은 지레짐작해서 듣기도 한다.

실시간으로 해석해주는 어떤 모듈이나 네트워크가 있기 때문에 뇌의 불협화음은 소음으로 느껴지지 않고 일관성 있는 목소리로 느껴진다. "문제를 해결하기 위한 결정적 질문을 던지는 데 25년 걸렸습니다. 어떤 질문이었느냐고요? '왜 삽을 골랐습니까?'라는 질문이죠"라고 가자니가 박사는 말했다.

우리가 알고 있는 것은 좌뇌 어딘가에 자리잡고 있는 모듈이라는 것뿐이다. 그것이 어떻게 작동하고, 어쩌면 그렇게 빨리 정보를 끼워맞추는지 아무도 알지 못한다. 이름은 있다. 가자니가 박사는 좌뇌의 내레이팅^{narrating}

시스템을 '해석가^{Interpreter}'라고 부르기로 했다.

영화 제작에 비유하자면 감독 역할에 해당하는 부위다. 패턴을 찾으면서 영상에 따라 가치 판단을 해가며 장면 하나하나가 말이 되도록 만드는 역할, 느슨한 사실을 더 큰 그림에 맞춰 주제를 이해하는 역할, 이해만 하는 것이 아니라 의미(가자니가 박사 표현대로 하면 내러티브), 인과관계를 만들어 이야기를 지어내는 역할이다.

해석가 그 이상이다. 좌뇌는 스토리 메이커다.

우선 이 모듈은 기억 형성에 핵심적이다. 순간순간 "방금 무슨 일이 일어난 거지?"라는 질문에 대답하느라 바쁘고, 그에 대한 판단은 해마를 통해 인코딩된다. 이뿐이 아니다. "어제 무슨 일이 일어났지?" "어제저녁에 뭘 해먹었지?" 세계 종교 수업에서는 "불교에서 네 가지 핵심적인 가르침이 뭐였더라?"와 같은 질문에도 답한다.

여기서도 마찬가지로, 가용한 증거를 모은다. 밖으로부터가 아니라 뇌 안에 있는 감각적, 사실적 단서를 이용한다. 그리고 생각한다. 먼저 부처의 첫번째 가르침이나 그와 관련된 부분을 떠올린다. 고^苦, 부처는 고에 대해 설파했지. 석가모니는 (생은) 고임을 깨달아야 한다고 말했지. 맞아, 그게 첫번째 가르침이야. 두번째 가르침은 행동하지 않고 내려놓는 명상과 관련 있었어. 고를 내려놓는다? 맞아. 뭔가 비슷해. 다른 가르침은 스님들이 승복을 입고 거니는 것처럼 마음을 자연 상태로 두는 것이었어.

이런 식으로 작동한다. 테이프를 되감을 때마다 새로운 세부사항이 나오는 것 같다. 주방의 연기 냄새, 텔레마케터의 전화, '고를 내려놓기', 아니 고의 근원을 내려놓는 것을 읽을 때 느꼈던 차분함. 있는 길을 가는 것이 아니라 길을 만들면서 가는 것. 이런 세부사항은 우리가 의식하는 것보다 그 순간 훨씬 많은 정보를 흡수하기 때문에 '새로운' 세부사항으로 보이며, 이런 인식은 기억하는 과정에서 떠오른다. 즉, 뇌는 파일을 클릭하면 열려 매번 똑같은 이미지를 보여주는 컴퓨터와 같은 방식으로 사실, 아이디어, 경험을 저장하는 게 아니다. 뇌는 사실, 아이디어, 개념 들이 떠오를 때마다 조금씩 다른 조합으로 저장한다. 방금 인출된 기억은 그전의 기억을 덮어쓰는 것이 아니라 그전의 기억과 엮고 겹치게 한다. 그 어떤 것도 완전히 손실되지는 않는다. 다만 기억의 흔적이 완전히 바뀔 뿐이다.

과학자의 표현을 빌리자면, 기억을 이용해 기억을 바꾸는 것이다.

래슐리의 쥐 실험, 헨리 몰레이슨. 해마의 발견, 뇌 분리 수술 환자, 스토리 메이커 발견 등 신경세포와 신경 네트워크에 대해 논의하고 보니 기억을 통해 기억을 바꾸는 것은 기초적인, 심지어 평범한 일로 보인다.

그러나 결코 평범하지 않다.

망각의 힘

학습의 새로운 이론

기억력 콘테스트는 오도의 여지가 있는 구경거리다. 결승전은 특히 그렇다.

결승전에 이르면 무대에는 몇 명밖에 남지 않고 그들의 표정은 지쳐 있거나, 공포에 질려 있거나, 온 신경을 집중하는 등 다양한 모습이다. 결승전에는 많은 것이 걸려 있다. 예선부터 마지막 결승까지 먼 길을 왔고, 여기서 실수하면 모든 것이 수포로 돌아간다. 〈스펠바운드Spellbound〉라는 다큐멘터리를 보면 특히 보기 안타까운 장면이 나온다. 전국 영어 철자의 왕이었던 열두 살 남자아이가 만학이라는 뜻의 'opsimath'의 철자를 실수로 틀리는 장면이다. 아이는 깊이 생각하다가 어느 순간 단어 철자를 떠올린 듯한 표정을 짓는다. 그 단어를 아는 것처럼 보인다. 하지만 실수로 'o'를 잘못된 자리에 쓰고 만다.

땡!

오답이다. 그럴 리 없다는 듯 소년의 눈은 금방이라도 튀어나올 것만 같다. 관중석에서는 큰 한숨이 나왔고, 잠시 후 소년의 노력에 위로의 박수를 쳐준다. 소년은 망연자실한 표정으로 살금살금 조용히 무대 밖으로 내려간다. 열심히 준비한 다른 참가자들도 계속 비슷한 장면을 연출한다. 마이크 앞에서 자신감을 잃고, 앞을 바라보지 못하고 눈만 껌뻑거리다가, 오답을 말한 후 역시나 미지근한 박수를 받는다. 반면 결승전에 진출한 참가자는 자신만만해 보인다. 우승자는 마지막 단어 'logorrhea(병적 다변증)'를 듣고 미소를 짓더니 정확히 맞힌다.

이런 콘테스트를 보다보면 두 가지 생각이 든다. 먼저 참가자들, 특히 우승자는 초인처럼 보인다. 어떻게 저런 걸 다 기억하지? 그 사람들의 뇌는 보통 뇌와 달리 더 크고, 처리 속도도 더 빠를 거야. 어쩌면 모든 걸 사진처럼 찍어서 완벽하게 기억해내는, "사진을 찍어둔 것처럼 정확한" 기억력을 가지고 있을 거야.

그렇지 않다. 물론 기억 용량이나 처리 속도 같은 유전적 이점을 타고난 사람들도 일부 있다(그러나 '똑똑한 유전자'를 발견해낸 사람은 아직 아무도 없으며, 어떻게 똑똑한 유전자가 작동하는지 아는 사람도 없다). 또한 이런 종류의 대회에는 팩트를 외우는 데 관심이 많은 괴짜들이 모이기 마련이다. 그렇다고 해도 뇌는 뇌일 뿐이다. 건강한 뇌라면 모두 동일한 방식으로 작동한다. 충분한 준비와 노력을 들이면 마법사 같은 기억력을 발휘할 수 있다. 과학자들에 따르면 적어도 우리가 상상하는 방식의, 사진으로 찍어놓은 듯한 '포토그래픽' 기억력은 존재하지 않는다.

또다른 인상은 흔하게 퍼져 있는 자멸적인 믿음을 강화시키기 때문에 더 문제가 있다. 잊어버리는 것은 실패라는 믿음이다. 이런 믿음은 다른 설명이 필요 없을 만큼 자명해 보인다. 멍한 상태에 있는 사람들, 열쇠를 어디에 뒀는지 기억 못하는 이들, 귀를 닫아버린 십대 청소년들. 건망증은 문제가 있음을 나타내는 증세이거나 치매의 전조일지도 모른다는 두려움으로 가득한 세상이다. 배움이 기술과 지식을 쌓는 것이라면 망각은 쌓아놓은 것을 잃어버리는 것이니 배움의 적처럼 보인다.

그러나 그렇지 않다. 사실은 반대에 가깝다.

물론 딸의 생일을 까먹거나 집에 가는 길을 잊어버리고, 시험 볼 때 백지 답장을 내는 것은 큰일이다. 하지만 망각에도 상당한 장점이 있다. 가장 성능이 뛰어난 천연 스팸 필터라고 볼 수 있다. 망각을 통해 뇌는 집중할 수 있고, 찾고자 하는 사실을 떠올릴 수 있다.

쉽게 설명하자면 철자 천재들을 다시 무대로 불러들여 다른 경쟁을 붙여본다고 가정해보자. 뻔한 사실을 빨리 말하는 토너먼트다. 빨리 말하는 사람이 무조건 이긴다. 마지막으로 읽은 책 이름은? 마지막으로 본 영화는? 동네 약국 이름은? 국무부 장관 이름은? 월드 시리즈 우승 팀은? 이제 더 빠르게, 이메일 비밀번호는? 여동생 이름은? 미국 부통령 이름은?

이 가상 대회에서 엄청난 집중력을 보이는 참가자들은 많은 질문에 답을 하지 못할 것이다. 왜냐고? 멍한 상태이거나 정신을 딴 데 팔고 있어서가 아니다. 그들은 오히려 대답하려고 눈을 부릅뜨고 온 집중을 기울이고 있다. 사실은 너무 집중해 사소한 정보가 떠오를 틈을 막고 있는 것이다.

자, 생각해보자. 잘 쓰지 않는 어려운 단어들을 기억하고 그 단어들의 철자를 정확히 기억하기 위해서 뇌는 필터를 적용해야 한다. 다른 말로 하자면, 뇌는 'apathetic'이나 'apothecary', 'penumbra'나 'penultimate' 같은 비슷한 단어들이 헷갈리지 않도록 비슷한 정보(단어)를 억눌러야만 한다(즉, 잊어버려야 한다). 그러기 위해서는 노래 가사든, 책 제목이든, 영화배우 이름이든 방해가 되는 사소한 정보는 표면에 떠오르지 않게 해야 한다.

우리는 사실 무의식적으로 늘 '초점을 맞춘 망각'을 하고 있다. 예를 들어, 컴퓨터에 새로운 비밀번호를 입력하기 위해서는 이전 비밀번호가 떠오르는 것을 막아야 한다. 새로운 언어를 흡수하기 위해서는 모국어의 대응어가 튀어나오는 것을 참아야 한다. 특정 주제나 소설, 계산에 완전히 몰입되어 있을 때는 평범한 명사도 떠오르지 않는 것이 당연하다. "먹을 때 쓰는 것 좀 줄래?"

포크.

19세기 미국 심리학자 윌리엄 제임스William James는 이렇게 말했다. "모든 것을 기억하면 아무것도 기억하지 못하는 것만큼 문제가 생길 것이다."[1]

지난 몇십 년간 망각에 관한 연구는 학습의 작동 기제를 재검토하게 만들었다. 어떤 측면에서는 기억과 망각이라는 말의 의미를 바꾸기도 했다. "학습과 망각의 관계는 그렇게 간단하지 않으며 어떤 면에서는 사람들이 생각하는 바와 정반대에 가깝다. 잊어버리는 것은 시스템의 오작동으로 일어나는 나쁜 일이라고 생각하지만, 대부분 망각은 학습의 친구일 때가 더 많다"고 UCLA 심리학자 로버트 비요크Robert Bjork는 말했다.

비요크의 연구에 따르면 기억력 대회에서 진 사람들은 단어들을 너무 적게 기억해서 우승하지 못한 것이 아니다. 그들은 수만, 수십만 개의 단어를 외운다. 보통은 친숙한 단어들임에도 불구하고 철자를 틀리곤 한다. 많은 경우, 그들이 틀리는 이유는 너무 많이 기억하고 있기 때문이다. 뇌라는 캄캄한 폭풍 속에 얽혀 있는 신경 네트워크 속에 흩어져 있는 인식, 사실, 아이디어를 모으는 것이 기억이라면, 망각은 배경의 잡음을 막아 필요한 곳에 시그널이 켜지게 하는 역할을 한다. 기억력이 뛰어나려면 망각력도 뛰어나야 한다.

앞서 설명한 능동적인 필터링 역할과는 아무 관련 없는 망각의 또다른 큰 장점이 있다. 우리가 자주 한탄하는, 조금씩 기억이 흐려지는 보통의 망각 현상 역시 후속 학습에 도움이 된다. 필자는 이를 망각의 근육 만들기라고 생각한다. 학습한 것을 복습할 때는 일종의 '고장breakdown'이 일어나야 학습한 내용이 보다 굳건히 자리잡는다. 어느 정도 잊어버리지 않는다면, 더 공부해도 남는 것이 없게 된다. 운동을 통해 근육을 기르는 것처럼 같은 방식으로 학습 능력도 향상된다.

완벽과는 거리가 먼 시스템이다. "서울은 한국의 수도다" "3의 2제곱은 9다" "『해리포터』 시리즈의 작가는 조앤 K. 롤링이다"와 같은 단편적인 사실은 즉각적으로 완벽하게 떠올린다. 하지만 복잡한 기억은 정확히 같은 방식으로 두 번 재연할 수 없다. 망각을 통해 연관 없는 세부사항과 함께 연관 있는 세부사항까지 필터링되기 때문이다. 이전에는 차단되거나 잊어버렸던 것들이 다시 떠오르기도 한다. 우리가 보통 부풀려서 말하기 좋아하는 어린 시절 이야기 같은 기억에서 일종의 표류 현상이 일어나는 것이 가장 좋은 예일 것이다. 아빠 차를 빌려 처음 운전하던 날, 처음 간 도시에서 전철을 타고 길을 잃었던 날 등. 이런 이야기들을 여러 번 장황하게 늘어놓고 나면 어떤 게 사실이고, 어떤 게 사실이 아닌지 분간하기 어려워진다.

요컨대 기억이란 단지 느슨한 사실 무더기나 과장된 이야기들의 카탈로그가 아니며, 어떤 기억이든 출력하면 접근 경로가 달라지고 종종 내용도 바뀐다는 것이다.

이를 설명하는 새롭게 떠오르는 이론이 있다.[2] 이는 오랫동안 사용하지 않은 기억들은 뇌에서 완전히 증발해버린다는 과거 불사용의 법칙과 구별하기 위해 '불사용의 신 법칙The New Theory of Disuse'이라고 부른다. 이 새로운 이론은 기존 이론을 보충하는 수준을 훌쩍 뛰어넘는다. 새로운 이론은 망각을 학습의 라이벌이 아니라 절친한 단짝으로 재조명한다.

그런 의미에서 이를 '불사용의 신 법칙'이라 부르기보다는 '배우기 위한 망각 이론The Forget To Learn Theory'이라고 하는 것이 더욱 적합하리라. 이 이론은 우리에게 많은 시사점을 제공하며, 일면 위안이 되는 핵심 메시지를 담고 있다. 한 가지 시사점을 예로 들자면 새로운 주제를 배웠을 때 방금 배운 것을 대부분 잊어버리는 것은 꼭 나태하거나 주의력이 부족하거나 그 사람에게 문제가 있음을 의미하지 않는다. 오히려 이는 뇌가 제대로 된 작동법대로 돌아가고 있다는 징후다.

필수불가결하고 자동적으로 일어나는, 너무나 친숙한 기제인 망각과 다른 정신 작용을 왜 그렇게 가혹하게 평가해야 하는지는 아무도 모르지만 우리는 망각을 야멸치게 평가한다. 그 이유를 따져보면 도움이 될 것이다.

그럼 다시 처음으로 돌아가자. 최초의 학습 연구를 진행했던 연구실로 돌아가자. 홀로 단독 연구를 하던 연구원은 망각곡선이라는 중대한 공헌을 남겼다. 망각곡선은 말 그대로 시간이 지남에 따라 기억이 소실되는 정도를 보여준다. 특히 망각곡선은 새롭게 배운 정보가 기억에서 흐려지는 정도를 보여주는 것으로 학습곡선을 뒤집어놓은 모습이다.

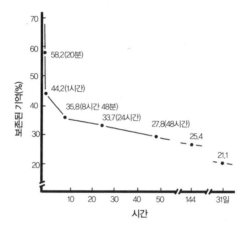

1880년대에 처음 발표된 이 곡선은 그다지 놀랍지 않다. 시간이 지남에 따라 우리 기억이 어떻게 변하는지 그려보라고 하면 누구나 그릴 법한 곡선이다. 하지만 이 곡선을 개발한 헤르만 에빙하우스Hermann Ebbinghaus는 대충 어림짐작해서 만들 사람이 아니었다. 꼼꼼하게 따지는 성격이었던 그는 강박적으로 증거에 매달렸다. 자신의 야망을 이루려면 그래야만 했다. 1870년대 젊은 철학 박사였던 에빙하우스는 큰 꿈을 품고 유럽 여기저기를 누볐다. 그는 인간의 본성이나 심리를 정확하게 측정하기 위해 철학과 과학을 접목시키기를 갈망했다. 그런데 어디서부터 시작해야 할지가 문제였다. 에빙하우스는 어느 날 오후 파리의 중고서점에서 구스타프 페히너Gustav Fechner의 『정신물리학의 요소Elements of Psychophysics』라는 책을 빼들었다. 특이한 성향의 과학자였던 페히너는 내적 세계인 정신세계와 외적 세계인 자연을 통일시켜주는 수학적 연결고리를 발견했다. 헤르만 에빙하우스는 아무리 덧없는 기억이라도 공식 형태로 나타낼 수 있는 측정 단위로 환원되어야 한다고 주장했다. 감각에 대한 명쾌한 실험을 한 과학자로서 페히너의 명성은 에빙하우스의 거창한 아이디에 힘을 실어주었다.

후에 에빙하우스가 제자한테 했다는 말에 따르면, 당시 페히너의 책을 읽던 에빙하우스는 그의 내부에서 뭔가가 전환되는 기분을 느꼈다고 한다. 훗날 그의 위대한 저작이 된 『기억—실험 심리학에 기여Memory: A Contribution to Experimental Psychology』를 페히너에게 헌정한 것을 보면, 그 순간 그는 그의 미래를 봤던 것이 틀림없다.

'기억의 방정식', 그런 게 존재했었나? 존재했다면, 어떤 것인지 적을 수 있나?

기억은 다양한 형태와 크기로 존재한다. 어떤 기억은 몇 시간, 어떤 기억은 평생 간다. 이야기, 정서적 지각emotional perceptions, 학교 입학 첫날 버스에서 내린 내 아이의 표정, 다른 사람들 몰래 친구 둘이서만 나눈 미소, 인생을 이루는 환희와 슬픔의 순간들은 물론 날짜, 숫자, 조리법, 연주회들도 우리 기억 속에 남아 있다. 특정 사실을 기억해내는 능력도 큰 편차를 보인다. 사람의 이름과 얼굴을 잘 기억하는 사람이 있는가 하면, 어떤 사람들은 숫자, 날짜, 공식을 더 잘 기억한다. 이렇게 모습을 바꾸는 유령 같은 기억이라는 것을 연구는커녕 측정이나 할 수 있을까?

헤르만 에빙하우스 전 세대의 과학자들은 그 질문에서 손을 뗐다. 너무 어려운 과제였기 때문이다. 영향을 미치는 변수가 압도적이었다.

연구하기 어렵다고 합리화하며 포기한 과학자들도 있었지만, 에빙하우스는 용기가 부족한 탓이라고 보았다. 기억 공식을 연구한 동기에 대해 설명하면서 그는 "최악의 상황에 처하더라도 열성을 다해 끝까지 연구해보고 단념해야지, 어렵다고 아무것도 안 한 채 속수무책으로 일관해서는 안 된다"고 쓴 바 있다. 아무도 나서지 않는다면 자신이라도 나서야겠다고 에빙하우스는 생각했다. 제1원칙을 기반으로 추론해봤다. 어떻게 뇌가 새로운 정보를 저장하는지 연구하기 위해서는 새로운 정보가 필요했다. 명사, 이름, 숫자 들로는 충분치 않다. 사람들은 이와 관련된 어마어마한 연상 정보를 저장한 채 걸어다닌다. 추상적인 스케치조차 로르샤흐 검사* 같은 뭔가를 환기하는 특성을 가지고 있다. 구름을 한참 바라보고 있으면 구름이 강아지 머리로 보이기 시작하고, 이 이미지는 뇌 속에서 강아지에 관련된 수백 개의 회로를 활성화시킨다. 우리 뇌는 거의 모든 것에 의미를 붙일 수 있다.

에빙하우스가 해결의 실마리를 어떻게 마련했는지는 미스터리로 남아 있다.[3] 미국 심리학자 데이비드 샤코David Shakow는 "일반적으로 상용되고 있

---

* Rorschach Test. 스위스의 정신과 의사 헤르만 로르샤흐가 1921년에 개발한 성격검사 방법으로, 좌우 대칭의 잉크 얼룩이 있는 열 장의 카드를 사용한다. 형태가 뚜렷하지 않은 카드의 그림을 보여주면서 무엇처럼 보이는지, 무슨 생각이 나는지 등을 자유롭게 말하게 해 피험자의 성격을 테스트한다.

는 의미에서의 발명이었나? 아니면 우연한 발견이었나?"라고 훗날 자전적 에세이에서 쓴 바 있다.

에빙하우스는 아무 뜻도 없는 말들의 소리 목록을 만들었다. RUR, HAL, MEK, BES, SOK, DUS 등 두 자음 사이에 모음 하나가 들어간 단음절 단어였다. 대부분 아무 뜻도 없었다.

에빙하우스는 기억의 일반적 '단위'를 알아냈다.

그는 2300개의 가능한 모든 음절, 적어도 그가 떠올릴 수 있는 모든 음절을 만들었다. 그리고 나서, 무작위로 적게는 7개 음절, 많게는 36개 음절을 묶어 리스트를 만들었다. 그리고는 한 번에 단어 그룹 하나씩을 큰 소리로 읽으며 외우기 시작했다. 다 맞힐 때까지 몇 번이나 반복해야 하는지 따져보며 메트로놈을 켜놓고 중간에 쉬며 외우기 시작했다.

1880년 베를린 대학에서 강사 자리를 얻기 전까지 에빙하우스는 아무 뜻도 없는 단어를 연습하는 데 하루 8시간 이상을 투자했다. 작지만 탄탄한 체구, 덥수룩한 턱수염에 동그란 안경을 낀 에빙하우스는 좁은 연구실에서도 왔다갔다 서성이며 1분간 150개 음절을 내뱉으며 연습에 몰두했다(다른 시대, 다른 나라였다면 미치광이 소리를 들었을지도 모른다). 그는 다양한 간격을 두고 스스로를 테스트했다. 외우고 나서 20분 후, 한 시간 후, 하루 후, 일주일 후 외운 것을 떠올려보았다. 연습 시간에도 변화를 줘봤다. 당연히 연습할수록 점수가 높았고 망각 정도는 낮았다.

1885년 그는 이 실험 연구를 기반으로 『기억-실험 심리학에 기여』를 발표하며 망각의 속도를 계산하는 간단한 방법을 제시했다. 그 공식은 별로 볼 것은 없지만 새롭게 등장한 심리학 분과의 첫번째 엄격한 원칙이 되었다. 10년 전 파리의 헌책방에서 마음먹은 것을 행동으로 옮긴 것이다.

에빙하우스는 공식을 만들었다(그리고 다른 과학자들이 그 공식을 기반으로 그래프를 만들었다).

세상을 바꾸지는 않았지만 그는 학습과학의 창시자가 되었다. "심리학계에서 연상을 연구하는 수단으로 의미 없는 음절을 활용한 사실이 아리스토텔레스 이후 커다란 진일보를 가져왔다고 해도 과언이 아니다"라고 한 세대 후 영국 심리학자 에드워드 티치너Edward Titchener는 말했다.

에빙하우스의 망각곡선에 마음을 사로잡힌 심리학자들은 거기서 헤어나오지 못했다. 1914년 미국의 저명한 학습심리학자 에드워드 손다이크Edward Thorndike는 에빙하우스의 망각곡선을 학습의 '법칙'으로 전환시키고 '불사용의 법칙The Law of Disuse'이라고 불렀다. 학습된 정보는 계속 사용하지 않으면 기억에서 완전히 소멸한다는 이론으로, 기본적으로 용불용설과 동일하다.

이 법칙은 맞는 것 같았다. 우리 경험과도 확실히 일치하는 것처럼 느껴졌다. 계속 사용하지 않으면 소멸된다는 믿음은 대부분의 사람들이 생각하는 학습의 정의에 영향을 미쳤고, 그 정의는 오늘날까지도 이어진다. 하지만 그 정의에는 감춰진 것들이 더 많다.

· · ·

집에서 힘들이지 않고 간단히 할 수 있고 문학적 영양가도 풍부한 연습이 있다. 5분 짬을 내어 아래 글을 살펴보라. 꼼꼼하게 읽고 외워본다. 헨리 롱펠로의 시「헤스페러스 호의 난파」중 일부분이다.

호! 호! 부서지는 파도가 포효하네!

새벽녘 차디찬 해변을 마주하고 어부가 깜짝 놀란 채

떠다니는 돛대 가까이 한 아가씨가

움직이는 걸 지켜본다

소금기 어린 바다는 그녀의 가슴에서 얼어붙고

그녀의 눈에선 소금기 어린 눈물이 흐른다

그는 갈색 해초 같은 그녀의 머리가

큰 물결 위에서 일렁이는 걸 바라본다

그것은 샛별의 몰락이다

한밤중 눈 속에서!

주님은 이런 죽음에서 우릴 구원하신다

노르만의 비애의 암초에서!

이제 시집을 치우고 커피를 마시거나, 산책을 하거나 뉴스를 듣는다. 시를 외우는 데 소요된 시간만큼 다른 데로 주의를 돌린다. 그리고 나서 아까 외웠던 시를 최대한 떠올려서 써본다. 결과를 저장한다(나중에 필요하다).

바로 이 방법이 1900년대 초 국어 선생님이자 연구원이었던 필립 보즈우드 밸러드Philip Boswood Ballard가 노동자 계층이 주로 사는 런던 동부의 학교 아이들에게 적용했던 테스트다.[4] 그 지역 아이들은 학습 능력이 떨어지는 것으로 간주되었는데, 밸러드는 그 원인을 밝히고 싶었다. 처음에 학습이 잘 이루어지 않아서 그럴까? 아니면 잘 배웠는데 나중에 기억이 잘 나지 않게 방해하는 요소가 있었을까? 이를 알아내기 위해, 밸러드는 아이들에게 롱펠로의 시와 같은 다양한 공부 재료를 활용해 학습 부진의 원인을 밝혀내려고 애썼다.

밸러드는 실험을 통해 학습 내용이 부족한 것은 아님을 밝혀냈다. 오히려 반대였다.

시를 외우고 나서 5분 후에 측정한 점수에는 특이사항이 없었다. 잘 기억하는 아이들이 있는가 하면 그렇지 못한 아이들도 있었다. 밸러드는 여기서 멈추지 않았다. 아이들이 시를 외운 뒤 시간이 지남에 따라 무슨 일이 일어나는지 밝혀내고 싶었다. 시를 외우고 며칠 정도 지나면 기억이 흐려지는 걸까? 이를 알아내기 위해, 밸러드는 이틀 후에 아이들을 테스트했다. 예고 없이 재시험을 봤는데 아이들의 점수가 평균 10퍼센트 향상되었다. 밸러드는 며칠 후 또다시 예고 없이 아이들을 테스트했다.

"처음에 15행을 기억했던 J.T.는 3일 후 21행을 기억해냈다"고 밸러드는 한 학생에 대해 적었다. 처음에는 3행을 기억했다가 7일 후에 11행이나 기억한 학생에 대해서는 "마치 눈앞에 시를 보고 있는 것 같았다"고 기술했다. "칠판에 있는 단어들을 떠올렸어요. (칠판에 쓰인 시를 외운 경우) 시를 쓰면서 눈앞에 있는 시험지가 칠판이라고 상상했어요." 첫번째 테스트에서 9행을 기억했다가 며칠 지나 13행을 기억해낸 세번째 학생이 밸러드에게 말했다.

이런 현상은 그냥 이상한 정도가 아니었다. 에빙하우스의 망각곡선에 전면적으로 배치되는 결과였다.

밸러드는 이 결과가 믿기지 않아 그후 몇 년 동안 1만 명 넘는 아이들에게 수백 가지 테스트를 추가로 진행했다. 결과는 같았다. 다시 공부하지 않아도 기억은 처음 며칠 후에는 오히려 향상됐으며 평균적으로 학습 후 4일 이상 경과하면 기억이 희미해지기 시작했다.

1913년에 발표된 밸러드의 연구 결과는 과학계에 혼란을 가져왔다.[5] 밸러드의 연구를 인정하는 과학자는 거의 없었다. 지금도 그의 연구 결과는 심리학 연구의 각주에나 등장할 뿐이다. 밸러드는 에빙하우스보다 훨씬 덜 알려진 인물이다. 하지만 밸러드는 자신의 연구 결과가 의미하는 바를 알았다. "우리는 한번 기억한 것을 잊어버리는 것뿐만 아니라 한번 잊어버린 것을 기억하는 성향이 있다"고 그는 썼다.

기억은 시간이 지나면서 희미해지기만 하는 것이 아니다. 또다른 특징도 있다.

바로 '회상reminiscence'이다. 처음 학습했을 때보다 시간이 경과한 후 새로운 사실이나 단어가 더 잘 떠오르는 것으로, 밸러드는 이를 일종의 성장이라고 명명했다. 기억이 흐려지고, 동시에 선명해지는 이 두 가지 성향은 시나 단어 등을 기억하려고 한 다음 며칠 후에 일어난다.

도대체 무슨 일이 벌어지고 있는 걸까?

한 가지 단서는 에빙하우스에게서 얻을 수 있다. 에빙하우스는 아무 의미 없는 음절로만 기억력을 테스트했다. 뇌에는 이런 의미 없는 글자의 조합을 '둘' 곳이 없다. 어떤 것과도 연관이 없기 때문이다. 의미 없는 음절은 구조화된 언어나 패턴의 일부가 아니다. 뇌는 아무것도 의미하지 않는 음절을 오랫동안 기억하지 못한다. 에빙하우스 또한 망각곡선은 자신이 직접 연구한 것이 아닌 경우엔 적용되지 않을지도 모른다고 스스로 한계를 인정하기도 했다.

망각은 기억이 희미해지는 수동적 프로세스가 아니라 필터링을 하는 능동적 프로세스다. 필요 없는 정보들을 치우기 위해 주의를 산만하게 하는 정보를 차단하는 것이다. 의미 없는 음절은 필요 없는 정보다. 롱펠로의 시 「헤스페러스호의 난파」는 경우가 다르다. 이 시가 우리 일상생활에 유용하지 않을 수는 있지만, 적어도 우리의 신경 네트워크 망에는 안착해 우리가 인식하는 단어와 패턴을 나타낸다. 이를 기반으로 의미 없는 음절을 외우는 것과 시, 단편, 말이 되는 다른 것들을 기억하는 데 왜 차이가 나는지 설명할 수 있다. 하지만 다시 외운 것도 아닌데 외운 지 이틀 후에 신경의 심연에서 "소금기 어린 바다" "갈색 해초 같은 그녀의 머리" 같은 시 어구가 떠오르는 이유는 아직도 설명하지 못한다. 학습 부진아로 인식되던 런던 동부의 어린아이들은 기억과 망각은 사람들이 생각하는 방식으로 연관된 것이 아님을 밸러드에게 증명해 보였다. 망각곡선은 오도의 여지가 있다. 아무리 좋게 말해도 불완전하다. 어쩌면 다른 이론으로 대체되어야 할지도 모른다.

· · ·

밸러드의 연구가 나온 지 몇십 년이 지나자 '자발적 향상spontaneous improvement'에 관한 학계의 관심이 조금씩 불붙기 시작했다. 과학자들은 모든 유형의 학습에서 자발적 향상 효과가 쉽게 발견될 수 있을 것이라고 추론했다. 실상은 달랐다. 다양한 실험을 했는데 결과는 들쑥날쑥했다. 1924년에 있었던 대규모 실험을 예로 들어보자. 피험자들은 단어 목록을 외운 직후에 테스트를 받았다. 그리고 나서 8분 후, 16분 후, 3일 후, 일주일 후 후속 테스트를 받았다. 평균적으로 볼 때 시간이 경과함에 따라 기억하는 단어의 수가 줄었다.[6]

피험자에게 의미 없는 음절을 공부하게 한 1937년 실험에서는 일정한 정도의 기억이 증진되는 자발적 향상을 보였다. 하지만 5분 경과하자 점수는 급격히 추락했다.[7] 널리 인용되는 1940년 실험에서는 일련의 단어, 짧은 문장, 산문 문단을 외운 피험자들의 기억이 24시간 동안 일제히 흐려지는 결과가 나타났다.[8] 피험자들이 시를 외웠을 때는 오히려 기억이 증진되는 결과를 밝힌 연구자들도 단어 목록의 경우에는 반대 결과가 나오는 것을 확인했다. "실험적인 심리학자들은 밸러드의 접근법을 조금씩 바꿔 시도해보기 시작했지만 모래 위에서 발버둥치는 것처럼 점점 혼란과 의구심에 빠지게 됐다"고 브루클린 대학의 매슈 휴 에델리Matthew Hugh Erdelyi 박사는 『무의식 기억의 회복The Recovery of Unconscious Memories』에서 밝혔다.[9]

이처럼 상반되는 연구 결과가 속출하자 밸러드의 연구 방법에 의구심을 제기하는 사람들도 생겨났다. 밸러드가 테스트했던 아이들이 시간이 경과한 후에 정말 더 많이 기억했을까? 실험 설계에 오류가 있었던 것은 아닐까? 수사적 질문이 아니었다. 예를 들어, 아이들이 테스트 사이사이 개인 시간에 스스로 시를 복습했다면 어떻게 되는가? 만약 그랬다면 밸러드의 연구 결과는 의미가 없다.

1943년까지 발표된 모든 연구를 리뷰한 영국의 학습이론자 C.E. 벅스턴C.E. Buxton은 밸러드의 연구 결과는 "그땐 분명 있었는데, 이제는 보이지 않는 현상"이라고 결론지었다.[10] 한마디로 귀신이 곡할 상황이다. 오래지 않아 많은 과학자가 벅스턴의 연구를 따랐다. 귀신 잡는 일은 사절이었다. 당시 심리학자들에게는 귀신을 잡는 것보다 훨씬 실용적인, 문화적으로 첨단의 실험들이 있었다.

당시 프로이트식 치료법이 떠오르고 있었다. 복구된 기억이 성적 욕망과 연관 있다는 프로이트식 치료법은 롱펠로 시를 이용한 밸러드의 연구 방법을 가뿐히 뛰어넘었다. 프로이트와 밸러드가 생각하는 '기억의 회복'은 사실상 동일했다. 다만 프로이트는 억눌린 감정적 트라우마를 다룬다는 차이가 있을 뿐이었다. 프로이트는 억눌린 기억을 파내고 '통과'함으로써 일상생활을 어렵게 하는 만성적인 불안을 해소할 수 있다고 주장했다. 인생을 바꿀 수도 있었다. 시를 외우는 것보다 훨씬 더 실체가 분명해 보였다.

게다가 1950년대 이르러 학습과학의 뜨거운 화두는 '강화•'였다. 한창 행동주의가 대세였다. 미국 심리학자 B.F. 스키너는 여러 여건하에서 보상과 처벌로 어떻게 행동을 바꾸어 학습을 촉진할 수 있는지 보여주었다. 스키너 박사는 다양한 보상 스케줄에 따라 실험했고 놀라운 결과를 도출했다. 답을 맞힐 때 자동으로 보상을 하면 학습 효과가 적었다. 반면, 필요할 때만 주는 규칙적인 보상은 훨씬 효과적이었다. 교육자들에게 지대한 영향을 끼친 스키너의 연구는 기억의 특성보다는 어떻게 교수법을 향

• 强化. reinforcement. 행동의 반응이나 빈도, 강도를 유발하고 증가시키는 자극.

상시킬지에 초점을 맞췄다.

그렇다고 밸러드의 연구 결과가 완전히 사라진 것은 아니었다. 뭔가 중요한 것이 틈 사이로 빠져나가고 있다는 생각을 떨치지 못한 소수의 과학자들이 있었다. 이들은 1960년대와 1970년대에 의미 없는 음절과 시를 구별하기 시작했다.

밸러드 효과는 실재했고, 현재도 유효하다. 실험 설계상의 오류가 아니었다. 실험에 참여했던 아이들은 첫번째 시험 후에 기억하지 못한 시를 다시 외울 수 없었다. 기억하지 못한 내용을 어떻게 연습하겠는가. 과학자들이 밸러드의 '회상' 효과를 따로 분리하기 어려웠던 이유는 이 효과가 실험에 사용된 재료에 크게 좌우되었기 때문이다. 의미 없는 음절이나 대부분의 단어 목록, 무작위 문장들에는 아무 효과가 없었다. 하루이틀이 지나도 기억이 더 떠오르는 현상은 없었다. 반면 사진, 드로잉, 회화, 그림을 보는 듯 생생하게 묘사한 시 등 이미지의 경우에는 회상 효과가 컸다. 그리고 이 현상이 일어나려면 시간이 필요했다. 밸러드는 학습 후 처음 며칠 동안 시의 어구가 '떠오르는' 효과가 가장 큰 것을 밝혀냈다. 다른 과학자들은 너무 일찍(몇 분 후) 또는 너무 늦게(일주일 후나 그 이상) 결과를 확인했다.

매슈 에델리는 회상 현상을 명확히 밝히는 데 중요한 역할을 한 인물 중 하나다. 그는 당시 스탠퍼드 대학의 후배 연구원이던 제프 클라인버드 Jeff Kleinbard를 대상으로 실험했다.[11] 에델리는 클라인버드에게 스스로 실험을 하기 전에 "피험자의 경험이 있어야 한다"며 한자리에서 40장의 사진을 보여주었다. 사실상 클라인버드는 피험자가 되었다. 일주일 동안 에델리는 아무런 예고도 없이 클라인버드의 기억력을 여러 번 테스트했다.

결과는 명확했고 신뢰할 만한 패턴을 보여주었다. 클라인버드는 처음 이틀 동안은 첫 테스트 때보다 더 많이 기억해냈다. 이 두 과학자는 연구 규모를 확대했다. 한 연구에서는 젊은 성인들에게 60개의 스케치를 기억하게 했다. 참가자들은 스크린에 뜨는 스케치를 5초 간격으로 하나씩 보았다. 부츠, 의자, 텔레비전 같은 간단한 드로잉이었다.

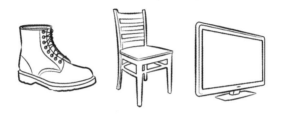

스케치를 본 직후 7분 내로 60개의 이미지를 모두 떠올려보고, 본 이미지를 단어로 써보라고 했다(스케치 자체에는 단어가 쓰여 있지 않았다). 평균 점수는 27점이었다. 하지만 10시간이 경과한 후 다시 측정한 결과 평균 32점으로 점수가 올라갔고, 하루 지나서는 34점, 4일 지나서는 38점으로 증가하고 멈추었다. 대조군은 60개의 단어를 슬라이드로 보여주었다. 이들의 처음 점수는 27점이었는데 10시간 이상 경과 후 30점으로 올라갔다. 그후 며칠 간 점수는 조금씩 낮아졌다. "기억은 이형질의, 얼룩덜룩한 시스템으로 시간이 경과함에 따라 선명해지기도 하고 희미해지도 한다." 에델리는 최근에 발표한 논문에서 이론의 여지가 없는 결론을 제시했다.

더 큰 수수께끼가 생겼다. 이미지는 시간이 경과하고 기억이 향상된 반면 단어 목록은 왜 향상되지 않는가?

과학자들은 오랫동안 고민했다. 어쩌면 기억을 찾을 수 있는 시간이 더 많이 있고 없고의 문제일 수도 있다(두 번 시험 본 경우와 한 번 시험 본 경우의 차이에 기인했을 수 있다). 아니면 테스트 사이에 여유가 있었기 때문에 긴장이 풀리고 피로도 풀렸는지 모른다. 심리학자들은 1980년대에 이르러서야 보다 견고한 모델을 제시할 확고한 증거를 모을 수 있었다. 그렇게 등장한 이론은 우리의 뇌가 어떻게 작동하는지 설명하는 청사진이라기보다는 연구를 기반으로 한 일련의 법칙에 가까웠다. 이 이론은 상충되는 것처럼 보이는 아이디어, 특성뿐 아니라 에빙하우스, 밸러드 연구까지 모두 아우른다.

이 이론을 앞장서서 정립하고 가장 명확하게 설명한 사람은 UCLA의 로버트 비요크와 같은 학교에 있는 그의 아내 엘리자베스 리건 비요크 Elizabeth Ligon Bjork다. 불사용의 신 법칙(우리는 이를 '배우기 위한 망각의 법칙'으로 명명한 바 있다)은 그들이 탄생시킨 것이나 다름없다.[12]

이 이론의 첫번째 법칙은 모든 기억은 저장력과 인출력으로 구분할 수 있다는 것이다.

저장력은 말 그대로 얼마나 많은 내용이 학습되는지 가늠하는 기준이다. 저장력은 지속적으로 학습하면 증가하고 사용할수록 더 숙련된다. 구구단이 좋은 예다. 구구단은 우리가 초등학교 때 달달 외우고 그 이후에도 은행계좌를 관리할 때나, 팁을 계산할 때나, 4학년 자녀의 숙제를 봐줄 때 등 평생 동안 여러 상황에서 활용한다. 구구단의 저장력은 어마어마하다.

비요크의 연구에 따르면, 저장력은 늘기만 할 뿐 줄어들지 않는다.

우리가 보는 것, 듣는 것, 말하는 것 들이 죽을 때까지 모두 저장된다는 의미는 아니다. 99퍼센트의 경험은 금방 사라진다. 여기 있었지만 금세 없어진다. 뇌는 그중에서 연관이 있거나 유용하거나 흥미로운 것, 또는 미래에도 그럴 가능성이 있는 것들만 기억한다. 즉, 구구단이나 어릴 적 집 전화번호, 처음 썼던 사물함 비밀번호 등 일부러 우리가 기억하려고 애쓴 것은 영원히 뇌에 있다. 우리가 흡수하는 어마어마한 정보의 양이나, 대부분의 정보가 얼마나 평범한 것인지 고려하면 처음에는 믿기지 않을 것이다. 1장의 내용을 다시 떠올려보자. 생물학적으로 이야기해서 기억의 공간은 넘친다. 디지털 용어로 이야기하자면, 300만 개의 TV쇼를 저장할 수 있는 공간이다. 이 공간은 요람에서 무덤까지 인생의 모든 순간을 기록하고도 남는다. 정보의 양은 문제가 되지 않는다.

특별할 것 없는 평범한 일들, 의미 없는 세부사항들까지 모두 기억하고 있는지 증명하기는 사실상 불가능하다. 하지만 뇌는 때때로 이해할 수 없는 사소한 기억을 되살려 우리에게 속삭인다. 살아가면서 누구나 겪는 일이다. 필자의 경험을 예로 들어보자. 이 책의 집필에 필요한 자료를 조사하면서 대학 도서관에서 얼마간의 시간을 보냈다. 지하 1, 2층에 오래된 책이 가득 쌓여 있어서 마치 고고학 연구를 하는 듯한 느낌을 주는 옛날 스타일 도서관이었다. 어느 날 오후, 도서관의 곰팡이 냄새는 1982년 한 달 동안 대학 도서관에서 일했던 기억을 떠올리게 했다. 나는 컬럼비아 대학 도서관 한쪽 구석에서 폐소공포증에 가까운 답답함을 느끼며 길을 잃은 기분으로 고서적을 찾아 헤매고 있었다. 그 순간 '래리 C___'라는 이름이 떠올랐다. 도서관의 담당자로 (내 기억으로는) 내가 하는 일도 감독했다. 딱 한 번 만난 적이 있는데 좋은 사람이었다. 하지만 나는 내가 그 사람의 이름을 알고 있는지 전혀 깨닫지 못했었다. 그런데도 한 번 봤던 때가 떠올랐다. 뒤돌아가던 모습, 심지어 신발 뒷굽이 낡아 한쪽으로 비스듬히 기울어져 있던 모습까지 떠올랐다.

단 한 번의 만남, 그 사람의 신발. 정말 무의미한 정보다. 하지만 아직도 기억이 남아 있는 걸 보면, 나는 그 사람의 이름을 알고 있었고 그 사람이 걸어가는 뒷모습을 저장하고 있었던 것이 분명하다. 내가 왜 그런 정보를 저장하겠는가? 한때는 그 정보가 내 인생에 중요했기 때문이다. 배움을 위한 망각 이론에 따르면 한번 저장된 것은 영원히 남아 있다.

즉, 희미해질 뿐 '잃어버린' 기억이란 존재하지 않는다. 현재는 접근이 안 되는 기억력이라는 표현이 더 맞다. 인출력이 낮거나 거의 제로 상태의 기억이다.

반면 인출력은 정보가 얼마나 쉽게 머릿속에 떠오르는지를 측정하는 것이다. 인출력 역시 학습과 사용으로 향상된다. 하지만 인출력은 '강화' 없이는 금방 저하되며 인출력 용량은 저장력에 비해 상대적으로 적은 편이다. 우리는 어느 때든 특정 단서나 기억을 떠올리는 뭔가가 있을 때 제한적인 기억만을 떠올릴 수 있다.

예를 들어, 버스에서 꽥꽥거리는 휴대전화 벨소리를 들으면 '아차, 전화할 데가 있었지' 생각날 수도 있고 같은 벨소리를 쓰는 친구가 떠오를 수도 있다. 줄지어 헤엄치는 오리 무리를 따라 배치기 다이빙을 하며 호수로 뛰어들던 예전에 키우던 강아지를 떠올릴지도 모른다. 처음 입었던 우비, 오리너구리를 닮은 모자가 달린 밝은 노란색 우비가 떠오를 수도 있다. 그외에 꽥 소리와 관련된 기억이 형성되었을 당시 의미 있던 수천 개의 다른 연상은 전부 레이더 밖에 있다.

저장력과 달리 인출력은 불안하다. 빨리 형성될 수 있지만 빨리 약해질 수도 있다.

저장력과 인출력은 여러분이 이제껏 만난 모든 사람(마지막으로 그들을 봤을 때의 나이 그대로)이 모인 파티에 비유할 수 있다. 엄마, 아빠, 초등학교 1학년 때 선생님, 옆집으로 이사 온 새로운 이웃, 고등학교 2학년 때 다니던 운전학원 강사. 그들이 모두 파티에 모여 어울리고 있다. 인출력은 얼마나 빨리 그 사람의 이름이 떠오르냐의 문제다. 그와 달리 저장력은 그 사람이 얼마나 친숙한가의 문제다. 물론 엄마, 아빠는 인출력도 높고, 저장력도 높다. 초등학교 1학년 때 담임 선생님 이름은 떠오르지 않지만(인출력이 낮음), 문 옆에 서 계시는 담임 선생님을 단박에 알아보았다(저장력이 높음). 반면 새로 이사 온 이웃은 방금 자신들을 소개했지만(저스틴과 마리아, 인출력이 높음) 아직 친숙하지는 않다(저장력이 낮음). 내일 아침쯤 되면 이웃의 이름을 떠올리기 힘들 것이다. 운전학원 강사의 경우는 이름도 잘 떠오르지 않고, 친숙한 존재도 아니다. 그럴 만한 것이, 겨우 두 달 다닌 학원이기 때문이다(인출력과 저장력 모두 낮음).

각각의 사람들을 찾고 이름을 떠올리는 것 자체는 저장력을 높인다. 초등학교 때 담임 선생님이 자기가 누구인지 다시 소개하면, 인출력은 크게 높아진다. 이는 망각의 소극적인 측면으로, 시간이 지나면 인출력이 희미해지기 때문이다. 이 이론에 따르면 잊어버렸던 사실이나 기억을 다시 떠올리면 학습이 더 촉진된다. 기억하기 위한 망각 이론을 근육 키우기에 빗대어 생각해보자. 매달리기 운동을 하면 근육 조직이 찢어지고 하루 쉬고 다음번에 같은 운동을 하면 근육의 힘이 늘어난다.

그뿐이 아니다. 기억을 인출하려고 더 많이 노력할수록, 향후 인출력과 저장력(학습)이 더 크게 향상된다. 비요크 박사 부부는 이를 '적절한 난이도 법칙'이라고 명명했다. 뒷장을 읽어보면 적절한 난이도의 중요성을 더욱 명백하게 알 수 있다. 파티에서 운전학원 강사를 발견하고 나면 이제는 예전보다 훨씬 익숙하게 되며, 그 사람의 이름뿐 아니라 별명이나 웃을 때 한쪽으로 입꼬리가 올라가는 표정, 자주 쓰는 말 등 잊어버렸던 그 사람에 관한 것들이 기억날지도 모른다.

비요크 부부에 따르면 뇌가 이런 방식의 시스템을 발달시킨 데는 이유가 있다. 유목민 생활을 하던 인류의 뇌는 날씨의 변화, 지형, 포식자의 위협에 적응하기 위해서 끊임없이 심리 지도mental map를 업데이트했다. 생존에 연관된 상세 정보를 쉽게 활용할 수 있도록, 인출력은 정보를 신속히 업데이트하게끔 진화되었다. 인출력은 오늘을 위해 산다. 반면, 저장력은 필요하면 예전에 썼던 방법이 신속하게 재학습되도록 진화했다. 계절은 매번 바뀌지만, 계절의 변화는 반복된다. 기후나 지형도 마찬가지다. 저장력은 미래를 대비한다.

인출력과 저장력은 토끼와 거북에 비유할 수 있다. 경망스럽지만 빠른 인출력과 꾸준한 저장력의 결합은 현대 사회 인간의 생존에도 중요하긴 마찬가지다. 예를 들어 북아메리카에서 자란 아이들은 말할 때, 특히 선생님이나 부모님과 이야기할 때 상대방의 눈을 응시하라고 배운다. 하지만 일본 아이들은 정반대로 배운다. 권위 있는 사람들과 이야기할 때는 눈을 아래로 떨구라고 배운다. 다른 문화에 잘 적응하기 위해서는 자기가 배운 관습을 차단하거나 잊어버리고 새로운 관습을 빨리 흡수하고 실행해야 한다. 어려서 배운 방식은 쉽게 잊히지 않는다. 즉, 저장력이 매우 높다. 하지만 새로운 문화에 적응하기 위해 원래 배운 방식을 차단함으로써 인출력을 끌어내린다.

때로는 이것이 생사를 가르는 능력이 될 수도 있다. 호주에 살다가 미국으로 이주한 사람은 반대 방향으로 운전하는 방식에 익숙해져야 한다. 이는 지금까지 익힌 운전 방식의 본능을 모두 뒤엎어야 함을 의미한다. 실수하면 큰일 난다. 호주에서처럼 역주행했다가는 도랑에 빠질 수 있다. 여기에서도 마찬가지로, 기억 시스템은 예전의 본능을 망각함으로써 새로운 본능을 익힐 수 있는 여지를 만들어준다. 그뿐이 아니다. 20년이 지나 향수병에 빠져 다시 호주로 돌아간다면 운전 방향을 다시 본래대로 바꿔야 한다. 하지만 이번에는 상대적으로 쉽게 적응할 수 있다. 과거의 운전 본능은 아직도 존재하고, 저장력은 아직도 높다. 늙은 개는 예전의 기술을 쉽게 다시 익힌다.

"오래된 기억이 덮이거나 지워지는 대신, 접근만 어려워질 뿐 저장되도록 만들어진 뇌 시스템은 상당히 중요한 이점을 가지고 있다. 오래된 기억에 접근하기 어려워짐으로써 이것이 현재 정보나 절차를 방해하지 않게 된다. 하지만 그것은 뇌에 저장되어 있기에 최소한 특정 상황에서는 재학습이 가능하다"고 비요크는 결론지었다.

따라서, 망각은 새로운 기술을 배우고 오래된 기술을 보존하고 재습득하는 데 중요하다.

다시 필립 밸러드의 연구로 돌아가보자. 밸러드는 첫번째 테스트로 아이들이 「헤스페러스호의 난파」의 구절을 얼마나 많이 외웠는지 측정했을 뿐 아니라, 이를 테스트함으로써 아이들이 기억한 시구의 저장력과 인출력을 높였다. 이로써 아이들의 기억에 시는 더욱 강하게 각인되고 시는 테스트하기 전보다 더 쉽게 접근 가능해진다. 예고 없이 이틀 후에 같은 테스트를 받았을 때 아이들은 첫번째 테스트에서 기억했던 시구의 대부분을 명확하게 빨리 기억해냈다. 기억한 시구를 뼈대 삼아 미완성된 퍼즐을 완성해나가듯 나머지 시구를 떠올릴 시간이 생긴 것이다. 사실 시란 이미지와 의미가 함축되어 있기에 가장 강한 '회상' 효과를 보여주는 실험 재료다.

거봐라! 역시 더 잘 기억한다.

그렇다. 아이들이 시에 대한 생각을 멈추면 「헤스페러스호의 난파」는 결국 잊게 되며, 이 시에 대한 인출력은 제로가 될 것이다. 하지만 세번째, 네번째 테스트를 받으면 뇌에서 시의 패턴 등을 주기적으로 떠올리게 되며, 시험 볼 때마다 한두 줄의 시구가 더 떠올라 풍부한 시의 내용이 기억에 자리잡을 것이다. 처음엔 시의 절반밖에 기억하지 못했는데 계속 테스트를 받는다고 나머지 내용이 떠오를까? 그럴 가능성은 낮다. 일부는 떠오를 수 있지만, 전부는 아니다.

독자 여러분도 직접 해보라. 「헤스페러스호의 난파」를 외우고 하루이틀 후 이를 보지 않고 시 구절을 떠올릴 수 있을 만큼 적어보라. 처음 테스트할 때는 스스로에게 충분한 시간을 주라. 그러고 나서 결과를 비교해 보라. 대부분의 사람과 비슷하다면, 두번째 테스트에서 조금 더 많이 기억할 수 있을 것이다.

기억을 활용하면 기억을 바꾼다. 기억을 향상시키는 것이다. 망각은 주의를 산만하게 하는 정보를 걸러내고, 일부 '고장'을 가능하게 해서 기억을 재사용한 다음, 기억한 내용의 인출력과 저장력을 원래 기억보다 높임으로써 학습을 가능하게 하고 심화시킨다. 이는 뇌생물학과 인지과학에서 떠오른 기본 법칙이며 앞으로 다룰 다양한 학습 기법들을 이해하는 데도 도움이 될 것이다.

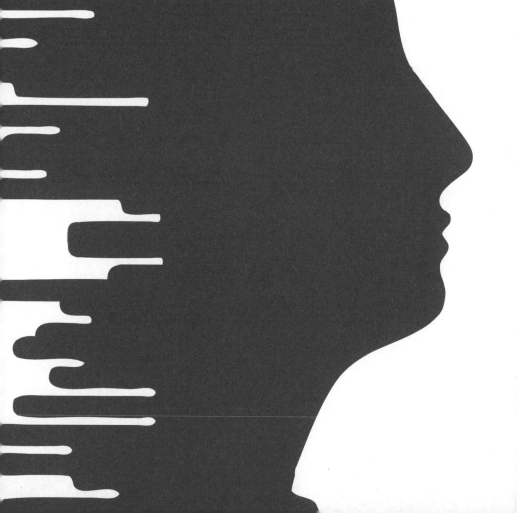

2부

파지

좋은 습관에서 벗어나기

맥락의 효과

"뇌에 좋은 비타민을 챙겨 먹으라."

대학 시절 시험 준비에 좋은 팁으로 통하던 말이다. 적어도 내가 다니던 학교 근처의 히피 스타일 약국에 자주 드나들던 사람이라면 알 것이다. 갈색 세럼이 담긴 약병, 로터스 씨앗, 대마 밤 balm 사이에 '학습 보조제'라고 불리는 병들이 있었다. 라벨에는 허브, 뿌리 제품, 섬유질 등 '자연 추출물' 이름이 써 있었다.

학습 증진을 도와준다는 물질은 대부분 각성제였고, 그 사실은 대단한 비밀도 아니었다.

그 약을 복용하면 자신감과 의욕이 솟구치고 늦은 밤까지 집중해서 공부할 수 있게 된다. 단점이라면 연속해서 복용할 경우 불쾌한 금단증상이 오고 꿈도 꾸지 않는 깊은 잠에 갑자기 빠지게 된다. 이는 뇌 같은 중장비를 작동시키는 데 이상적이지 않을뿐더러 장시간에 걸친 시험을 볼 때는 명백한 위험 요소로 작용한다. 잠시 눈을 감고 있다가 복도에 '땡그랑' 연필을 떨어뜨리며 정신을 잃고 "끝났습니다. 시험지 제출하세요"라는 소리에 깰 수도 있다.

뇌 비타민을 꼭 챙기라는 말은 결국 깨어 있으라는 뜻이었다. 부족하다 싶을 때는 결승점에 도달할 수 있도록 추가로 더 복용하라고 했다. 하지만 시간이 지나면서 궁금증이 생겼다. 뭔가가 더 있을지도 모른다는 생각이 들었다. 나도 각성제를 먹어보았다. 약효 때문인지 공부할 때는 미련할 정도로 몰아치고, 혼잣말을 하고, 혼자 왔다갔다하기도 했다. 시험때가 다가오면 광적인 에너지가 필요했다. 시험 볼 때 공부했던 내용을더 잘 기억하려면 뭔가 연결고리가 필요할 것 같다는 생각이 들었다. 그리고 나는, 아니 우리 모두는 시험 보기 직전에 '학습 보조제'를 먹으면 그 연결고리가 생긴다고 생각하기 시작했다. 그 약들은 단지 각성효과만 있는 것이 아니라 우리가 공부했던 내용을 더 친숙하게 느껴지게 만들고, 그 결과 우리는 더 많이 기억해낼 수 있다고 생각했다.

그 방법이 정말 효과 있다고 생각했을까? 물론 그렇지 않다. 한 번도 검증해본 적이 없다. 검증하고 싶어도 알 길이 없었을 것이다. 그럼에도 우리는 각성제가 행운의 부적이라도 되는 것처럼 느꼈다. 각성제를 먹고 시험을 보면 공부했을 때의 머리를 다시 똑같이 작동시킬 수 있다고 생각했다. 하루에 두세 과목씩 한꺼번에 시험을 봤던 기말고사 때는 각성제가 필수였다. 중압감을 느끼면 나쁜 습관이 나오기 마련이다. 사람에 따라 초콜릿을 먹거나 담배를 피우기도 하고, 머리에 좋다는 비타민 먹기, 손톱 뜯기, 다이어트 콜라 마시기, 또는 훨씬 강력한 것에 의존하기도 한다.

심리적으로 생존 모드에 움츠려 있을 때는 자기가 좋아하는 '학습 보조제' 가 시험 성적을 올린다고 믿으면 큰 위안이 된다. 그래서 우리는 믿었다.

"시험 볼 때 우리 뇌는 공부할 때와 같은 화학 성분을 원한다"는 게 이른바 우리의 '뇌화학' 이론이었다.

그와 같은 이론화는 순전히 합리화라는 생각이 들었다. 그렇다. 학부생들의 자기 합리화였다. 그 시절 우리 사이에는 연애하는 법, 부자가 되는 법, 공부 잘하는 법에 대한 말도 안 되는 이론들이 난무했다. 나는 그 이론들을 모두 믿지 않기로 했다. 하지만 수백만의 학생이 시험에 도움이 되는 나름대로의 '뇌화학' 이론을 개발해왔다. 그런 이론들이 학생들에게 지속적으로 호소력을 발휘하는 것은 학생들의 부질없는 기대 때문만이 아니다. 이것들은 좋은 공부 습관에 대해 우리가 들어왔던 첫번째 원칙에 딱 맞아떨어지는 이론이기 때문이기도 하다.

"일관성을 유지하라."

일관성을 유지하라는 메시지는 1900년대 이후 교육 매뉴얼에서 예외 없이 등장하며 좋은 공부 습관 법칙으로 굳게 받아들여졌다.

습관을 만들고, 하루 일과를 짜고, 정해진 장소에서 정해진 시간에 공부하라. 그거면 된다. 집에 있는 조용한 장소나 도서관을 찾아 아침 일찍 또는 밤늦게 조용한 시간을 공부 시간으로 잡아라.

이는 적어도 청교도 시절부터 이상적인 공부 방법으로 자리잡아 이후에도 거의 변함없이 퍼져 있는 법칙이다. "주의를 산만하게 하는 요소가 없는 조용한 곳을 고르라"라는 말로 시작하는 베일러 대학의 공부법 가이드[1](비단 베일러 대학의 가이드뿐만이 아닐 것이다)에서는 "공부할 때마다 활용할 의식^{ritual}을 개발하라"고 조언한다.

"귀마개나 헤드셋을 착용해 소음을 막으라" "공부 시간을 바꾸라는 다른 사람의 요구를 거절하라" 등, 모두 일관성을 지키라는 내용이다. 논리적으로 따져도 틀리지 않다.

수백만 명의 학생이 어렵게 경험하고 깨달은 바와 같이 정신이 손상된 상태로 공부하는 것은 여러 측면에서 시간 낭비다. 공부할 때와 같은 마음 상태로 시험을 볼 때 점수가 오르는 것은 사실이다. 여기서 '같은 상태'라 하면 흥분제 등을 복용한 결과 나타나는 각성이나 약간의 술이나 대마초 등을 먹었을 때의 취한 상태도 포함한다. 공부하는 동안 어떤 느낌인지, 어디에 있었는지, 무엇을 보고 들었는지 등의 기분, 당시 몰두하고 있던 문제, 인식 등도 물론 중요하다. 외부 요소와 더불어 소위 말하는 '심적 맥락'이 학습에 미치는 영향을 연구하는 분야는 학습의 미묘한 단면들을 보여준다. 보통은 포착하기 어려운 단면이지만 깨닫고 나면 보다 효율적으로 우리 시간을 활용할 수 있다. 역설적이게도 심적 맥락의 영향에 대한 연구 과정에서, 학습에서 일관성이 중요하다는 법칙은 무너졌다.

. . .

이야기는 스코틀랜드 작은 항구도시 오반 해안의 6미터 바다 아래에서 시작한다.

남헤브리디스 제도를 마주하고 있는 멀^{Mull} 해협의 오반은 다이빙을 하기에 최적의 장소다.[2] 1934년 미국 증기선 론도^{Rondo}호가 침몰한 부근인 이곳 해안가는 잭나이프처럼 구부러진 모양으로 수심이 45미터에 달하는 스쿠버다이빙 전문가들의 집결지다. 또한 이곳은 1889년 아일랜드 화물선 테시스Thesis호가 실종된 곳, 1954년 스웨덴의 히스파니아Hispania 등 여섯 척의 배가 난파당한 지점이기도 하며, 돔발상어와 문어, 오징어, 나새류동물로 분류되는 사이키델릭한 민달팽이 등이 통과하는 곳이다.

1975년 바로 이곳에서 근처 스털링 대학의 심리학 교수 두 명이 특이한 학습 실험을 하기 위해 다이버 모집에 나섰다.[3]

D. R. 고든D. R. Godden과 A. D. 배들리A. D. Baddeley는 같은 공부 환경으로 돌아오면 더 많은 것을 기억한다는 다수의 이론가들이 선호하는 가설을 테스트하고자 했다. 이는 추리소설에 나오는 대사의 변주다. "히긴스 부인, 이제 살인이 일어났던 밤으로 돌아갑시다. 무엇을 보고 들었는지 정확히 말해주십시오." 형사처럼 심리학자들은 공부 장소, 조명, 벽지, 배경음악 등을 재현하며 뇌가 더 많은 정보를 캐낼 수 있도록 '힌트'를 주었다. 차이가 있다면 히긴스 부인은 자전적 기억의 드라마틱한 장면을 다시 떠올렸을 뿐이다. 두 과학자는 같은 아이디어인 '복원reinstatement'을 팩트에 적용했다(에스토니아 심리학자 엔델 툴빙Endel Tulving은 팩트를 '의미 기억'이라고 명명한 바 있다).

터무니없어 보이는 발상이다. 이등변삼각형이나 이온결합이나 셰익스피어 희곡 『십이야』의 비올라 역에 대해 공부할 때 헤드폰에서 어떤 음악이 나왔는지 기억하는 사람이 누가 있을까? 고든과 브래들리 박사가 이 실험을 고안했을 때 복원에 대한 증거는 빈약하기 짝이 없었다. 예를 들어, 앞선 연구 중 한 사례에서는 피험자들이 다양한 색깔의 불빛이 있는 박스 안에 서서 이어폰을 낀 채로 단어를 외웠다(두 명은 속이 메스꺼워져서 중도에 포기했다).[4] 다른 연구에서는, 짓궂은 아이들이 장난하듯 시소같이 흔들리는 보드 판에 묶인 채로 의미 없는 음절들을 외웠다.[5]

'복원'으로 기억이 증진되는 것처럼 보였지만 고든과 브래들리는 확신이 들지 않았다. 이들은 이례적인 환경에서 복원 이론을 시험해보고 싶었다. 그 환경이란 상상력 넘치는 심리학자가 만든 것이 아니라 자연에서 찾은 것이다. 이들은 18명의 스쿠버다이버에게 약 6미터 깊이의 심해에 잠수해 36개의 단어 목록을 외우게 했다.[6] 연구원들은 다이버들을 두 그룹으로 나눴다. 한 시간 후에 한 그룹은 육지에서 테스트를 받았고, 다른 한 그룹은 스쿠버다이빙 장비를 그대로 묶고 물밑에서 방수용 마이크를 사용해 육지에서 점수를 매기는 사람들과 소통하며 테스트를 받았다. 실험 결과, 역시 시험 장소가 영향을 미치는 것으로 나타났다. 수중에서 시험을 본 그룹이 육지에서 시험을 본 사람들보다 단어를 30퍼센트 더 많이 기억해냈다. 이는 상당한 차이다. 두 심리학자는 "본래 학습 환경이 복원되면 더 잘 기억한다"고 결론 내렸다.[7]

다이빙 마스크를 지나가는 물거품이 힌트로 작용해 공부했던 모음을 더 잘 생각나게 했는지도 모른다. 또는 마우스피스의 리드미컬한 숨소리, 공기통의 무게, 몰려드는 나새류 연체동물의 모습이 힌트가 됐는지도 모른다. 어쩌면 다이빙중의 학습으로 의미 기억이 일화 기억이 됐는지도 모른다. 어쩌면 모두 다일지도 모른다. 복원은 효과가 있어 보였다. 적어도 수중 학습에 있어서는.

오반 실험은 비체계적일 뻔한 기억에 맥락이 미치는 영향을 연구한 것으로, 이는 같은 분야 연구에 위안과 격려가 되어주었다. 이와 같은 일련의 실험에서 쓰이는 재료는 거의 단어 목록이나 단어 짝이었고 피험자들은 기억나는 대로 자유롭게 떠올리는 방식으로 테스트를 받았다. 예를 들어, 한 가지 실험에서는 파란색–회색 카드에 적힌 의미 없는 음절을 외운 사람들은 나중에 빨간색 카드보다 파란색–회색 카드에 적힌 단어들을 20퍼센트 더 많이 떠올렸다.[8] 다른 실험에서는 내용을 가르쳤던 선생님 밑에서 시험을 볼 경우 중립적인 시험 감독관하에서 시험을 보는 것보다 10퍼센트 더 기억했다.[9]

심리학자 스티븐 M. 스미스Steven M. Smith는 이 분야에서 가장 흥미로운 실험을 진행했다. 과학자들이 소위 맥락적 힌트를 어떻게 측정하고 어떤 관점으로 생각했는지 보기 위해 이를 상세히 들여다볼 만하다.[10] 1985년 텍사스 A&M 대학에 있던 스미스는 심리학개론 수업 학생 54명을 모았다(학생들은 심리학 교수들의 기니피그가 되는 경우가 많다). 스미스는 학생들에게 단어 40개를 공부하게 했다. 그는 학생들을 세 그룹으로 나누어, 한 그룹은 조용한 환경에 있게 하고, 다른 그룹에는 밀턴 잭슨의 〈피플 메이크 더 월드 고 어라운드People Make the World Go Around〉라는 재즈곡을, 마지막 그룹에는 모차르트 피아노 협주곡 24번 다단조를 배경음악으로 틀어주었다. 학생들이 정해진 교실로 들어올 때부터 배경음악이 나오고 있어, 학생들은 그 음악이 실험과 관련 있다는 것을 짐작하지 못했다. 그들은 10분 동안 주어진 단어를 외우고 교실에서 나갔다.

학생들은 이틀이 지난 후 예고 없이 교실로 소환됐다. 이들은 이틀 전에 외웠던 단어들을 자유롭게 떠올리는 테스트를 받았다. 스미스는 배경음악을 바꾸었다. 그는 세 그룹을 다시 나눴다. 재즈를 들으며 공부했던 그룹은 다시 재즈를 듣는 그룹과 모차르트를 듣는 그룹, 아무 음악도 없는 그룹으로 나누었다. 모차르트를 들었던 그룹과 아무 음악도 없는 교실에서 공부했던 그룹도 마찬가지로 세 그룹으로 다시 나눴다. 즉, 피험자들은 같은 여건에서 테스트를 받거나 음악이 바뀐 환경에서 테스트를 받았다. 그외에 나머지 조건은 동일했다.

하지만 결과는 동일하지 않았다.

밀턴 잭슨의 음악을 듣고 단어를 외우고 같은 음악을 들으며 테스트를 받은 학생들은 21개의 단어를 기억했다. 잭슨의 음악을 듣고 공부했지만 모차르트의 음악을 듣거나 아무런 배경음악 없이 시험을 본 학생보다 평균 두 배나 더 기억한 것이다. 마찬가지로 모차르트의 음악을 들으며 단어를 외우고, 테스트를 받은 학생들은 재즈를 듣거나 아무 배경음악 없이 시험을 본 학생들보다 거의 두 배 더 많이 기억했다.

결정적으로, 조용한 환경에서 공부하고 조용한 환경에서 테스트를 받은 그룹의 점수가 가장 낮았다.[11] 이들은 평균적으로 볼 때 재즈-재즈 그룹이나 클래식-클래식 그룹이 기억해낸 단어의 절반 정도를 떠올렸다(11개 대 20개). 이상한 결과다. 그리고 예상 밖의 질문을 제기하게 된다. 조용한 환경이 기억을 방해하나? 답은 '아니다'이다. 만약 조용한 환경이 기억을 방해한다면, 재즈를 듣고 공부했지만 모차르트의 음악을 들으며 시험을 본 사람보다 재즈를 들으며 공부했지만 조용한 환경에서 테스트를 받은 사람들의 점수가 낮아야 한다(클래식을 들으며 공부했던 그룹도 마찬가지다). 하지만 결과는 그렇지 않았다.

그럼 이 결과를 어떻게 이해해야 할까? 가장 높은 점수는 복원 이론과 맞아떨어진다. 배경음악은 무의식적으로 저장된 기억의 구조에 엮인다. 공부할 때 들었던 음악을 들려주면 외웠던 단어가 떠오를 가능성이 높아진다. 조용한 환경에서 공부하고 조용한 방에서 테스트한 경우 점수가 낮은 것은 더욱 설명하기 어렵다. 스미스 박사는 복원할 단서가 없었기 때문일지 모른다고 설명한다. "고통이나 음식 등 어떤 유형이든 자극이 없으면 암호화하지 않는 것처럼, 소리가 없으면 암호화할 것이 없다"고 그는 서술했다. 그 결과, 배경음악 없이 공부한 경우는 배경음악을 틀어놓고 공부한 경우에 비해 공부 환경이 빈곤하다고 말할 수 있다.

스미스 박사의 실험 등이 공부하는 법을 알려주는 것은 물론 아니다. 시험장에서 공부할 때 들었던 음악을 맘대로 틀 수도 없고 시험장을 공부 환경과 같은 가구, 벽지, 분위기로 바꿀 수도 없는 노릇이다. 설령 그것이 가능하다 해도, 어떤 단서가 중요하고, 그 효과가 얼마나 큰지 명확하지 않다. 그러나 공부 전략을 짜는 데 중요한 두 가지 단서를 뽑아낼 수 있다. 첫번째는 학습에 대한 기존 가정이 틀리지 않을지는 몰라도 수상한 면이 있다는 점이다. 공부할 때 아무 소리도 없는 것보다 음악을 켜두는 것이 더 효과 있는 것으로 드러났다(지금까지는 조용한 공부 환경이 신성불가침의 원칙으로 퍼져 있었다).

두번째는 공부라는 경험에는 우리가 눈치채지 못한 여러 측면이 있고 이는 파지에 영향을 미친다는 점이다. 음악, 조명, 배경 색깔 등 과학자들이 말하는 맥락적 단서는 짜증날 정도로 손에 잡히지 않는, 순식간에 사라지는 것들이다. 그렇다. 이런 것들은 무의식에서 감지되는 것으로 보통 추적이 불가능하다. 그래도 실제 우리 삶에서 맥락적 단서들이 실제로 작용하는 순간에는 인지가 가능하다. 무언가를 언제 어디서 배웠는지 정확히 기억하고 있는 경우를 생각해보자. 고등학교 때 올스타 팀까지 진출하거나, 졸업 파티 여왕으로 선정된 기억들을 말하는 것이 아니다. 누가 오스트리아 대공 프란츠 페르디난트를 암살했는지*, 소크라테스는 무엇 때문에, 어떻게 죽었는지 등과 같은 사실 정보에 관한 학문적 의미 기억을 이야기하는 것이다.

내 경우를 예로 들어보자. 1982년 늦은 밤 나는 수학과 빌딩에서 시험 준비를 하고 있었다. 그 시절에는 대학교가 밤새 열려 있었다. 밤늦게도 아무 때나 교실에 들어가 칠판을 사용할 수 있었다. 갑자기 맥주를 들고 오거나 다른 유혹으로 마음을 어지럽히는 룸메이트를 피할 수 있었다. 나는 늘 밤늦게까지 남아서 공부했다. 때로는 수학과 건물 복도에서 왔다 갔다하는 헝클어진 머리의, 그러나 친절했던 전직 물리학 교수와 나뿐이었다. 그는 가끔씩 교실로 들어와 이런 얘기를 했다. "시계에 왜 쿼츠quartz 방식을 쓰는지 아나?" 내가 모른다고 대답하면 이유를 설명해주곤 했다. 본인의 정통 분야였다. 하루는 기하학적 증명으로 피타고라스 정리를 도출할 수 있는지 물었다. 나는 몰랐다. 피타고라스 정리는 수학에서 가장 유명한 공식으로, 임의의 직각삼각형에서 빗변을 한 변으로 하는 정사각형의 넓이는 다른 두 변을 각각의 변으로 하는 정사각형의 넓이의 합과 같다는 내용이다. 내 머릿속에는 $a^2+b^2=c^2$으로 존재했지만 언제 어디서 배웠는지는 기억나지 않는다.

• 사라예보 사건. 흔히 이 사건이 제1차 세계대전의 시발점이 되었다고 말한다.

그런데 그날 밤 간단하게 피타고라스 정리를 도출하는 방법을 배웠다. 너무 간단해서 아름답기까지 했다. 그날 노교수가 어떤 옷을 입었는지 내 눈앞에 그려지고(파란 바지를 가슴께까지 끌어올려 입었다), 목소리도 들리는 것 같고(중얼중얼), 칠판의 어느 쪽에 숫자를 적었는지도 정확히 기억난다(왼쪽 구석 밑).

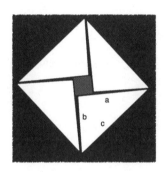

증명은 다음과 같다. 커다란 사각형의 넓이(즉, c^2)는 사각형 안의 다른 도형들, 4개의 직각삼각형들의 넓이($\frac{1}{2}ab \times 4$)와 작은 정사각형의 넓이 $[(a-b)^2]$의 합과 같다. 즉, $c^2 = \frac{1}{2}ab \times 4 + (a-b)^2$이다. 다음으로 식의 우변을 풀어서 어떤 결과가 나오는지 직접 계산해보기 바란다. 희미한 형광등이 켜진 교실이나 회의실에 제일 먼저 도착해 혼자 앉아 있으면 그날의 장면이 어김없이 떠오른다. 그날 밤의 기억과 피타고라스 증명도 떠오른다(해답을 구할 때까지 조금 씨름해야 하지만 말이다).

단서들이 가시적으로 의식될 때, 이는 맥락적 단서가 된다. 그날의 기억은 하나의 장면 같은 자전적 기억으로 남아 있기 때문에 떠올릴 수 있다. 적어도 새로운 사실에 대한 파지는 무의식적으로 감지된 것들도 중요하다는 것을 보여준다. 항상 그런 것은 아니지만 말이다. 우리가 분석적인 작업에 빠져 있을 때는 그 영향이 미미할 수 있다. 무의식적으로 감지되는 모든 것이 항상 중요하지는 않을 수 있다는 말이다. 가끔씩만 중요하게 작용한다. 그렇다고 한들 어쩌랴. 학습에 관한 것이라면 작게나마 도움이 되는 것까지 우리는 그 방법을 알고 싶어한다.

그날 밤에 관한 다른 것들도 기억난다. 보통은 인내심이 충만한 상황이 아니었기 때문에 유령처럼 나타나는 물리학 교수를 늘 다 받아준 것은 아니다. 해야 할 공부가 있었다. 쿼츠 방식에 관한 강연 같은 건 필요 없었다. 하지만 그날, 나는 공부를 거의 끝마친 상태라 마음에 여유가 있고 관대한 상태였다. 그래서 가만히 앉아서 노교수가 하는 말을 들었다. "요즘 물리학과 학생들은 아무것도 배우는 게 없어……"

그날 내 기분도 '환경'의 일부다. 그렇지 않나? 그래야 맞다. 나는 그날 내 기분을 기억한다. 그날 기분이 좋지 않았다면 노교수의 이야기를 잠자코 듣고 있지 않았을 것이다. 본 것이나 들은 것들이 본래대로 복원될 수 있다는 심리학자들의 이론이 맞다면, 이것이 우리 머릿속에서 일어나는 질투, 불안, 불평불만, 자신감 등 감정뿐 아니라 내적 심리(정신) 상태에도 적용된다는 것을 증명해야 할 것이다.

그렇다면 '어떻게'?

• • •

학창 시절 힘든 이별을 경험한 사람이라면 기분이 학습에 영향을 미친다는 사실을 의심하지 않을 것이다. 기분은 우리의 모든 활동에 색깔을 입힌다. 기분이 아주 좋거나 매우 나쁠 때는 우리가 기억하는 내용까지 결정할 수 있다. 이는 정신의학, 특히 양극성 장애라 불리는 조울증 연구에서 쉽게 확인할 수 있다. 조울증 환자는 극단적인 감정을 오간다. 몇 주나 몇 달 동안은 붕 뜬 기분으로 미친 듯이 활동하다가, 다시 몇 주나 몇 달간은 어둡고 극심한 우울증을 겪는다. 조울증 환자들은 이런 사이클에 따라 그들이 무엇을 기억하고 기억하지 못하는지도 알고 있다. "조울증을 겪으면 고통, 의기양양한 기분, 외로움, 공포를 느끼게 된다. 고양될 때는 너무 좋다. 아이디어도 유성처럼 빨리 떠오른다. 기분도 고조된다. 그리고 더 좋은, 더 밝은 유성을 찾을 때까지 더 나아간다…… 하지만 어디에선가부터 바뀐다. 너무 많은 생각이 너무 빨리 앞서가는 바람에 혼란스럽고 흐려진다. 기억이 사라진다"고 조울증 진단을 받은 심리학자 케이 레드필드 제이미슨Kay Redfield Jamison은 기술했다.[12]

아니나 다를까, 1974년 연구에서 과학자들은 조울증 환자들이 상황 의존적 기억을 가지고 있음을 밝혀냈다. 환자들은 조증을 겪고 있을 때 일어난 일은 다시 조증을 겪을 때 가장 잘 기억해냈다.[13] 반대로 우울할 때는 침울할 때 겪은 일이나 배운 개념을 떠올렸다. 연구를 수행한 저자들은 "연상이나 일화적 이벤트는 당시의 기분과 유사한 경우에 더 잘 재생될 수 있다"고 표현했다.

하지만 조울증은 극단적인 증상이다. 조울증을 겪지 않는 사람들에게도 같은 효과가 나타나는지 확인할 수 있는 방도는 없다. 대다수 사람들에게 기분이란 왔다가 가는 것으로 경험을 결정한다기보다는 경험에 색깔을 입히는 정도다. 기분이 우리 기억에 미치는 영향이 상당하다 하더라도 조울증 환자의 경우보다는 약할 것이다. 기분이 기억에 미치는 영향을 정확히 측정하기 위해서는 같은 기분 상태에 있는 사람들을 안정적이고 지속적으로 모집해야만 이를 파악할 수 있는데, 이는 대단히 어려운 일이다. 따라서 학습과학자들은 기분 자체에 중점을 두기보다는 달라지는 내적 심리 상태의 영향에 초점을 맞추기 시작했다.

1970년대 미국에서는 LSD나 대마초 등 향정신성 물질을 시험삼아 복용해보는 젊은이들이 수만 명에 달했다. 가볍게 마약을 복용하는 이들은 대부분 대학생이었다. 그저 마약을 즐겼을 뿐 마약이 학점에 미치는 영향에는 관심이 없었다. 하지만 향정신성 물질이 학습에 도움이 된다는 각종 소문이 난무했다. 환각제는 "마음을 열어준다"며 세상을 다른 관점으로 생각할 수 있게 해준다고들 했다. 대마초를 피우면 전에는 보지 못했던 연결고리를 찾는다고 했다. 보통은 밤늦게까지 말도 안 되는 소리를 늘어놓게 된다. 향정신성 물질의 영향하에서는 강한 경험을 하게 되는 것이 확실했다. 이것이 기억도 강화시킬까?

가벼운 마약을 활용한 '내적인' 공부 환경에 대한 엄격한 연구가 시작되었다. 미국 정부가 주 후원자였다. 미국 정부는 1970년대 초반 '취한 상태에서의 학습Studying Under the Influence'이라고 명명한 일련의 연구에 재원을 제공했다. 바르비투르산염이나 알코올 등을 적당량 복용하면 상황 의존적 학습 효과, 즉 '학습 증진' 효과를 낼 수 있음을 암시하는 연구가 이때 이미 등장했다.

일련의 실험은 유사한 방법으로 진행됐다. 피험자들을 취하게 하고 무엇인가를 공부하게 한 다음 몇 시간 경과한 뒤 다시 같은 약물로 취하게 하거나, 위약을 먹이고 테스트를 했다. 그중 한 연구를 면밀히 살펴보겠다. 진지한 과학자들과 마약 사용자들이 협력해서 무엇을 해냈는지 알 수 있는 연구다. 1975년 미국 국립 정신건강연구소의 제임스 에릭 아이크 James Eric Eich 연구팀은 대마초가 새롭게 공부한 정보를 처리하는 뇌와 (역시 단어 목록을 활용한) 파지에 '어떤' 영향을 미치는지 연구했다.[14] 과학자들은 대학생과 최근 졸업생 30명을 모집해서 실험실로 데려온 후 마약을 주었다. 절반에게는 진짜 마약을, 나머지 절반에게는 대마초처럼 보이고 냄새도 나지만 활성성분인 THC*는 함유하고 있지 않은 가짜 대마초 담배를 주었다. "피험자들은 대마초를 깊이 들이쉰 후 15초 동안 숨을 참았고 이를 60초마다 반복했다"고 저자들은 논문에 기술했다. "홀더를 이용해 전체를 다 피우는 데 약 8분이 걸렸다." 피험자들은 일주일에 다섯 번은 대마초를 피우는 사람들로, 초보들이 아니었다. 각 피험자의 자체 평가와 맥박수 등으로 봤을 때 진짜 대마초를 피운 사람들은 20분 내에 적당히 취했다. 가짜 대마초를 피운 사람들에게서는 그와 같은 생리적 변화가 일어나지 않았다.

이 시점에 피험자 30명 전원은 공부를 했다.

연구팀은 학생들에게 48개의 단어를 주고 90초 동안 외우도록 했다. 단어 목록은 유형별로 분류되어 있었다. 예를 들어 "교통수단: 트램, 버스, 헬리콥터, 기차" 또는 "악기: 첼로, 오르간, 트럼펫, 반조banjo". 분류 방식에도 실험 의도가 반영되었다. 보통 우리는 긴 목록을 외울 때 패턴

• 대마초에서 발견되는 향정신성 물질.

을 탐색해서 비슷해 보이거나 동일한 소리 등 연관이 있는 것을 함께 묶는다. 연구팀은 대마초 흡연이 나중에 정보를 인출할 때 참고하는 '상위 분류'에 영향을 미치는지 보기 위해 단어 목록을 카테고리별로 나누었다. 90초가 다 되자 연구팀은 피험자들에게 나눠줬던 시험지를 걷어갔다.

4시간이 경과해 약 효과가 사라질 때쯤 피험자들은 실험실에 돌아와 다시 흡연했다. 이번엔 처음에 진짜 대마초를 피운 피험자 중 일부에게는 가짜 대마초를 주었고, 처음에 가짜 대마초를 피운 피험자 중 일부에게는 진짜 대마초를 주었다. 나머지는 두 번 다 똑같이 진짜 또는 가짜 대마초를 피웠다. 20분 후, 복습 없이 또 한 번 테스트를 받았다.

일부에게는 6분 내에 외운 단어 중 생각나는 것을 자유롭게 적어보라고 했다. 나머지 피험자들에게는 카테고리(예컨대 '교통수단')를 보여주면서 해당 카테고리 안에 들어가는 단어를 최대한 적어보게 했다. 두 번 다 진짜 대마초를 피운 그룹은 공부할 때는 진짜 대마초를 피우고 시험 볼 때는 가짜를 피운 그룹보다 평균 40퍼센트 더 많이 기억해냈다. 반대의 경우도 정도는 약했지만 마찬가지 결과였다. 공부할 때와 시험 볼 때 모두 가짜 대마초를 흡연한 그룹은 공부할 때는 가짜를 흡연하고 시험 볼 때는 진짜 대마초를 흡연한 그룹보다 더 많은 단어를 기억했다. 약에 취한 상태든 취하지 않은 상태든 공부한 상태와 같은 상태로 시험 볼 때 가장 많이 기억해냈다.

왜일까? 힌트를 준 테스트(카테고리를 보여준)가 도움이 됐기 때문이다. 피험자들이 무엇을 피웠든, 언제 피웠든 상관없이 힌트를 준 테스트의 점수는 모두 높았다. 이 결과에 따르면 뇌는 적당히 취한 상태나 취하지 않은 상태나 대략 비슷한 수의 단어를 저장한다. 어떤 상태든 단어 목록은 뇌에 저장되어 있다. 하지만 나중에 저장된 단어를 인출할 때는 다른 방식으로 단어를 정리해야 한다. 뇌가 취한 상태든 맑은 정신 상태든 공부할 때와 같은 상태에 있을 때 '인출 단서'가 빨리 잡힌다. 하지만 카테고리가 힌트로 주어질 때는 인출 단서에 의미가 없어진다. 외부에서 주어진 단서를 바로 쓸 수 있기 때문에 인출 단서가 불필요해지는 것이다. 논문 저술자들은 "대마초 등의 영향을 받은 심리 상태에서 암호화된 정보를 인출하는 데 도움이 되는 단서의 접근성은 그 정보를 상기하고자 하는 시점에 (정보가 형성되었던) 그 상태가 복원 가능하느냐에 어느 정도 좌우되는 것 같다"고 서술했다.[15]

가짜 대마초 실험을 보면 기억을 인출하는 단서에 마약이 미치는 영향의 강도가 그리 크지 않음을 알 수 있다. 카테고리 이름처럼 실질적인 외부 힌트가 내부 힌트보다 훨씬 강력하다. 그 후 같은 연구팀이 알코올과 다른 마약으로도 후속 실험을 했지만 결과는 같았다. 내부 힌트든 외부 힌트든 기억을 상기시키는 데 도움은 되지만 강력한 힌트 앞에서는 무색해진다.

외적·내적 단서에 대한 일련의 연구 결과를 토대로 짐작해보건대, 학습하는 뇌란 뭔가 꿍꿍이가 있는 듯한 눈빛으로 맞은편에 앉아 있는 저녁 식사 상대와 비슷하다. 대화 주제(과제, 기보법, 확실한 팩트 등)를 따라오며 때때로 대화에 참여하면서도 주기적으로 레스토랑 여기저기를 둘러보고 풍경, 소리, 냄새를 감지하며 그에 대한 스스로의 내적 반응, 느낌, 감각 등을 인지하는 상대 말이다. 레스토랑에서 보고 듣고 느낀 것들(배경

음악, 깜박이는 촛불, 허기)은 식사 때 나눴던 대화를 나중에 떠올릴 때 단서가 된다. 새로운 주제였을 경우 특히 그렇다. 하지만 강력한 단서가 더 효과적이다.

피타고라스 정리의 기하학적 증명을 다시 생각해보자. 30년 전 수학과 빌딩에서의 기억을 떠올리면 피타고라스 증명도 같이 떠오른다. 앞서 말한 것처럼 삼각형을 제대로 배치하는 데 노력이 필요하긴 하다. 하지만 누군가 피타고라스 정리 그림을 일부만 보여준다면 별 노력 없이 즉각적으로 증명이 떠오를 것이다. 즉, 피타고라스 정리의 일부만 보여준 강력한 단서는 피타고라스 정리를 습득한 환경을 복원함으로써 만들어지는 약한 단서를 쉽게 능가한다.

강력한 단서가 제공되는 세상이기만 하다면 더할나위없이 좋은 시스템이다. 시험을 볼 때마다 공부했던 환경을 쉽게 재창조할 수 있다면 그 또한 얼마나 좋겠는가. 똑같은 음악을 틀고 똑같은 오후의 햇살을 호출하고 똑같은 마음 상태에다 처음 정보를 저장했을 때와 같은 외부 특징까지 재연할 수 있다면 얼마나 좋겠는가.

언제, 어디서, 얼마나 많이 복용할지 제어할 수 있고 가장 절실할 때 더욱 많은 정보를 축적할 수 있게 해주는 것이 '학습 보조제'라고 할 수 있겠다. 흥분제와 다른 향정신성 물질은 심리적인 목발이 된다. 같은 이유로 과학자들도 향정신성 물질을 연구에 활용했다. 각성제와 향정신성 물질은 믿을 수 있는 방법으로 특정한 마음 상태를 빠르게 재현해낼 수 있다.

하지만 더 효과적인 방법이 있다. 특정한 단일 환경이나 마약에 의존하지 않고도 내적, 외부적 단서를 활용하는 방법이다.

. . .

아래 그림을 보고 기억하기 쉽게 어떤 패턴이나 그룹으로 묶을 수 있는지 살펴보라.

6	6	8	0
5	4	3	2
1	6	8	4
7	9	3	5
4	2	3	7
3	8	9	1
1	0	0	2
3	4	5	1
2	7	6	8
1	9	2	6
2	9	6	7
5	5	2	0
x	0	1	x

포기했나? 포기하는 게 당연하다. 애초에 패턴화될 수 없도록 고안된 조합이기 때문이다. 이를 발명한 사람은 최대한 기억하기 어렵도록 무작위적으로 숫자와 글자를 모았다.

1920년대 중반 모스크바 대학의 신경심리학자 알레산드리아 루리야Alexander Luria는 기억을 연구하던 중에 솔로몬 셰레셉스키Solomon Shereshevsky라는 신문기자를 만났다. 셰레셉스키는 모스크바 신문사에서 일하고 있었는데 편집자의 의심을 살 만한 방식으로 행동했다. 신문사에서는 매일 아침 모두 모여 그날 있을 활동, 이벤트, 만날 사람들, 편집장이 원하는 기삿거리 등을 같이 논의하는 조간회의가 있었다. 그 자리에서 모두들 열심히 메모하는데 셰레셉스키는 예외였다. 그는 수첩조차 가져오지 않았다. 편집장은 그가 업무에 태만하다고 확신하고는 직접 따졌다.

그러자 셰레셉스키는 "저는 메모할 필요가 없습니다. 그냥 기억합니다"라고 대답하더니 그날 조간회의에 오간 긴 내용을 오차 없이 줄줄이 읊었다. 그뿐 아니라 그 전날, 그저께 회의 내용까지 기억하고 있었다. 셰레셉스키는 다 기억날 뿐이라고 말했다. 그의 비범한 기억력에 놀란 편집장은 루리야 박사를 만나보라고 주선했다.[16]

그렇게 해서 그 유명한 연구가 시작되었다. 그후 40년간 루리야 박사는 'S'를 거듭 테스트했다. 루리야 박사는 사생활 보호를 위해 셰레셉스키를 S라고 칭했다. 긴 세월 동안 전 세계에서 가장 많이, 가장 정확히 기억하는 사람에 대한 파노라마 같은 연구가 진행됐다. S는 설명이 불가능한 초자연적 기억력을 가지고 있었다. 그는 15분 동안 외운 무작위 숫자 행렬을 일주일 후, 한 달 후, 10년 후까지 정확히 기억해냈다.

셰레셉스키는 모국어인 러시아어 단어 목록, 시, 단편뿐만 아니라 이탈리아어처럼 한 번도 배운 적이 없는 외국어로 된 것들도 외웠다. S의 초자연적 기억력에 대한 방대한 인터뷰는 루리야 박사의 책『모든 것을 기억하는 남자The Mind of a Mnemonist』에 상세히 담겨 있다. 이 책을 보면 S는 강력한 공감각 때문에 지각이 혼합되고 비정상적일 정도로 생생하게 기억하는 증상을 갖고 있었다. 소리도 모양이나 색깔이 있고, 글자도 맛이 있고 향이 있다. "숫자만 봐도 이미지가 떠올라요. 1자를 보면 당당하고 탄탄한 남자가 떠올라요. 2자는 활기찬 여성, 3은 우울한 사람…… 87에서는 뚱뚱한 여자와 콧수염을 만지작거리고 있는 남자가 보여요."[17] 루리야 박사에게 그는 말했다. 그는 외우려고 하는 것들 하나하나에 이미지, 루리야 박사의 목소리 등 학습 환경의 세세한 요소에 해당하는 특이한 단서들을 덧붙였다.

단어, 숫자, 목소리 등을 너무 잘 기억한 나머지 종종 별개의 테스트에, 특히 맥락의 차이 없이 같은 장소에서 실험할 경우 기억력에 영향을 미칠 정도여서 완전히 무관한 재료들로 실험을 진행해야만 했다. "저에게 메모를 한다는 것은 기억할 필요가 없다는 것을 의미합니다. 그래서 전화번호, 사람들의 이름, 해야 할 일 등을 적어보지만 제 머릿속에는 제가 쓴 것들이 계속 보여서 이도 저도 아닌 게 됩니다."[18] 셰레셉스키는 정상적인 망각 필터가 없었고 이 때문에 자주 힘들어했다.

1939년 루리야 박사는 셰레셉스키에게 3분간 그가 고안한 숫자 행렬을 공부하도록 했다. 잠시 쉬고 나서 셰레셉스키는 이를 조금도 틀리지 않고 행별, 열별, 대각선 방향으로까지 모두 읊었다. 몇 개월 후 루리야 박사는 예고 없이 같은 숫자 행렬을 기억하고 있는지 테스트했다. "첫번째와 두번째 테스트의 유일한 차이는 두번째 테스트에서 첫번째 실험이 행해졌던 전체 상황을 '되살리는 데' 시간이 더 걸렸다는 점뿐이다"라고 루리야 박사는 책에서 밝혔다. "우리가 앉아 있던 방을 '보고', 내 목소리를 '듣고' 칠판을 봤던 자신의 이미지를 '재생산'하는 데 시간이 걸린 것이다."[19] S는 그 숫자 행렬을 떠올리기 위해 5월 10일 공부했던 순간을 다시 경험한 것이다.

셰레셉스키는 비범한 천재였다. 그가 기억하는 방식으로 기억하기란 다른 사람들에게는 불가능에 가까운 일이다. 셰레셉스키처럼 학습했던 환경을 그 정도로 상세하게 되살리지 못할뿐더러, 주변 환경을 되살린다 해도 외웠던 숫자 행렬을 그대로 떠올릴 턱이 없다. 우리의 기억은 셰레셉스키와 같은 방식으로 작동되지 않는다. 하지만 청각, 시각, 기타 감각 등 다수의 지각을 이용한 S의 사례는 어떻게 맥락을 활용해야 하는지에 관한 단서를 제공한다. 우리도 기억에 연관된 지각의 수를 쉽게 늘릴 수 있다. 가장 쉬운 방법은 공부하는 장소를 바꾸는 것이다.

공부하는 장소를 바꾸는 간단한 방법이 어떻게 기억 증진에 도움이 될까?

이 질문에 대한 답을 얻기 위해, 1970년대 중반 세 명의 심리학자가 실험에 착수한다.[20] 미시간 대학 교수였던 스티븐 스미스, 로버트 비요크, 아서 글렌버그Arthur Glenberg는 장소만 바꿔서 같은 내용을 두 번 공부하면 어떻게 되는지 알고 싶었다. 연구팀은 학생들에게 'Ball' 'Fork' 같이 4음절로 된 단어 목록을 보여주었다. 피험자 중 절반은 같은 장소에서(한 곳은 좁고 어질러진 지하실 방, 다른 곳은 안뜰이 내려다보이는 창이 있는 깨끗한 방) 몇 시간 간격을 두고 10분 동안 그 단어를 외웠다. 나머지 절반은 장소를 바꿔서 단어를 외웠다. 한 번은 좁고 창문이 없는 방, 두번째는 안뜰이 내려다보이는 창문이 달린 깨끗한 방. 두 개의 그룹, 동일한 단어, 동일한 순서, 동일한 공부 시간. 요약하자면 한 그룹은 두 번 다 같은 장소에서, 다른 그룹은 장소를 바꿔서 공부했다.

"실험자인 나 자신도 환경의 일부로 생각하고 다르게 연출했다. 창문이 없는 지하실에서는 평소의 나처럼 하고 있었다. 아무렇게나 늘어뜨린 긴 머리에 플란넬 셔츠를 입고 작업 부츠를 신었다. 최신식 회의실에서는 머리를 깔끔하게 뒤로 넘기고, 넥타이를 매고, 내 성인식 때 아버지가 입고 오셨던 양복을 입었다. 두 장소에서 공부한 학생 중 일부는 내가 다른 사람이라고 생각했다"고 스미스 박사는 말했다.

두번째 공부 후에 피험자들은 각 단어가 긍정적 또는 부정적 연상을 떠올리는지 평가했다. 실험이 끝났으니 단어에 대해 더 생각하거나 연습할 필요가 없다는 인상을 주기 위한 속임수였다. 사실 실험은 끝나지 않았다. 실험의 세번째 단계는 세 시간 후 피험자들에게 10분 안에 아까 외웠던 단어를 생각나는 만큼 쓰도록 하는 것이었다. 이 테스트는 '중립적' 장소인 일반 교실에서 이루어졌다. 맥락이나 배경을 떠올리는 '복원' 효과는 없었다. 세번째 장소는 피험자들이 가본 적도 없고 공부했던 장소들과 공통점이 없는 곳이었다. 점수 차이는 놀라웠다. 장소를 바꾸지 않고 동일한 곳에서 단어를 외운 그룹은 40개 단어 중 평균 16개를 기억해낸 반면, 장소를 바꿔가며 단어를 외운 그룹은 24개를 기억했다. 장소만 바꿨을 뿐인데 인출력(기억)이 40퍼센트 향상됐다. 논문 저자들의 표현을 빌리자면 이 실험은 "환경적 맥락에 변화를 주면 회상력이 크게 향상됨을 보여주었다".

장소를 바꿔서 공부한 것이 한 장소에서 공부하는 것보다 왜 효과가 좋은지는 아무도 모른다. 뇌가 한 장소에서 단어들의 한 가지 부분집합을 암호화하고 다른 장소에서는 그 집합과 약간 다른 집합을 암호화하는 것일 수 있다. 이 두 개의 부분집합은 겹치는 부분이 있지만 단일 부분집합보다는 크다. 또는 두 장소에서 연습한 경우 팩트, 아이디어 등 각 단어에 연관지을 수 있는 맥락적 단서가 두 배로 늘어났을 수도 있다. 베이지색 벽, 형광등 조명, 책이 쌓여 있는 방은 Fork라는 단어의 기억에 색을 입힌다. 다른 방에서 외운 Fork는 창문에서 쏟아진 자연광에 창밖으로 보이는 참나무 고목, 그리고 에어컨 소리와 연관되어 있다. 즉, 외운 단어는 두 세트의 감각적 층에 새겨져 있기 때문에 외운 단어나 개념을 인출할 수 있는 공부 환경을 되살릴 기회가 더 많아진다. 1번 문이 열리지 않으면 2번 문을 시도할 수 있다는 뜻이다. 예를 들어, 우리는 특정 배우의 이름을 떠올릴 때 항상 관점을 바꿔본다. 먼저 그 배우가 등장했던 최근 영화를 떠올린다. 얼굴은 떠오르는데, 이름은 생각나지 않는다. 그러면 그 배우가 신문에 나왔던 장면이나 TV 쇼에 깜짝 출연했던 장면, 또는 무대에서 직접 그 배우를 봤던 때를 떠올린다. 이처럼 우리는 더 상세한 내용을 떠올리기 위해 마음속에 있는 여러 개의 렌즈를 이용한다.

그 이후 스미스 박사는 디지털 기술을 십분 활용했다.[21] 피험자를 방별로 모집하는 대신, 비디오 영상으로 다른 배경을 연출하고 피험자를 두 그룹으로 나눴다. 예를 들어, 한 실험에서는 다섯 번에 걸쳐 각 10분 동안 20개의 스와힐리어 단어를 공부하게 했다. 무음 배경화면 위에 한 번에 단어 하나씩 순서를 바꿔 나타나도록 했다(예를 들어 기차역 배경). 이 실험은 동일 환경 조건이다. 다른 그룹은 나머지는 같은 조건이되 배경화면은 계속 바뀌도록 했다(폭풍우, 기차역, 사막, 차로 꽉 막힌 도로, 거실). 시각적 시뮬레이션만 시도했다. 그럼에도 불구하고, 이틀 후에 테스트한 결과 같은 배경화면을 보며 단어를 외웠던 피험자의 경우 9개에서 10개의 단어를 기억해낸 반면, 배경화면을 달리해서 단어를 외웠던 그룹은 평균 16개의 단어를 떠올렸다.

나는 공부 환경을 바꾸는 방법을 열렬하게 지지하는 입장임을 시인한다. 한 장소에서 20분 이상 앉아 있지 못하는 편이라 변화를 주며 공부하는 방식을 좋아한다. 그래서 이런 종류의 '침착하지 못함'이 학습을 증진한다는 것을 믿고 싶고, 공부하는 배경에 변화를 주는 방법이 효과가 있다는 증거가 더 완벽했으면 좋겠다.

그렇지만 솔직히 말해, 이 이론은 두서없이 정리가 잘 안 된 느낌이 든다. 과학계에서는 아직도 어떤 단서가, 언제, 얼마나 효과 있는지에 대해 논쟁중이다. 맥락, 배경 효과는 미묘하기 때문에 실험 환경에서 재현하기가 까다롭다. '맥락'이라는 정의 자체가 움직이는 과녁과도 같다. 맥락에는 기분, 움직임, 배경음악도 포함되며 더 넓게 보면 단어 목록을 외우고 역사책을 공부하고 스페인어 숙제를 하는 방식에 수반되는 모든 변화를 아우른다. 생각하면 손으로 직접 메모하는 것과 키보드로 입력하는 것은 별개의 활동이다. 마찬가지로 서서 하는 공부와 앉아서 하는 공부가 다르고, 러닝머신에서 하는 공부 또한 다르다. 학습 기법을 실제 교육 환경에 활용하는 연구 분야의 권위자인 대니얼 윌링엄Daniel Willingham은 제자들에게 수업 시간에 적은 노트를 펼치고 복습하지 말라고 조언한다. "노트는 옆에 두고, 완전히 새롭게 요점을 정리하면서 노트를 다시 작성하라고 말하죠. 그러면 공부한 내용을 다른 방식으로 생각하게 됩니다."

우리가 뭔가를 하는 방식 자체도 '환경' 아닌가?

맞다. 하지만 맥락에 관한 연구는 더 큰 메시지를 말해준다. 감당할 수 있는 정도의 난이도로만 공부하거나 연습하면 환경의 측면을 바꾸어도 결국 별로 큰 차이가 없다는 것이다. 철학자 존 로크는 매번 같은 장소에서 엄격한 원칙에 따라 춤을 연습하는 사람에 대한 내용을 적은 바 있다. 그 장소에는 오래된 트렁크 가방이 있었다. "오래된 트렁크 가방이라는 물건이 그의 춤 동작에 너무나 잘 버무려져 그 사람은 그 방에서 멋들어지게 춤을 출 수 있었다. 그 트렁크 가방이 그 위치에 있을 때만 말이다. 하지만 오래된 트렁크 가방이 같은 위치에 놓여 있지 않은 장소에서는 춤을 잘 출 수가 없었다."[22]

방에서 문제의 트렁크 가방을 없애라는 것이 이 연구의 결론이다. 실전을 치르는 환경을 예측할 수 없기 때문에 준비할 때는 환경에 변화를 주는 것이 좋다. 우리 모두는 인생에서 아무 예고 없이 주어지는 퀴즈, 즉흥적인 게임, 즉흥 연주에 대응해야만 한다. 그런 측면에서 고정적인 연습 원칙을 만들라는 전통적인 조언은 도움이 안 된다. 연습 장소를 바꾸라. 하루 중 다른 시간대에 연습해보라. 기타를 밖으로 가지고 나가 공원이나 숲에서도 연습해보라. 장소를 바꿔가며 운동하라. 클래식만 듣지 말고 블루스도 틀어보라. 일과에 변화를 주면 습득하고자 하는 스킬이 더 민감해지고 더 오랫동안 접근 가능해지며 전체적으로 심화된다. 공부 방법을 실험하는 것 자체로 학습을 강화하고 주변 환경에 상관없이 실력을 발휘할 수 있게 된다.

간격 두기

분산학습의 이점

기억 증진에 도움이 되는 가장 오래된 기법이 있다. 가장 효과적이면서도 믿을 수 있으며, 쉽게 사용할 수 있는 기법이다. 심리학자들은 이미 오래전에 이를 인지하고 있었으며 외국어 단어, 과학 용어나 개념, 등식, 음계 등 암기가 필요한 주제나 기술을 갈고 닦는 데 이 기법이 효과 있다는 것을 증명했다. 그럼에도 불구하고 주류 교육계는 이와 같은 사실을 거의 무시하고 있다. 몇몇 학교에서만 이를 정규 과정에서 적용할 뿐이다. 이를 알고 있는 학생들도 많지 않다. 들어본 사람들조차 쉽게 무시해도 된다고 여기는 엄마의 조언 정도로만 접했을 터이다.

"애야, 한 번에 몰아서 공부하지 말고 오늘 밤에 조금 하고 내일 밤에 또 조금 하는 게 어때?"

바로 '분산학습'이라는 기법으로, 이는 '간격효과'로 더 많이 알려져 있다. 우리는 한꺼번에 집중하는 것보다 '간격'을 두어 학습할 때 더 많이 습득하고, 더 오래 기억한다. 역시 엄마 말이 맞았다. 한꺼번에 다 해치우는 것보다 오늘 조금 하고, 내일 조금 하는 것이 더 효과적이다. 조금 더 효과적인 것이 아니라 훨씬 더 효과적이다. 특정 상황에서는 분산학습으로 우리가 기억하는 내용을 두 배로 늘릴 수 있다.

그렇다고 벼락치기가 소용없다는 말은 아니다. 다음 날 시험 점수를 높이는 데 밤샘 공부가 효과 있다는 것은 오랜 기간의 경험으로 증명됐다. 하지만 밤에 내달리는 것은 싸구려 짐가방에 짐을 마구 처넣는 것과 같아 신뢰할 수 있는 방법은 아니다. 잠깐 동안은 괜찮지만, 모든 내용물이 와르르 한꺼번에 쏟아져버릴 수 있다. 학습을 연구하는 과학자들에 따르면 벼락치기 효과는 편차가 클 수 있다. 벼락치기로 공부한 학생은 "2학기가 되면 1학기에 배운 것을 아무것도 기억하지 못한다. 1학기 수업을 전혀 듣지 않은 것과 같은 상태"라고 세인트 루이스 워싱턴 대학의 심리학자 헨리 뢰디거 3세Henry Roediger III는 필자에게 말했다.

간격효과는 새로운 것을 기억할 때 특히 유용하다. 15개의 전화번호나 러시아어 단어로 직접 실험해보라. 둘 중 하나는 오늘과 내일 나눠서 10분씩 외우고, 다른 하나는 몰아서 하루에 20분간 외운다. 일주일 뒤 얼마나 기억하고 있는지 확인해보자. 두 개의 목록을 다시 본다. 이틀에 걸쳐 나눠서 외운 것과 하루에 몰아서 외운 내용이 크게 차이 날 것이다. 왜 그런지에 대한 설명은 명백하지 않다. 잔디 관리에 간격효과를 적용해보자. 해양성 사막 기후에 속하는 LA는 천연 잔디 조경 유지에 힘쓰는 도시다. LA에 7년간 살면서 일주에 한 번 한 시간 반 동안 물을 주는 것보다 일주일에 세 번에 걸쳐 나눠서 물을 주는 것이 훨씬 효과적인 잔디 관리법임을 알게 됐다. 한꺼번에 몰아서 물을 주면, 그다음 날은 잔디가 반짝 싱싱해 보이지만 푸르게 빛나던 색이 오래가지 않는다. 꼬박꼬박 이틀에 한 번씩 적당한 양의 물을 주면 일주일에 한 번 몰아서 주는 물의 양과 같거나 더 적은 양으로 잔디를 건강하게 관리하고 이웃에게 당당할 수 있다. 분산학습도 마찬가지다. 노력을 분산할 뿐, 더 많은 시간을 쏟거나 더 열심히 해야 한다는 게 아니다. 그럼에도 더 오래 더 많이 기억할 수 있다.

이처럼 강력한 기법은 실험실에서 교육 현장으로 곧장 적용되었어야 마땅하다. 시간과 노력을 더 들일 필요도 없이 학습 효과를 높일 수 있다는데 이를 마다할 학생이 누가 있겠는가?

하지만 여러 가지 이유로 현실화되지 못했다. 우선 부모들은 잘 알겠지만 학생들에게 공부하라고 한 번 시키는 것도 일인데 여러 번 잔소리하는 것을 꺼릴 수밖에 없다. 다른 이유는 지난 100년간 간격효과를 연구한 과학자들이 이를 현실에 적용할 생각은 하지 않고 연구에만 몰두했기 때문이다. 도저히 설명할 수도 없을 만큼 답답한 노릇이다. 마치 의사들이 당뇨병 치료제를 발견해놓고도 50년간 분자 구조의 특징을 연구하는 데 시간을 허비하는 것과 다름없다. 지난 수년간 과학자들은 간격효과를 극대화할 수 있는 공부 간 휴식 시간을 밝혀냈다. 오늘 공부 좀 하고 내일도 하는 게 효과적일까? 하루 건너뛰고 이틀 간격으로? 아니면 일주일에 한 번 하는 게 더 효과적일까? 오늘이 화요일인데 금요일에 역사 시험이 있다면 어떻게 해야 할까? 시험이 한 달 남았다면 어떻게 할까? 정해진 시험 날짜에 따라 간격을 달리해야 할까?

나는 분산학습의 역사 자체가 연구를 어떻게 해석해야 하는지를 객관적으로 보여준다고 생각한다. 이 책에서 논의되는 연구에 대해서는 더욱 그렇다. 이전 실험의 증거를 발판으로 실험하고 재현하고 최대한 연구의 폭을 확대하는 것이 과학계의 문화다. 이는 과학계에 공통의 언어, 공통의 툴을 제공하는 소중한 전통이다. 이를 통해 글래스고의 스미스 박사는 인디애나폴리스에 있는 존스 박사가 '결합 쌍' 실험 결과 논문에서 무슨 말을 하는지 이해할 수 있다. 공통 언어가 없으면 어떤 영역에서도 합의된 연구 결과의 토대를 마련할 수 없다. 공통적으로 통용되는 언어가 없다면 과학자들은 직관에 의지해 각자의 실험과 도구를 발명해 서로 연관이 있을 수도 없을 수도 있는 수많은 연구를 도출할지도 모른다.

하지만 바로 이런 전통 때문에 간격효과 연구는 수십 년간 난해한 학술지에서만 다뤄졌다. 여러 가지 요소가 맞물리며 간격효과를 둘러싼 베일이 걷히기 시작했다. 베트남 전쟁 같은 사회 격변, 폴란드 한 10대 소년의 집요한 연구, "간격효과를 실제 생활에 어떻게 적용할 수 있지?"라는 질문을 품은 수석 연구원이 있었기에 가능했다. 사실 우리 모두가 제기해야 할 의문이다. 이를 통해 실험실의 호기심으로만 머물러 있던 간격효과는 실제 생활에 적용될 수 있게 되었다.

· · ·

앞에서 이미 학습과학의 창시자라고 할 수 있는 에빙하우스를 소개했다. 에빙하우스는 의미 없는 음절을 직접 만들어 짧은 목록, 긴 목록으로 배열하고 15분, 30분, 그 이상으로 간격을 바꿔가며 반복적으로 스스로를 테스트하고 결과를 비교하는 데 일생을 바쳤다. 모든 것을 방정식화하고, 다시 처음으로 돌아가 방정식을 확인하고 간격을 바꿔가며 다른 스케줄 적용하기를 거듭하며 복잡한 기록을 남겼다. 이 방법을 통해 그는 하루에 68번 반복하면 12개의 음절을 완벽하게 습득할 수 있고, 다음 날에는 7개를 더 습득할 수 있음을 알아냈다. 하지만 같은 공부 시간을 3일에 걸쳐 분산하며 38번만 반복해도 같은 결과를 낼 수 있었다. "적당하게 시간을 분산해 여러 번 반복해서 공부하는 것이 한 번에 모든 것을 외우는 것보다 훨씬 더 유리하다"고 에빙하우스는 말했다.[1]

그후 한 세대 동안이나 관련 연구에 진전이 없었다. 에빙하우스의 바통을 이어받아 변화를 몰고 온 사람은 우생학의 옹호자로 알려져 있는 오스트리아의 심리학자 아돌프 요스트Adolf Jost다. 요스트도 의미 없는 음절을 이용해 간격 두기를 연구했고 1897년 요스트의 법칙으로 알려진 이론을 발표했다.[2] "시차는 있으나 강도가 동일한 두 개의 연상이 있다면 오래된 것보다 새로 반복한 것의 가치가 크다." 해석하자면, 새로운 개념을 배운 후 바로 공부하면 그 개념을 기억하는 데 크게 효과가 없고 한 시간이나 하루가 지난 후에 공부하면 기억이 향상된다. 요스트는 사실상 에빙하우스의 실험 중 하나를 반복해 같은 결과를 얻었으며 그 결과를 기반으로 자신의 이름을 붙인 법칙을 도출했다. 실질적으로 기존 실험을 확대하지도 않고 실험을 확대한 것처럼 보이는 데 성공한 셈이다.

다른 심리학자들도 그 뒤를 따랐다. 처음에는 의미 없는 음절로 실험을 진행하다가 점차 단어나 두 개 단어의 짝 목록으로 실험하기 시작했다. 어떤 측면에서 학습과학은 21세기 전반에 후퇴했다. 요스트의 뒤를 따랐던 심리학자들은 소수의 피험자를 대상으로 몇 분, 심지어 몇 초의 간격을 두고 "그룹으로 묶은" 또는 "간격을 나눈" 대상을 외우도록 하는 실험을 다수 진행했다. 지나치게 세세한 내용에 매몰돼 1960년에 이르러서는 매우 짧은 시간 동안에는 간격효과가 "유효함"을 밝혀내는 데 성공했다. 제임스 먼로가 미국 제5대 대통령이라는 말을 세 번 연속해서 들으면 얼마 동안은 그 사실을 기억한다. 하지만 같은 내용을 10분씩 간격을 두고 세 번 들으면 훨씬 오랫동안 기억한다.

열 살짜리 남동생과 사소한 겨루기를 할 때 알아두면 좋을 내용이다. 하지만 짧은 간격에 중점을 두는 것은 더 큰 문제에는 답이 되지 않는다. 간격을 두고 연습하는 것이 학교나 인생에서 기본 지식을 쌓고 유지하는 데 도움이 될까?

1970년대 들어 더 중요한 점을 놓치고 있다는 것을 깨달은 과학자들이 늘어났다. 일부는 에빙하우스 방법은 물론이고 학습과학 분야의 연구 전통 전반에 의문을 제기했다. "베트남전 때 학생들과 젊은이들이 전면적인 권위에 의문을 제기하면서 일어난 현상입니다." 오하이오 웨슬리언 대학 심리학 교수 해리 P. 바릭Harry P. Bahrick이 말했다. "이를 계기로 의문이 제기되고 사람들은 목소리를 높이기 시작했어요. 수년간 연구자들은 학습과학계의 거물들을 떠받들어왔을 뿐, 실제 교육 현장의 교사나 학생들은 10분 후 얼마나 많은 단어를 기억하는지에 대한 실험실 연구에 관심이 없었죠. 간격효과가 프랑스어나 독일어 같은 외국어나, 수학이나 과학 개념을 학습하는 데 영향을 미치는지가 그들의 관심사였지만 과학자들은 해답을 줄 수가 없었어요. 뭔가 전혀 다른 것을 시도해야만 했죠."

바릭은 연구실 실험 결과를 확대하는 데 관심이 없었다. 그는 문을 활짝 열어 전혀 새로운 공기가 들어오게 하고 싶었다. 그는 에빙하우스, 요스트 등 오랜 학자들의 영향에서 벗어나 몇 주, 몇 달, 몇 년 등 평생학습과 관련된 긴 간격을 테스트하고 싶었다. 분산학습이 자동차 수리나 음악기술 등 전문기술을 습득하는 데 어떤 영향을 미치는가? 실제로 도움이 되는가? 효과가 미미한가? 이에 대해 확실하게 답하기 위해서는 사람들이 쉽게 습득할 수 없는 지식 습득을 테스트해야 했다. 회사에서, 신문을 읽거나, 친구들로부터 습득할 수 없는 지식 말이다. 바릭은 외국어를 택했다. 실험 대상도 아무나 모집할 수 없었다. 중도에 그만두거나 연락이 끊기는 일 없이 몇 년 동안 실험할 수 있는 대상이 필요했다. 또한 자신이 들인 노력을 솔직히 말하고, 자기 공부를 스스로 감독하는 사람이면 금상첨화였다.

결국 그는 아내와 아이들을 선택했다. 바릭가※는 심리학자 집안이었었다. 아내 필리스는 심리치료사였고, 그의 딸인 로레인과 오드리는 둘다 연구원이었으니 이상적인 실험 대상이었다. "우리 가족이 정말 하고싶어서 했는지는 잘 모르겠지만 저를 기쁘게 해주고 싶었던 것 같습니다"라고 바릭 교수는 말했다. 바릭 교수 자신도 네번째 실험 대상으로 실험에 참가했다. "시간이 지나면서 재미있는 가족 프로젝트가 됐어요. 늘 이야깃거리가 있었죠. 정말 많이 이야기했어요."

규칙은 다음과 같았다. 필리스, 로레인, 오드리는 프랑스어 단어를 공부하고, 바릭은 독일어 단어를 외웠다. 그는 각자에게 생경한 외국어 단어 300개를 모아 각자 50개씩 6개 그룹으로 나누고 다른 스케줄에 따라 공부했다. 어떤 단어는 2주마다, 다른 단어들은 매달, 또다른 단어는 두 달마다 공부했다. 그들은 한쪽에는 프랑스어나 독일어를, 다른 한쪽에는 영어 단어가 쓰인 플래시 카드를 이용해서 공부 시간마다 목록에 있는 단어를 모두 외울 때까지 열심히 공부했다. 상당한 고역이었다. 지루하기도 했지만 모두들 아무런 보상 없이 실험에 임했다.

하지만 그것은 시작일 뿐이었다. 이렇게 해서 최초의 장기 간격효과 실험인 소위 '바릭 4인 가족 연구'가 진행되었다.[3]

. . .

세계에서 가장 효과적인 외국어 습득법은 제임스가※의 방법이다.[4] 미국의 형제 작가인 헨리 제임스Henry James와 윌리엄 제임스William James 처럼 부유하고 교양 있는 부모 밑에서 태어나 어린 시절에 유럽이나 아메리카 대륙을 오가며 괴외를 받으면 된다. 제임스 형제의 부모는 아들에게 '오감교육'을 하기로 마음먹었다. 형제 중 가장 유명한 소설가인 헨리 제임스는 파리, 볼로냐, 본에서 개인 교습 선생님들과 공부했다. 각각의 도시에서 오래 머물렀고 그후에도 일생 동안 파리, 볼로냐, 본에 주기적으로 들렀다. 그 결과 헨리 제임스는 프랑스어, 이탈리어어, 독일어에 능통할 수 있었다.

제임스가의 방법은 최고의 자녀 육성법에 외국어 습득을 접목한 것이다. 다국어가 쓰이는 가정에서 자라는 것과 동일하지는 않지만 상당히 유사하다. 아이들은 실제로 해당 언어가 사용되는 환경에서 생활할 때 새로운 언어를 빨리 습득한다. 이것이 제임스 형제들에게 일부 적용된 방법이다. 그들도 우리처럼 외국어 동사나 명사 목록을 외워야 했다. 하지만 그들의 경우는 뇌에서 해당 언어의 모듈이 발달하고 있을 때 공부했다.

그런 기회를 얻을 수만 있다면 상당히 괜찮은 방법이다.

제네바, 오하이오 또는 파리, 텍사스 등지에서 자랐는데 페르시아어를 배우고 싶다면 상황은 불리하다. 감각적 기억하기에 의존하지 못하고 상당 부분 고립된 상황에서 공부해야 하기 때문이다. 다른 방도는 없다. 특별한 기법도 비법도 없다.

외국어로서 영어를 배운다고 생각해보자. 전 세계 수백만의 사람들이 취업이나 학업 등의 이유로 영어가 필요할 뿐 아니라 디지털 경제, 관광, 무역 부문 공무원 종사자도 영어가 필요하다. 영어 구사자 가운데 지식인이라고 할 수 있는 사람들은 보통 2~3만 개의 단어와 수백 개의 숙어와 관용어구를 알고 있다. 영어 공부를 기초부터 해야 하는 외국인에게는 그 정도로 방대한 단어의 절반을 외우는 것도 보통 일이 아니다. 어떤 통계에 따르면 5년 이상 매일같이 두 시간씩 공부해야 2~3만 개의 단어를 축적하는 수준에 도달할 수 있다고 한다. 게다가 단어를 저장하는 것으로 끝나는 게 아니다. 배우기 위한 망각의 이론을 기억하는가? 저장과 인출은 별개의 문제다. 'epitome(줄거리, 대의, 전형)'이라는 단어를 공부했다고 해서 나중에 꼭 그 단어가 인출되라는 법은 없다. 유창해지기 위해서는, 즉 필요한 순간에 적절한 단어를 바로 사용할 수 있도록 계속 두꺼워지는 사전에서 쉽게 정보를 뽑아내기 위해서는, 단어를 저장하는 시간보다 더 많은 시간이 필요하다.

얼마나 더 많은 시간이 필요할까?

1982년 바릭이 가족을 대상으로 연구할 당시, 표트르 보지니아크^{Piotr} ^{Woźniak}라는 폴란드의 열아홉 살 대학생은 자신의 경험을 기반으로 그 질문에 대한 답을 찾고 있었다. 사실 너무 많은 에너지를 쏟았다.[5] 본인의 속도대로라면, 영어로 된 과학 논문을 읽고 다른 과학자들과 논의할 정도로 영어가 능숙해지기 위해서는 수년간 매일 4시간 정도 공부해야 한다는 결론이 나왔다.

그에게는 그럴 만한 시간이 없었다. 컴퓨터공학, 생물학 수업을 들으면서 그만큼의 시간을 내기란 도저히 불가능했다. 따라서 더 효율적인 방법을 찾아야만 했다. 실험할 수 있는 주체는 자기 자신뿐이었다. 그는 영어 단어 3000개와 1400개의 과학적 사실을 데이터베이스로 구축해 그 정보를 흡수하기로 마음먹었다. 외워야 할 양을 3등분해서 스케줄을 달리하며 공부했다. 2일, 4일, 1주, 2주 등 공부 사이의 간격에 변화를 주었다. 어떤 때 새로 배운 단어나 사실이 기억나지 않는지 밝혀내기 위해서 상세하게 기록했다.

패턴이 나타나기 시작했다. 한 번 공부한 단어를 이틀 정도 지나자 잊어버렸다. 한 번 공부한 단어를 다음 날 복습한 경우는 일주일 동안 기억이 났다. 일주일 후 세번째 복습한 경우에는 거의 한 달 동안 단어를 기억해낼 수 있었다. 그는 영어 실력을 갈고닦기 위해 계속 간격을 조정했고 컴퓨터 프로그램을 만들어 경과를 추적했다.

"최적의 간격은 두 개의 상반되는 기준을 기반으로 계산되었다. 반복되는 빈도를 최소화하고, 소위 간격효과를 극대화하기 위해서는 간격이

최대한 길어야 한다…… 반면 습득된 지식이 기억날 만큼 간격이 짧아야 한다"라고 그는 당시 기록했다.[6]

얼마 안 가 보지니아크는 모든 과목에 이 방법을 적용하며 스스로 고안한 시스템의 리듬에 따라 살고 학습하기 시작했다. 영어로 실험했던 것은 알고리즘이 되었고, 그러고 나서 이는 개인적인 사명이 되었다. 1987년에는 이를 슈퍼메모SuperMemo라는 소프트웨어 패키지로 발전시켰다. 슈퍼메모는 보지니아크의 계산을 따른다. 슈퍼메모는 매일 공부할 디지털 단어장을 제공하고, 처음 공부한 단어들을 추적하고 간격효과에 따라 이를 다시 보여준다. 기억에서 희미해질 때쯤 전에 공부했던 단어 목록이 스크린에 다시 나타나는 식이다. 슈퍼메모는 사용하기 용이한 프로그램으로, 보지니아크가 1990년대에 프리웨어로 만든 이후 본격적으로 퍼져나가기 시작했다(현재는 유료 사이트와 웹으로 존재한다). 특히 중국이나 폴란드 같은 곳의 영어를 배우는 젊은이들 사이에서 호응이 좋았다.

보지니아크는 사실상 에빙하우스의 방식을 디지털 시대에 맞게 변형한 것이나 다름없다. 그가 개발한 알고리즘은 "어느 간격이 가장 효과적인가?"라는 질문에 해답을 제시한다. 외국어 단어, 과학적 정의나 다른 사실 정보는 일주일 후나 한 달 후가 아니라 처음 공부한 다음 날이나 그다음 날 복습하는 것이 가장 효과적이다. 그 후에는 간격을 더 벌려도 된다.

1992년이 되자 연구자들은 연구실에서 호기심에 이끌려 시작했던 것이 교육에 지대한 영향을 미칠 수 있음을 발견하게 되었다. 한 연구팀은 초등학교 3학년 학생들에게 덧셈을 가르칠 때 5일 동안 매일 두 번씩 공부하게 하는 것보다 10일간 매일 공부하게 하는 것이 훨씬 효과적이라는 것을 밝혀냈다. 중학생들에게 한 시간에 세포, 간접 핵분열, 염색체와 같은 생물학 개념을 모두 가르치는 것보다 간격을 두고 나눠서 배우게 하는 것이 훨씬 효과적이라는 것을 밝혀낸 연구팀도 있다. 계속 간격을 확장하는 방식은 지식을 쌓는 데 가장 효과적인 방법으로 떠오른 것 같았고, 이로써 간격효과는 "실험실 연구에서 학습에 실질적 영향을 미친 가장 놀라운 현상이 되었다"고 네바다 대학 라스베이거스 캠퍼스의 심리학자이자 논문 심사자인 프랭크 N. 뎀스터Frank N. Dempster는 평가했다.[7]

다음 해인 1993년에 바릭 가족 연구는 학술지『심리과학Psychological Science』에 실렸다. 보지니아크가 새롭게 습득한 정보를 보존하기 위해 필요한 최소한의 간격을 정립하는 데 기여했다면, 바릭 연구팀은 평생 학습을 위한 '최대' 간격에 대한 통찰력을 제시했다. 5년 후 바릭 가족은 복습한 목록에 대해 가장 멀리 떨어진 간격으로, 가장 오랜 기간에 걸친 스케줄로 테스트한 결과 가장 높은 점수를 기록했다. 2주 간격으로 26회에 걸쳐 외웠던 단어는 56퍼센트 기억한 반면, 26회에 걸쳐 두 달에 한 번씩 외운 단어는 76퍼센트 기억해낸 것이다.

연구 초반에는 두 달 간격을 두고 복습했을 때 2주 간격으로 외웠을 때보다 단어들을 많이 잊어버렸다. 하지만 격차는 금방 줄어들었다. 바릭 가족은 복습할 때마다 매번 '모든' 단어를 습득할 때까지 외웠다는 점을 기억하라. 끝에 가서는 두 달 간격으로 복습한 결과 기억력이 50퍼센트까지 증진됐다. "누가 예상이나 했겠는가? 나도 전혀 예상하지 못했다. 두 달이 지나면 다 까먹을 줄 알았다"고 바릭은 말했다.

간격을 두고 공부하는 것이 왜 학습 효과가 뛰어난지는 아직도 논쟁의 대상이다. 간격이 얼마나 되느냐에 따라 복수의 요소가 작용할 가능성이 있다. 초기 연구에서와 같이 몇 초, 몇 분 단위로 여러 번 반복되면 뇌는 학습 내용에 점점 흥미를 잃는 게 아닌가 싶다. 제임스 먼로가 미국의 5대 대통령이라는 사실은 방금 들었고, 저장되었다. 이 정보가 반복되면, 세번째 정보가 반복될 때부터 뇌는 점점 주의를 기울이지 않게 된다.

반면 며칠이나 몇 주간의 간격에는 다른 요소들이 작용할 수 있다. 배우기 위한 망각 이론을 다시 떠올려보자. 이 이론에 따르면 망각은 두 가지 방식으로 기억을 증진한다. 상충되는 사실을 적극적으로 필터링할 뿐 아니라, 운동으로 다져진 근육처럼 망각은 후속 학습을 심화시키는 소극적 역할도 한다.

2장에서 새로운 이웃을 처음 만나는 것을 예로 소개한 바 있다("저스틴과 마리아, 이름이 참 좋습니다"). 이름을 들은 직후엔 인출력이 강하기 때문에 이름을 기억할 수 있다. 하지만 저장력이 낮아 다음 날 아침이면 가물가물하다. 새로운 이웃의 이름을 어쩌다 다시 듣게 되면 "아! 저스틴, 마리아" 하고 이름이 떠오르고 그후 며칠 동안 이름을 잊어버리지 않는다. 즉, 이름을 다시 들음으로써, 인출이라는 정신 작용이 일어난다. "아, 그렇지. 저스틴 팀버레이크의 저스틴, 마리아 샤라포바의 마리아!"로 생각이 이어지고 지난번보다 인출력이 강해진다. 어제 운동을 하고 오늘 쉬고 내일 다시 운동을 하면 힘이 증가하는 이치와 같다.

새로운 이웃의 이름을 기억하는 상황 등을 포함해 많은 경우 간격을 두고 학습하면 3장에서 논의한 것과 같은 맥락적 힌트가 추가된다. 파티에 가면 친구들에게 둘러싸여 사람들의 재잘거림 속에서 한 손에는 와인을 든 채로 새로운 인물들을 만나게 된다. 누군가 그 사람들의 이름을 크게 부르는 것을 들으면, 즉 그들의 이름을 두번째로 듣게 되면 이제 그 이름들에 관한 두 가지 맥락이 형성된다. 외운 단어나 사실을 복습하면 같은 현상이 일어난다(물론 복습할 때도 처음과 같은 장소에서 공부한다면 맥락의 효과는 미미할 것이다).

위에 기술한 효과는 무의식중에 일어난다. 우리는 그런 현상이 벌어지는 것을 눈치채지 못한다. 한 달 이상의 긴 간격을 두고, 특히 두세 번 더 복습하면 간격효과의 이점을 우리도 인지하기 시작한다. 간격효과의 이점이 명백하기 때문이다. 바릭 가족의 경우, 간격을 길게 둠으로써 어떤 단어들이 기억하기 어려운지 파악할 수 있었다. "간격을 길게 두면 더 많이 잊어버리지만, 동시에 어느 부분이 약한지 파악하고 고칠 수 있게 된다"고 바릭은 말했다. 그는 또한 "각 단어를 외울 때 어떤 단서, 연상, 힌트가 효과 있고 없는지 파악하게 되며, 효과가 없는 경우에는 새로운 것을 생각해낸다"고 덧붙였다.

새로운 소프트웨어, 건강보험, 정신질환 유전자 정보 등과 같이 새로운 용어가 많은 어려운 자료를 공부하면 필자는 한 시간 정도 할 수 있다. 그러나 다음 날 확인해보면 전문 용어 몇 개만 기억난다. 사실은 거의 기억나는 게 없다.

뇌는 새로운 단어와 개념이 너무 생경해서 처음엔 그 정보들을 어떻게 분류해야 할지 감을 잡지 못한다. 그래도 그대로 두자. 필자는 처음 접하는 것들은 편안한 리허설, 상견례 정도로 생각하고 20분 정도 투자한다. 그러다 두번째 보면(20분간) 탄력이 붙는다. 세번째 복습을 할 때는(역시

20분) 말할 것도 없다. 더 많은 시간을 투자한 것도 아닌데 더 많은 것을 기억해낸다.

1990년대에 이르자 간격효과는 연구소에서의 기나긴 인큐베이팅 시기를 거치고서 더욱 힘을 얻었고 그 과정에서 실질적인 효과가 있음이 증명됐다. 실제 교육 현장에서의 적용 결과가 계속 쏟아졌다. 간격 학습은 구구단 암기, 과학 개념 학습, 단어 시험 점수를 향상시켜준다. 학습과학에서 간격효과만큼 즉각적이고 중대하며 신뢰할 수 있는 학습 증진효과를 보여주는 것은 없다. 그럼에도 불구하고, '간격 두기' 적용 매뉴얼은 개발되지 않았다. 타이밍에 대한 의문도 여전히 풀리지 않았다. 시험 날짜를 받아둔 상태에서 최적의 간격은 어느 정도일까? 타이밍에 대한 공식은 무엇일까? 공식이 존재하기는 하는 걸까?

• • •

간격효과를 일상적 학습에 활용할 수 있는 실용적 전략으로 적용하기 위해 가장 열심히 노력한 사람들을 보면 한 가지 공통점이 있다. 모두 학생들을 가르치는 사람들이었고 연구원이었다는 점이다. 학생들이 벼락치기를 하고서 아무것도 기억하지 못하는 것은 학생들의 잘못만이 아니다. 학생들이 공부한 내용을 기억할 수 있도록 좋은 수업이 설계되어야 한다. (수업중에) 간격을 두고 복습하는 것도 한 가지 방법이다. 물론 교사들은 이미 복습을 활용하고 있지만 기억의 과학을 기반으로 한 정규 교육 과정의 일부로서가 아니라 본능적으로 복습을 시키고 있을 뿐이다. "내 심리학 개론 수업을 들어놓고 다음 해에 아무것도 기억 못하는 학생들한테 지쳤어요." 토론토에 있는 요크 대학의 심리학 교수인 멜로디 와이즈하트Melody Wiseheart는 이렇게 토로했다. "시간 낭비, 돈 낭비입니다. 비싼 대학 등록금을 내고 다니잖아요. 가르치는 입장에서도 학생들이 공부를 하고 기억해야 가르칠 맛이 나죠. 그게 선생이라는 직업의 본분이고요. 가르치는 사람이라면 간격효과에 따라 학생들이 언제 주요 개념을 복습하는 것이 가장 효과적인지, 언제 공부한 내용을 다시 들여다봐야 하는지, 시험을 준비하는 학생들에게 최적의 공부 스케줄은 무엇인지 알고 싶어하는 게 당연하죠."

2008년 와이즈하트 교수와 샌디에이고에 위치한 캘리포니아 대학의 해럴드 패슐러Harold Pashler 교수가 이끈 연구팀은 대규모 연구를 통해 위의 질문에 대한 명쾌한 대답을 제시했다.[8] 연구팀은 온라인으로 진행되는 '원격' 연구에 자원한 사람들 가운데 다양한 연령대의 피험자 1,354명을 모집했다. 연구팀은 이들에게 잘 알려지지 않은 32개의 사실을 외우도록 했다. "매콤한 멕시코 음식을 가장 많이 소비하는 유럽 국가는?" 노르웨이. "스노골프snow golf를 발명한 사람은?" 러디어드 키플링Rudyard Kipling. "1492년 콜럼버스가 신세계를 향해 항해를 시작한 요일은?" 금요일. 크래커 잭 과자 포장의 강아지 이름은?" 빙고. 각 피험자는 두 번에 걸쳐 제시된 내용을 외웠다. 일부는 10분 간격으로, 다른 그룹은 하루 있다가 다시 외우게 했다. 또다른 그룹은 한 달 있다가 다시 보게 했다. 가장 긴 간격은 6개월이었다. 연구원들은 또한 최종 시험일에도 변화를 두었다. 전체적으로 26개의 다른 시험 스케줄을 만들어 피험자를 테스트했다.

연구팀은 26개의 공부 스케줄을 모두 비교해 가장 효과적인 간격을 계산했다. 와이즈하트-패슐러 연구팀에 따르면 "간단히 말해, 공부 시간을 최적으로 분배하려면 얼마나 오래 기억하고 싶은지를 결정해야 한다".[9] 최적의 간격 범위는 간단한 표로 확인할 수 있다.

시험까지 남은 시간	첫번째 공부 간격
1주	1~2일
1개월	1주
3개월	2주
6개월	3주
1년	1개월

　면밀히 살펴보자. 정확한 숫자들은 아니다. 양쪽으로 어느 정도 여지가 있다. 하지만 상당히 정확하다. 시험이 일주일 남았다면 공부할 양을 두 부분으로 나누고 오늘 절반, 내일 절반 나눠서 하거나 오늘 절반, 모레 절반 나눠서 하면 된다. 한 번 더 공부하고 싶으면 (시험이 1주일도 채 안 남았을 때) 시험 전날 한 번 더 복습하면 된다. 시험이 한 달 남았다면, 가장 효과적인 방법은 오늘 공부하고 오늘로부터 일주일이 지난 후 한 번 더 보고, 세번째 공부는 3주 더 기다려서 시험 전날 다시 복습하면 된다. 시험 날짜가 멀수록 준비할 시간이 더 많다. 첫번째 공부와 두번째 공부 사이에 더 긴 최적의 간격이 있다. 연구에 따르면 첫번째 간격은 시험까지 남은 시간에 '비례해서' 짧아진다. 시험이 일주일 남아 있다면 최적의 공부 시간 간격은 하루나 이틀이다(20~40퍼센트). 시험이 6개월 후라면 최적의 간격은 3주에서 5주다(10~20퍼센트). 공부 사이의 간격을 늘리면

효율이 상당히 빨리 떨어진다. 대다수의 대학생, 고등학생, 중학생에게 적용할 경우 "하루, 이틀이나 일주일 간격을 두고 공부하면 대부분의 시험을 모두 준비할 수 있다"고 와이즈하트는 말했다.

예를 하나 들어보자. 3개월 후 학기 말에 독일어 시험이 있다고 치자. 대부분 최소한 두 달간은 시험에 필요한 공부를 하고 마지막 몇 주는 복습에 할애할 것이다(대학원생들을 제외하고). 이제 시험이 15일 남아 있다고 치자. 우리에게 남은 시간이다. 편의상 시험 준비에 9시간을 할애할 수 있다고 할 경우, 최적의 스케줄은 다음과 같다. 1일째 3시간, 8일째 3시간, 시험 하루 전인 14일째 3시간 공부하면 된다. 대략 하루 정도는 차이가 날 수 있다. 공부할 때마다 같은 내용을 복습한다. 간격효과에 따르면 이 방법으로 공부했을 경우 최소한 9시간 벼락치기로 공부한 것보다 더 좋은 결과를 받을 수 있다. 게다가 벼락치기로 공부했을 때보다 공부한 내용을 훨씬 오래 기억할 수 있다. 앞에서 든 예의 경우에는 공부한 내용을 수개월 동안 기억함으로써 다음 학기 초에 보는 시험에서 훨씬 더 높은 점수를 받을 수 있다. 분산해서 공부하면 시험이 며칠 연기되더라도 벼락치기한 경우보다 시험을 훨씬 잘 볼 수 있다. 한 번에 몰아서 공부한 시간과 같은 시간을 할애했지만 공부한 내용이 훨씬 오래 남는다.

앞서 언급했듯이 유사시에는 벼락치기도 효과가 있다. 그러나 공부한 내용이 남지는 않는다. 간격을 두고 공부하면 공부한 내용이 남는다.

물론 분산학습도 계획이 필요하다. 세상에 공짜는 없다. 하지만 쪼개서 공부하는 방법은 학습과학에 있어 공짜나 다름없으니 시도해보고도 남을 가치가 있다. 적용할 공부 분야를 현명하게 잘 골라야 한다. 간격두기는 1차적으로 파지 기법임을 기억하라. 외국어, 과학 용어, 이름, 장소, 날짜, 지리, 발표할 내용 외우기 등. 물론 팩트를 많이 보유하고 있으면 이해하는 데도 도움이 된다. 여러 과학자가 분산학습을 과학이나 수학에도 적용할 수 있는지 연구중이지만 현재까지는 암기 전략이라고 할 수 있다. 오감을 통해 교육받은 윌리엄 제임스는 미국 초기 심리학계의 원로학자가 되어서도 지속적으로 어떻게 가르치고, 배우고, 기억하는지에 대한 조언을 전수했다(자신이 개인 지도를 받고 운 좋게 보조금을 받으며 외국에 드나들었던 것은 강조하지 않았다). 하지만 그의 1901년 저서 『심리학에 대해 교사들과 논하다Talks to Teachers on Psychology: And to Students on Some of Life's Ideals』에서 간격효과를 언급한다. "벼락치기는 시험을 앞두고 공부 내용을 집중적으로 머리에 각인시키는 것이다. 하지만 벼락치기로 습득한 내용은 연상작용을 별로 형성하지 않는다. 같은 내용을 다른 맥락에서 다른 날 읽고, 외우고, 그와 관련된 다른 것들과 연관해 반복적으로 참조하면 이는 우리 뇌에 정교하게 자리잡는다."[10]

수백 년 이상에 걸친 연구 끝에 마침내 우리는 며칠 간격을 두고 학습하는 것이 효과 있다는 것을 알게 되었다.

무지의 숨겨진 가치

시험의 다양한 측면

누구나 한 번쯤은 인생에서 별 노력 없이
도 시험을 잘 보는 사람들을 만나게 된다. 99점을 받은 친구가 "어떻게
된 건지 나도 모르겠어. 공부를 거의 안 했는데"라고 말하며 스스로도 의
아해한다. 어른이 되어서도 이런 유형을 완전히 피해갈 수는 없다. 취학
아동을 자녀로 둔 부모라면 비슷한 경험을 또다시 겪는다. 아들을 태우러
온 엄마는 깜짝 놀라며 이렇게 말한다. "어떻게 된 건지 저도 모르겠어요.
이번 시험에서 대니얼이 엄청나게 높은 점수를 받았어요. 나를 닮은 건 절
대 아니에요." 우리가 아무리 많이 준비해도, 우리가 아무리 아침 일찍 일
어나도 따라가기 힘든, 별다른 노력 없이 실전에 강한 사람들이 늘 있다.

그런 특출난 아이들에 대해 설명하려는 것은 아니다. 혼자 터득한 기
술이나 절대음감 같은 천부적 재능의 존재 여부를 연구하는 학문에 대해
서는 잘 알지 못한다. 비범한 재능을 가진 사람들이 존재한다는 연구가

특별히 필요할 것 같지도 않다. 살면서 그런 유형을 너무나 자주, 직접 봐왔기 때문이다. 또한 그런 비범한 유형과 우리 같은 평범한 사람들의 차이에 질투를 느낀다고 해서 달라질 것이 없다는 것 정도는 알 만큼 나이도 먹었다. 무조건 열심히 한다고 될 일도 아니다(직접 해봤으니 나를 믿으시라).

시험을 잘 볼 수 있는 유일한 비법은 시험이 무엇인지 정확히 이해하는 것이다. 문제는 시험이 무엇인지가 자명하지 않으며 시험에는 우리가 생각하는 것보다 더 많은 측면이 있다는 것이다.

우선 시험에 관해 말할 수 있는 것은, 시험은 예상할 수 없는 재난이라는 점이다. 이 재난은 누구에게나 일어난다. 시험지를 받아들었는데 내가 받은 수업과 전혀 무관한 내용처럼 보였던 경험을 해보지 않은 사람이 있을까? 이에 관해 좋아하는 일화가 있다. 내가 의기소침해질 때마다 떠올리는 일화다. 십대 소년 윈스턴 처칠은 명문 남학교인 해로 스쿨Harrow School에 입학하려고 몇 주 동안 공부했다. 처칠은 꼭 그 학교에 들어가고 싶었다. 1888년 3월 드디어 입학 시험날이 다가왔다. 시험지를 받았는데 열심히 공부한 역사와 지리 대신 생각지도 못했던 라틴어와 그리스어 문제가 왕창 나왔다. 처칠은 머릿속이 하얘지는 느낌이었다. 후에 처칠은 단 한 글자도 적어내지 못했다고 술회했다. "시험지 위에 내 이름을 적었다. 그리고 시험 문제 번호를 적었다. 1. 그리고 한참 생각한 뒤 괄호를 집어넣었다. (1). 그리고 나서도 시험 문제와 연관된 사실 등 아무것도 떠오르지 않았다. 시험지에는 답을 썼다가 지운 흔적들만 남았다. 두 시간 동안 딱한 지경의 내 시험지를 물끄러미 쳐다만 보고 있었다. 시험관은 내 시험지를 걷어가 교장선생님에게 전달했다."[1]

다른 사람도 아닌 윈스턴 처칠의 이야기다.

시험에 관한 (덜 명백한) 두번째 사실은 우리가 흔히 시험을 망쳤을 때의 경험에서 찾을 수 있다. 시험지를 열었더니 노란 형광펜으로 표시했던 익숙한 내용들이 보인다. 바로 어제만 해도 줄줄 외웠던 이름, 개념, 공식이다. 하지만 꼬아놓은 문제도 아닌데 시험을 망치고 만다. 왜? 어떻게?

나도 그런 경험이 있다. 대학교 2학년으로 진급하려면 반드시 통과해야 하는 삼각법 최종 시험이었다. 몇 주 동안 시험 준비를 했다. 시험 치는 날 컨디션도 상당히 좋았다. 시험지를 받고 시험 문제를 훑어보고 나서 안도의 한숨을 내쉬었다. 수십 번 풀었던 친숙한 문제였고, 내가 공부한 개념도 나왔다.

'잘할 수 있겠구나' 하고 생각했다.

그럼에도 불구하고 나는 겨우 평균에 가까운 50점대 점수를 받았다(아마 요즘 같은 때 아이가 50점대를 받으면 부모들은 정신과 상담을 고려할 것이다). 나 말고 누구를 탓하겠는가. 시험 문제는 알았지만 시험을 망쳤다. '실전에 약하다'고 자책했다. 하지만 나는 원인을 잘못 파악했다.

문제는 내가 공부를 충분히 열심히 하지 않았거나 시험을 잘 보는 '유전자'가 없어서가 아니었다. 스스로 알고 있다고 생각하는 지식의 '깊이'를 잘못 판단한 것이 문제였다. 나는 심리학자들이 '유창성'이라 부르는 것에 속은 것이다. 유창성이란 사실, 공식, 주장 등 당장은 기억하기 쉬운 것들을 내일, 모레까지도 다 기억할 것이라고 착각하는 것을 일컫는다. 유창성에 대한 착각은 너무 강력해서 어떤 주제나 숙제를 정복했다고 생각하면 더 공부하는 것이 의미 없다고 간주해버린다. 우리는 우리가 잊어버린다는 사실을 잊어버린다. 형광펜으로 표시하기, 학습 지침 만들기, 심지어 선생님이 나눠주었거나 교과서에 나와 있는 각 장의 개요 읽기 등 학습의 '증진'에 도움이 되는 것들은 유창성 착시를 일으킬 수 있다. 유창성으로 인한 착각은 자동으로 일어난다. 유창성 착각은 무의식적으로 형성되고 어떤 것을 복습하고, 다시 연습해야 할지 오판하게 만든다. 윌리엄스 대학의 심리학 교수 네이트 코넬Nate Kornell은 이렇게 말한다. "간격을 두고 같은 내용을 두 번에 걸쳐 공부하면 두번째 공부할 때 내용을 소화하기가 더 어렵기 때문에, 이는 역효과가 나는 방법이라고 생각할 수도 있다. 하지만 실상은 반대다. 간격을 두고 다시 보면 어렵게 느껴지더라도 오히려 더 많이 습득하게 된다. 유창성은 판단을 흐리게 한다."

그래서 보통은 시험 결과가 좋지 않을 때 그 원인을 '시험 공포'나 멍청한 탓으로 돌리고 만다.

비요크 연구팀의 '적당한 난이도' 법칙을 상기해보자. 기억을 파내려고 더 열심히 노력할수록 학습 효과는 증진된다(인출과 저장력). 이 법칙을 적용해보면 유창성의 경우 역시 성립된다. 즉, 기억이 빨리 날수록 학습 증진 효과는 적다. 공부한 내용을 바로 반복하면 아무것도 남기지 않는다. 기억의 증진 효과가 없다.

평균 이하에 그친 시험 결과의 주된 원인은 유창성이 일으키는 착시다. 시험에 대한 걱정이 지나쳐서도, 당신이 멍청해서도 아니다. 시험이 불공정해서도 운이 나빴던 것도 아니다.

유창성 때문이다.

이와 같은 착시를 극복하고 시험을 더 잘 보기 위한 최고의 방법은 간단하게도 효과적인 공부 방법 자체로 해결하는 것이다. 이 기법은 사실 근래에 발명된 것이 아니다. 이미 정규 교육이 시작된 이래, 어쩌면 그 전부터 활용되었던 방법이다. 철학자 프랜시스 베이컨은 1620년에 "어떤 내용을 20번 연속으로 보는 것보다 간격을 두고 외우면서 기억이 안 날 때마다 다시 복습하며 10번 보면 내용을 더욱 잘 외울 수 있다"고 했다.[2] 윌리엄 제임스도 1890년 같은 개념에 대해 숙고했다. "특이하게도 수동적으로 반복할 때보다 능동적으로 반복할 때 우리의 기억은 더 잘 각인된다. 예를 들어, 내용을 거의 알 듯할 때 바로 책을 다시 확인하는 것보다 기다렸다가 노력을 기울여 다시 떠올리는 것이 암기에 더 효과적이다. 기다렸다가 노력해서 떠올린 것은 머릿속에 남지만, 바로 책을 보고 상기하면 다음에도 다시 책을 봐야 떠오른다."[3]

이 기법 자체도 일종의 시험이다. 인내심이 필요하기 때문이다. 시험을 통해서 시험을 더 잘 볼 수 있다는 말이니 얼마나 동어반복으로 들릴지 나도 안다. 속지 말자. 셀프 테스트에는 여러분이 아는 것 이외의 다른 측면이 더 있다. 시험은 단지 측정의 도구뿐만이 아니다. 시험은 우리가 기억한 것을 변화시키고 그후 뇌에서 습득한 지식을 어떻게 정리할지 바꾼다. 그 과정에서 향후 능률을 크게 향상시킨다.

. . .

미국 최초의 권위 있는 인명사전인 『후즈 후Who's Who in America』는 1899년에 창간되었다. 창간호에는 8500명 넘는 정치가, 사업가, 종교인, 철도 전문 변호사 등 미국의 다양한 '저명인사'들이 등재되었다.[4] 각 저명인사의 이력은 상세하고 빽빽했으며, 역사적으로 풍부한 내용을 담고 있었다. 예들 들어, 알렉산더 그레이엄 벨이 1876년 스물아홉 살에 보스턴 대학 발성학 교수로 있을 때 전화를 발명해 특허를 받았다는 정보를 파악하는 데 30초 걸린다. 그다음에 등재돼 있는 그의 아버지, 알렉산더 멜빌 벨역시 농아에게 발성법을 가르치는 방법으로 사용된 기호 체계인 시화법 Visible Speech을 발명한 인물로 발성법 전문가였다. 알렉산더 멜빌 벨의 아버지인 (중간 이름 없는) 알렉산더 벨은 에든버러 출신으로 언어 장애 치료의 선구자였다. 에든버러에서 태어난 두 명의 벨이 워싱턴 D.C.에 정착했다는 것을 아는 사람이 있을까? 아버지 벨은 35번가 1525번지에 살았고, 아들 벨은 코네티컷 애비뉴 1331번지에 살았다. 그렇다. 인명사전에는 주소도 있다.

1917년 컬럼비아 대학의 젊은 심리학자 아서 게이츠Arthur Gates는 암송이 기억에 어떤 작용을 하는지 밝혀내는 실험에 인명사전을 활용하기로 했다. 수백 년간 학생들은 서사시에서 역사적 독백 시극, 성경 구절에 이르기까지 몇 시간씩 이를 암송하는 고전적 교육을 받았다. 하지만 암송 교육은 사실상 거의 사라졌다. 게이츠는 읽기와 암송 간에 이상적인 비율이 있는지 알고 싶었다. 시편 23편(야훼는 나의 목자, 아쉬울 것 없어라. 푸른 풀밭에 누워 놀게 하시고……)을 예로 들어 이를 30분 내에 외우려면 시편 23편을 보면서 공부하고, 기억을 떠올리며 암송하는 데 각각 몇 분씩을 할애해야 할까? 얼마큼씩 비중을 두는 것이 내용을 확실히 기억하는 데 가장 효과적일까? 이를 밝혀낼 수만 있었다면, 특히나 암송이 교육의 핵심이었던 그 시대에는 매우 중요한 정보가 됐을 것이다. 중요한 것은 암송이 오늘날에도 도움이 될 수 있다는 점이다. 이는 헨리 5세의 성 크리스핀 축일의 연설*을 외우는 배우들에게뿐 아니라 발표를 준비하거나, 노래나 시를 외우는 사람들에게도 유용하다.

이상적인 암송의 비율이 있는지 밝혀내기 위해 게이츠는 근처 학교에서 초등학교 3학년에서 중학교 2학년에 이르는 학생들로 이루어진 5개의 반을 모집했다.[5] 각 학생들에게 외우고 암송해야 할 인명사전 『후즈 후』에 등재된 내용을 지정해주었다(고학년은 5개씩, 저학년은 3개씩 할당받았다). 그리고 나서 9분 동안 특정 지시에 따르도록 했다. 첫번째 그룹은 1분 48초는 외우고, 7분 12초는 암송하도록 했다. 두번째 그룹은 9분을 절반으로 나눠 4분 30초씩 읽고 암송하도록 했고, 세번째 그룹은 8분 동안 외우고 나머지 1분 동안 암송하라고 했다.

세 시간이 지나 발표 시간이 되었다. 게이츠는 각 학생들에게 외운 내용을 암송하게 했다.

"에드거 메이휴 베이컨, 저자, 음…… 1855년 6월 5일 바하마스 생, 음…… 뉴욕 태리타운의 사립학교 졸업, 알바니에 있는 서점에서 근무. 그리고 나서 아티스트가 된 것 같아요. 『뉴 자메이카』 집필? 그리고…… 아마 『슬리피 할로』 집필?"

이디스 워튼, 새뮤얼 클레멘스, 제인 애덤스, 제임스 형제…… 100명 넘는 학생이 암송했다.

---

* 셰익스피어의 희곡 『헨리 5세』 4막 3장에 나오는 연설.

이 결과를 기반으로 게이츠는 적정 비율을 도출했다.

결론적으로 "주어진 시간에서 40퍼센트를 읽기에 할애하고 나머지 시간 동안 암송할 때 가장 좋은 결과가 나왔다. 암송을 너무 빨리 또는 너무 늦게 시작한 경우는 결과가 좋지 않았다"고 그는 밝혔다. 고학년은 그 비율이 30퍼센트 수준으로 더 낮아졌다. "읽기만 한 경우에 비해 적절한 비율로 읽기와 암송을 할 경우 30퍼센트 정도 효과가 차이 났다."[6]

말하자면 성 크리스핀 축일의 연설을 외우는 가장 빠른 방법은 주어진 시간의 처음 3분의 1은 암기하고, 나머지 3분의 2는 기억을 되살려 암송하는 것이다.

획기적인 발견이었나? 사실 그렇다. 돌이켜볼 때, 아서 게이츠의 연구는 과학자들이 현재 가장 효과가 뛰어나다고 여기는 학습 기법을 정확하게 보여준 첫번째 연구였다. 하지만 당시에는 그 중요성을 아무도 깨닫지 못했다. 게이츠의 연구는 학생들의 일부를 대상으로 이루어졌다. 적어도 학술지 『심리학 아카이브Archives of Psychology』에 실린 그의 논문 「암기의 요소로서의 암송Reciation as a Factor in Memorizing」을 보면 게이츠 자신도 그의 연구 결과가 미칠 수 있는 더 큰 파급 효과를 예상하지 못했던 것 같다. 연구 발표 이후 관련 논의나 후속 연구가 별로 없었던 것을 보면 말이다.

내 생각에 그 이유는 간단하다. 21세기 전반부, 아직 신생 학문이었던 심리학은 간헐적으로 성장하고 있었고 유명한 이론가들에 가려 빛을 보지 못했다. 프로이트 이론의 그림자가 아직도 드리워진 때였고, 수백 개의 관련 연구가 이어졌다. 이반 파블로프의 실험은 그후 수십 년 동안 이어진, 대부분 동물 실험을 활용한 자극-반응 기제 실험의 기폭제가 되었다. 학습과학계에서는 일기, 학습 장애, 음성학(발음 위주의 교수법), 심지어 학생들의 정서 상태가 점수에 미치는 영향에 대한 연구가 이루어지는 등 아직 이 분야는 탐험 단계였다. 여느 과학과 마찬가지로 심리학도 과거로 소급해 단서들을 수집하면서 발전한다. 과학자로서 아이디어, 이론, 목표가 있으면 확장 가능한 이전 연구가 있었는지, 같은 아이디어를 생각해낸 사람이 있었는지, 또는 그 아이디어를 뒷받침할 수 있는 결과가 보고된 적은 있는지 과거를 돌아보게 된다. 과학은 저명한 연구자의 이전 업적을 토대로 발전할 수 있지만, 실무 연구원들은 그런 학자들이 누구인지 파악하고 그들의 기존 연구를 샅샅이 찾아야 하는 경우가 다반사다. 리서치 프로젝트를 뒷받침할 근거를 찾는 것은 결국 역사적 데이터 마이닝을 통해 확장할 주요 연구를 찾는 것이다.

지금에 와서야 게이츠의 연구가 기여한 바를 돌이켜볼 수 있지만 당시에는 그 가치가 주목받지 못했다. 하지만 게이츠 연구의 의미는 필연적으로 주목받을 수밖에 없었다. 교육 개선은 지금이나 그때나 초미의 관심사다. 게이츠의 연구가 이루어지고 20년이 더 흐른 1930년대 후반에, 한 연구원이 게이츠의 연구에서 자신의 연구에 대한 근거를 찾는다. 1938년 아이오와 주립대학의 박사 과정을 밟고 있던 허버트 F. 스피처^{Herbert F. Spitzer}는 박사 논문 주제를 탐색중이었다. 그는 암송 자체에는 관심이 없었다. 기억의 복잡성 연구에 집중했던 학문적 심리학자 그룹에 속한 인물도 아니었다. 그의 주된 관심사는 교수법 개선이었다. 교사라는 직업이 탄생한 이래 가장 큰 화두는 '언제 시험을 보는 것이 가장 효과적인가'였다. 교과 과정이 끝날 때 기말시험을 보는 것이 효과적인가? 아니면 학기중에 주기적으로 시험을 보는 것이 더 효과적인가?

논문에는 그 내용이 없기 때문에 스피처 박사가 무슨 생각을 했는지 추측할 수밖에 없다.[7] 논문에 게이츠 연구를 인용한 것으로 보아, 스피처가 게이츠의 논문을 읽은 것을 알 수 있다. 또한 그가 게이츠 연구의 핵심을 파악했음을 알 수 있다. 스피처는 특히 게이츠의 암송이 셀프 테스트의 한 형태였다는 것을 깨달았다. 10분 동안 산문의 한 구절을 외우고 페이지를 넘겨보지 않고 암송하는 것은 연습만이 아니라 일종의 시험으로 볼 수 있다. 게이츠는 셀프 테스트가 실전에 지대한 영향을 미친다는 것을 보여주었다.

즉, 시험 자체는 강력한 효과를 가진 또다른 유형의 학습이다.

스피처는 그것을 간파하고 다른 중요한 질문으로 넘어갔다. 암송, 리허설, 셀프 테스트, 쪽지 시험, 앉아서 보는 일반적 시험 등이 학습을 심화시킨다면 언제 실행하는 것이 가장 효과적일까?

이에 대한 해답을 찾기 위해 스피처는 대규모 실험에 착수한다. 그는 아이오와 주의 9개 도시에 있는 91개 초등학교에서 총 3,605명의 초등학생을 모집했다. 그는 학생들이 보통 숙제로 받는 내용과 유사한 유형으로 피험자의 나이에 알맞은 내용의 600단어 분량의 글을 실험 재료로 골랐다. 일부 학생은 땅콩에 관한 내용, 나머지는 대나무에 관한 내용을 할당받았다. 모든 피험자들은 받은 내용을 한 번 공부했다. 이후 스피처는 학생들을 8개의 그룹으로 나누고 그후 2개월 동안 여러 차례 테스트했다. 각 그룹은 동일한 테스트를 받았다. 테스트는 객관식 문제 25개로 이루어졌고 각 질문마다 5개의 선택지가 주어졌다. 예를 들어, 대나무에 관한 글을 공부한 학생들은 아래와 같은 질문이 담긴 시험지를 받았다.

개화기에 대나무는 어떻게 되나?

1. 죽는다

2. 다시 자란다.

3. 뿌리에서부터 새순이 자란다.

4. 가지가 뻗어난다.

5. 거친 나무껍질이 자란다.

사실 스피처 연구는 역사상 가장 큰 규모의 팝퀴즈*였을 것이다. 현재까지도 마찬가지일 것이다. 학생들은 시험이 있는지 여부도, 언제 시험을 보는지도 전혀 몰랐다. 각 그룹은 다른 시점에 테스트를 받았다. 1그룹은 공부 직후, 하루 경과 후, 그리고 3주 후에 테스트를 받았다. 6그룹은 주어진 구절을 읽고 3주가 지난 후에 테스트를 받았다. 다시 말하지만, 학생들에게 주어진 공부 시간은 동일했다. 팝퀴즈에 나온 문제들도 동일했다.

그럼에도 불구하고 그룹별 점수는 큰 편차를 보였고, 일관된 패턴이 도출됐다.

공부를 시작한 지 일주일 내에 한 번이나 두 번 테스트를 받은 그룹이 두 달 후 최종 시험에서 절반 정도의 문제를 맞히며 가장 높은 점수를 기록했다(이들은 땅콩에 관한 내용이든, 대나무에 관련된 내용이든 단 한 번만

• pop quiz. 사전 예고 없이 보는 시험.

봤다는 것을 기억하라). 반면, 공부를 시작하고 2주 이상 지난 뒤 테스트를 받은 그룹은 훨씬 낮은 점수를 기록했다. 최종 시험에서 30퍼센트 이하의 문제를 맞힌 것이다. 스피처는 이 연구를 통해 시험이 효과가 높은 공부 기법일 뿐 아니라 공부를 시작하고 얼마 되지 않은 시점에 점검받는 것이 효과적이라는 것을 밝혀냈다.

"공부한 내용을 테스트 형태로 즉각적으로 떠올리는 것은 학습의 파지를 돕는 효과적인 방법이므로 보다 자주 활용되어야 한다"고 스피처는 결론 내리며 "성취도 테스트나 시험은 엄연한 학습 도구다. 시험이 학생들의 성취도를 측정하는 도구로만 인식되어서는 안 된다"고 덧붙였다.[8]

파지 개선에 몰두한 연구원들에게 스피처의 연구 결과는 큰 공감을 불러일으켰을 것이다. 잠깐, 2장에서 살펴보았던 밸러드의 '회상효과'를 떠올려보자. 「헤스페러스호의 난파」를 딱 한 번 외웠지만 학생들은 연속적으로 테스트를 받으며 시간이 지나면서 더 많은 시구를 떠올렸다. 시를 암기하고 하루, 이틀, 일주일 뒤 테스트를 받으면 파지에 도움이 된다는 것이 바로 스피처가 밝혀낸 내용이다. 밸러드 연구에서 학생들이 시간이 지나서 시구를 더 많이 기억한 것은 그들의 기억이 기적적으로 향상되었기 때문이 아니라 매 시험이 추가적인 암기 장치 역할을 한 것이다. 그러나 스피처의 연구 결과가 학술지 『교육심리 연구The Journal of Educational Psychology』에 발표됐을 때 아무런 반향도 없었다.

"스피처 연구에 반향이 없었던 이유는 추측만 할 수 있을 뿐이다"라고, 2006년 '시험효과'에 대한 획기적인 리뷰에서 당시 워싱턴 대학 연구팀이었던 헨리 뢰디거 3세Henry Roediger III, 제프리 카피크Jeffrey Karpicke가 밝혔다.[9]

한 가지 추측할 수 있는 이유는 심리학자들이 아직도 주로 망각의 역할에 관심이 있었기 때문이라고 그들은 주장한다. "얼마나 잊어버렸는지 측정하기 위해 반복적으로 시험을 보는 것은 복잡하고 피해야 할 것으로 여겨졌으며" 시험은 스피처와 동시대 과학자의 표현대로라면 망각을 "오염"시킨다.

그렇다. 시험은 망각을 오염시킨다. 하지만 오염시키는 과정에서 사고와 능률이 증진된다는 사실을 당시에는 아무도 예측하지 못했다. 30년이 흐른 뒤 누군가가 관련 연구를 다시 시작했고, 마침내 게이츠와 스피처가 발견한 가능성을 볼 수 있게 되었다.

윈스턴 처칠이 제출한 지우개질로 얼룩진 시험지? 그때 처칠이 빵점을 받았다 해도 실패와는 거리가 멀다는 것을 과학자들은 이제 안다.

• • •

학문적 분석을 잠시 쉬고 간단한 실험을 해보자. 자, 시작해볼까? 숙제로 느껴지지 않으면서도 포인트는 전달되는 간단한 실험을 해보자. 즐겁게 읽을 수 있도록 한 저자의 글 중에서 짧은 두 대목을 골랐다. 기복은 있지만 역사상 가장 끝내주는 블랙 유머 작가의 글을 골랐으니 분명 재미있을 것이다. 브라이언 오놀런Brian O'Nolan은 아일랜드 출신 작가다. 오랫동안 공직에 몸담은 괴짜로 1930년대에서 1960년대까지 술집을 전전하며 소설과 희곡을 썼다. 아이리시타임스The Irish Times에 그가 기고한 풍자 칼럼이 많은 인기를 누리기도 했다. 자, 이제 실험을 해보자. 다음 두 대목을 네댓 번 읽는다. 각각 5분간 읽은 뒤 옆에 두고 다른 일을 하거나 잠시 쉰다. 두 대목 모두 오놀런의 책『더 베스트 오브 마일스The Best of Myles』에서 발

췌한 것이다.[10]

첫번째 대목: 짐 싸는 남자

이 나쁜 놈은 당신이 두 개의 옷장에 있는 물건들을 서류가방 하나에 집어넣는 것을 본다. 물론 당신은 어떻게든 짐은 쌌지만 골프 클럽을 넣는 것을 깜박했다. 당신이 투덜거리는 모습을 보며 당신의 '친구'는 즐거워 보인다. 그는 그럴 줄 알고 있었다. 그는 다가와서 위로를 하고 자기가 "알아서 할 테니" 아래층으로 내려가 쉬라고 이야기한다. 며칠 후 글렌가리프*에 도착해 짐을 풀어보니, 골프 클럽뿐만 아니라 침실 카펫, 가스 회사 직원의 작업 도구, 장식용 꽃병 두 개, 카드 테이블까지, 면도기만 빼고 집 안의 눈에 띄는 모든 물건이 가방에 들어가 있는 것을 발견한다. 결국 당신은 온갖 잡동사니를 집으로 가져오려면 새 가죽 가방을 사야 해서 코크**에 7파운드나 보내야 한다.

두번째 대목: 자기 신발 굽을 스스로 가는 남자

꽤 순진하게 당신은 요즘 나오는 신발에 대해 불평을 한다. 당신은 얼굴을 찡그리며 굽이 나간 신발을 보여주면서 "내일 받아야 합니다"라고 힘없는 목소리로 말한다. 이 나쁜 놈은 이처럼 수동적인 당신의 태도에 당황해하며 당신을 안락의자에 앉히고, 신발을 들고 부엌방으

• Glengariff. 아일랜드 남서부 지역의 작은 마을.
•• Cork. 아일랜드 남서부 지역의 도시.

로 사라진다. 그는 금세 돌아와서는 신발을 내밀며 "새 신발이 됐다"고 말한다. 처음으로 당신은 그의 신발을 보고는 그의 발이 왜 기형인지 바로 깨닫는다. 당신은 죽마를 탄 것처럼 절름거리며 집으로 돌아온다. 양쪽 신발에는 셸락*, 톱밥, 시멘트로 만들어진 2.5센티미터 정도 두께의 슬라브가 못질되어 있다.

다 외웠나? 페어리 퀸**은 아니지만 우리의 목적 달성에는 충분하다. 한시간 후에 첫번째 대목을 다시 외워보자. 앉아서 5분간 외운 후 암송을 준비하듯이(암송을 해야 한다) 몇 번씩 다시 읽는다. 5분이 다 지나면 간식을 먹거나 하며 잠시 쉰 뒤 두번째 대목으로 돌아오자. 이번에는 다시 외우는 것이 아니라, 스스로를 테스트해본다. 보지 말고 기억할 수 있는 만큼 적어본다. 열 단어도 좋고, 세 문장이면 더 좋다. 다시 보지 말고 옆에 둔다.

다음 날 두 대목 모두를 얼마나 잘 외우고 있는지 스스로 테스트해본다. 예를 들어, 5분 정도 각 대목을 최대한 많이 기억해본다.

자, 어떤 대목을 더 많이 기억했는가?

기억해낸 단어와 대목을 눈대중으로 세본다. 아마도 두번째 대목을 훨씬 많이 기억해냈을 것이다.

바로 이 방법이 현재는 퍼듀 대학에 있는 심리학자 카피크-뢰디거 연구팀이 지난 10년간 진행한 연구에서 활용한 방법이다. 그들은 산문, 짝

• Shellac. 니스를 만드는 데 쓰이는 천연수지.
•• 「The Faerie Queene」. 에드먼드 스펜서(Edmund Spenser)의 우의적(寓意的) 서사시.

을 맞춘 단어, 과학이나 의학 주제 등 폭넓은 재료를 활용해 모든 연령대의 학생들을 반복적으로 테스트했다. 셀프 테스트 효과를 명확히 보기 위해 연구팀의 실험 중 하나를 간단히 살펴보자. 2006년 카피크–뢰디거 연구팀은 120명의 학부생을 모집해 과학에 관한 글을 공부하도록 했다. 하나는 태양, 다른 하나는 해달에 관한 내용이었다.[11] 학생들은 각각 7분 동안 두 글을 두 번씩 외웠다. 하나씩 7분 동안 외운 뒤, 다음 7분간은 보지 않고 외운 내용을 최대한 많이 적었다(우리가 방금 오놀런의 글로 해본 것처럼 '테스트'를 한 것이다). 그리고 나서 각 학생들은 해달이든, 태양이든 한 가지 글을 두 번씩 공부했다. 다른 그룹은 자유 연상 테스트 후 한 번씩만 봤다.

　카피크와 뢰디거는 학생들을 세 그룹으로 나눴다. 한 그룹은 공부하고 5분 후, 다른 그룹은 이틀 후, 나머지 그룹은 일주일 후에 테스트를 받았다. 그 결과는 아래 그래프로 확인할 수 있다.

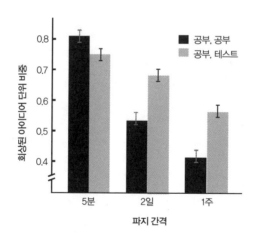

이 실험에서 두 가지 중요한 점을 알 수 있다. 먼저, 카피크와 뢰디거는 학생들에게 두 가지 글을 공부하는 데 동일한 시간을 주었다. 두번째는 정말 중요할 때인 일주일 후 시험 결과를 보면 '테스팅'으로 시험을 준비하는 것이 '공부'로 준비하는 것보다 훨씬 효과가 높았다는 점이다. 간단히 말해, '테스팅=공부'라는 공식은 성립되지 않는다. 테스트를 늦추면, '테스팅>공부'의 효과가 큼을 확인할 수 있다.

"아무도 발견하지 못한 것을 우리가 발견한 걸까요? 그렇지 않습니다"라고 뢰디거 박사는 내게 말했다. 다른 심리학자, 특히 치즈코 이자와 Chizuko Izawa는 스탠퍼드 대학에서 1960년대와 1970년대에 비슷한 효과를 증명한 바 있다. "사람들은 시험의 효과를 알아차리고 열광했습니다. 우리 연구에서는 이전과 다른 재료인 산문 구절을 활용했습니다. 바로 그점이 사람들의 관심을 끈 것 같습니다. 이를 통해 우리는 시험 효과가 실제 교육 현장에도 적용될 수 있으며, 그 효과가 얼마나 강력할 수 있는지 보여주었습니다. 그때부터 이 분야 연구는 본격화됐습니다."

실험과 이론 양쪽에서 학습과학에 상당한 연구로 기여한 뢰디거 박사는 이 분야의 살아 있는 역사가가 되었다. 2006년에 발표한 연구에서 그와 카피크는 (간격, 반복 스터디, 맥락 등) 모든 유형의 파지에 대한 지난 100년간의 실험에 맞먹는 방대한 실험을 분석해, 시험이 강력하고 일관된 '오염'을 일으켜 망각을 둔화시키는 '시험 효과'가 항상 존재해왔음을 밝혀냈다.[12] 사실 모든 유형의 학습을 측정하기 위해서는 결국 시험을 거칠 수밖에 없다. 하지만 시험을 측정 목적으로만 사용하면 시험을 통해 추가 학습이 이루어진 사실을 놓치게 된다. 체육시간에 팔굽혀펴기 시합을 하면, 시합 동안 근육이 추가로 발달하는 것처럼, 시험을 보면 기억의 근육이 강해진다.

시험이라는 단어는 학습과학과 전혀 무관한 듯 무겁게 느껴진다. 수십 년간 교육가들과 전문가들은 표준화된 시험의 가치를 두고 논쟁을 벌여왔다. 표준화된 시험을 늘려야 한다는 2001년 부시 대통령의 교육 개혁 추진으로 이 논쟁은 더욱 격화됐다. 많은 교사가 "시험을 위해 가르쳐야 하는" 현실 때문에 아이들과 해당 과목에 대해 충분히 탐험하기 어려운 현실에 불만을 토로한다. 일부는 표준화된 시험은 다양한 창조적 사고를 무시한 불완전한 형태의 측정 도구라고 공격한다. 카피크와 뢰디거의 연구와 무관한 이 논쟁 때문에 그들의 연구 결과는 정규 교육 과정에 적용되지 못했다. "교사들은 '시험'이라는 단어를 들으면, 시험에 내포된 온갖 부정적인 의미와 부담 때문에 '더 많은 시험은 필요 없습니다. 시험을 줄여야 합니다'라고 말한다"고 UCLA의 로버트 비요크 교수는 내게 말했다.

교사들의 이러한 저항을 완화하기 위한 노력의 일환으로, 연구원들은 테스트를 '인출 연습'이라고 부르기 시작했다. 인출 연습이라는 명명은 이론적인 이유에서도 합당하다. (일단 내용에 익숙해진 후에는) 그냥 공부하는 것보다 셀프 테스트가 더 효과적이라면 거기에는 분명 이유가 있을 것이다. 비요크의 적절한 난이도 법칙을 그대로 따라보자. 뇌가 학습한 텍스트, 이름, 공식, 기술 등을 인출할 때는 정보를 다시 보거나 다시 공부하는 것과 다른 더 어려운 과업을 수행하게 된다. 추가로 들어가는 노력으로 인해 저장력과 인출이 심화되는 것이다. 단지 복습을 해서가 아니라, 인출을 했기 때문에 팩트나 기술에 더 통달하게 되는 것이다.

뢰디거는 한발 더 나아간다. 그의 주장에 따르면, 우리가 성공적으로 어떤 사실을 인출하면 우리는 그 기억을 과거와 다른 방식으로 재저장하게 된다. 이를 통해 저장 수준이 올라갈 뿐 아니라 해당 기억 자체에 새로운, 다른 연결고리가 생긴다. 이제는 거기에 우리가 인출했다는 사실과 관련된 다른 팩트도 연결되어 있다. 해당 기억을 저장하고 있는 세포의 네트워크 자체도 변경되는 것이다. 기억을 인출해서 쓰는 것 자체로 우리가 예상하지 못한 방식으로 기억이 바뀌는 것이다.

그리고 이 사실이 시험에 관한 연구를 의외의 방향으로 흘러가게 한다.

· · ·

아직 아무것도 공부하지 않은 상태인 새학기 첫날, 그 수업의 기말 시험지를 어쩌다 손에 넣었다면 어떻게 될까? 선생님이 실수로 이메일을 잘못 보냈다고 상상해보자. 백지 상태에서 시험을 봐도 도움이 될까? 나중에 그게 학기 말에 시험을 준비하는 데 도움이 될까?

물론 그렇다. 당신은 시험 문제를 꼼꼼히 읽어볼 것이다. 그러면 어디에 주의를 기울여야 할지, 노트에서 어떤 부분을 공부해야 할지 알게 될 것이다. 특정 문제에 관해 선생님이 언급할 때마다 귀가 번쩍 뜨일 것이다. 철저한 성격이라면, 코스가 끝나기 전에 기말시험 문제의 모든 질문에 대한 정답을 기억할 것이다. 기말시험 날, 맨 먼저 시험지를 제출하고 여유롭게 A⁺를 받을 것이다.

만약 학기 첫날 봤던 내용이 다 포함되긴 하지만 기말시험과 100퍼센트 일치하지 않는다면 어떻게 될까? 분명 시험을 망칠 것이다. 어쩌면 이

해되는 문제가 하나도 없을 수도 있다. 하지만 시험이 어떤 것인지 배운 경험을 통해 나머지 학기중의 공부 방식을 바꾸게 될 것이다.

여기에 착안한 것이 바로 시험 효과 순서를 바꾼 프리테스팅pretesting이다. 뢰디거, 카피크, 비요크, 코넬과 같은 심리학자들은 일련의 실험을 통해 일부 여건하에서 성공하지 못한 인출 시도(즉, 오답)는 무작위적인 실패가 아니며, 그러한 시도 자체가 문제가 담고 있는 정보를 생각하고 저장하는 방식 자체를 바꾼다는 것을 밝혀냈다. 일부 시험에서는, 특히 객관식 시험에서는 문제를 틀리는 과정에서도 학습이 발생한다는 것이다. 정답이 바로 제시되면 특히 더 그렇다.

즉, 틀린 답을 추측하면 나중에 해당 문제나 관련 문제를 맞힐 확률이 높아진다.

얼핏 생각하면 설마 그럴까 싶지만 사실이다. 잘 알지 못하는 주제에 대한 시험을 망치는 것은 효과적인 학습 전략이라기보다는 낙담과 실패의 길로 보일 수도 있다. 가장 좋은 방법은 스스로 시도해보는 것이다. 다른 테스트를 해보자. 자신이 잘 모르는 주제에 대해 짧은 테스트를 해보자. 예를 들어, 아프리카 나라들의 수도를 살펴보자. 아무 나라나 12개 고르고 오지선다형의 간단한 객관식 문제를 만들어달라고 친구에게 부탁한다. 각 질문마다 10초 안에 답을 한다. 답을 하고 나서는 친구에게 정답을 말해달라고 한다.

준비됐나? 휴대폰을 내려놓고, 컴퓨터를 끄고 시작해보자. 몇 가지 예를 들어보겠다.

보츠와나:

- 가보로네
- 다르에스살람
- 하르게이사
- 오란
- 자리아

  (정답: 가보로네)

가나:

- 우암보
- 베닌
- 아크라
- 마푸토
- 쿠마시

  (정답: 아크라)

레소토:

- 루사카
- 주바
- 마세루
- 코토누
- 은자메나

(정답: 마세루)

　이런 식으로. 방금 여러분은 추측으로 답을 했을 것이다. 나와 비슷했다면, 대부분 틀렸을 것이다. 시험을 보면서 12개의 수도에 대한 지식이 늘어났는가? 물론 그렇다. 친구는 각 질문 후에 정답을 알려주었다. 지금까지는 별로 놀랄 거리가 없다.

　아직 끝나지 않았다. 실험 1단계인 예비 테스트였다. 2단계에서는 전통적인 방식의 공부를 해보자. 이를 위해 생경한 나라 12개를 더 고르고 정답도 옆에 적은 다음 앉아서 기억해보라. 나이지리아-아부자, 에리트레아-아스마라, 감비아-반줄. 아까 객관식 시험을 볼 때와 같이 2분 동안 수도 이름을 외우자. 이제 실험은 끝났다.

　사실상 24개국의 수도를 공부한 셈이다. 처음 12개 국가의 수도는 오지선다형 객관식 문제 형태로 예비 테스트를 받았고, 나머지 12개국의 수도는 전통적인 방법인 외우기로 습득했다. 이제 우리는 이 두 가지 다른 방식으로 습득한 지식을 비교해보려고 한다.

　내일 오지선다형 객관식 형태로 오늘 외운 24개 나라의 수도를 테스트하고 결과를 비교해보라. 대부분의 경우는 먼저 답을 추측해보고 정답을 들으며 외운 나라들을 10~20퍼센트 더 많이 기억할 것이다. 이 분야의 표현 방식을 사용하자면 "성공적이지 못한 저장 시도가 학습을 증진시켰고 후속 테스트에서 저장 시도의 성공 가능성을 높인 것"이다.

　알기 쉽게 풀자면, 머릿속으로 추측하는 행위는 단순히 외우는 것과 다른, 더 많은 노력이 드는 방식으로 정답을 깊이 각인시킨다. 더 간단하게 이야기하자면, 일반적인 공부 방식이 하지 못하는 다른 방식으로 정보를 저장한다.

왜일까? 아무도 확실히 알지 못한다. 한 가지 가능한 설명은 예비시험이 일종의 적절한 난이도를 구현해준다는 것이다. 바로 공부하는 것보다 추측하는 것은 조금 더 힘들다. 또는 틀리게 추측함으로써 유창성 착각이 제거되어 단지 보거나 공부했다는 이유만으로 에리트레아의 수도를 안다고 착각하지 않도록 만드는 것일 수도 있다. 세번째 가능한 설명은 단순히 외우는 방식으로는 정답만 확인할 뿐 배제해야 할 틀린 네 개의 오답은 보지 못하고 시험을 보게 되기 때문일지도 모른다. "그냥 공부하면 호주의 수도는 캔버라. 쉬워 보인다"고 비요크 박사는 말한다. 하지만 막상 시험을 보면 다른 선택지도 보인다. 시드니, 멜버른, 애들레이드와 같은 다른 선택지를 보면 갑자기 확신이 없어진다. 정답만 공부하면, 머리에 떠오르거나 시험에 나올 다른 선택지들을 인식하지 못하게 된다.

"테스트는 추가적인 것을 제공한다. 바로 선생님이 손에 쥐고 있는 다른 패다. 틀린 답을 한다 해도 후속 학습을 증진하는 효과가 있는 것 같다"고 비요크는 덧붙였다. "시험은 어떻게든 우리가 알아야 할 재료에 대한 사고를 조정해주기 때문이다."

배우는 입장이나 가르치는 입장 모두에게 유익한 정보가 아닐 수 없다. 교사로서 원하는 만큼의 팩트나 개념을 가르칠 수는 있다. 하지만 궁극적으로 달성해야 할 목표는 학생들이 학습한 내용을 어떻게 생각하고, 머릿속에서 어떻게 정리하고, 무엇이 중요하고 덜 중요한지 판단하는 데 배운 팩트나 개념을 적용하도록 하는 것이다. 엘리자베스 비요크는 바로

이 때문에 예비시험이 후속 학습을 증진한다고 보았다. 예비시험을 본 학생들은 나중에 중요한 개념이 나오면 그것이 중요한 내용이라는 것을 알아차린다는 것이다. 이를 밝혀내기 위해, 비요크는 자신의 학생들을 대상으로 예비시험 실험을 하기로 결심한다.

UCLA 교수인 비요크는 자신의 심리학 100B 수업을 활용해 소규모 실험을 시작했다. 수업 첫날 예비시험 전체를 보여주진 않았다. "시범 연구로, 3개의 강의에서 예비시험을 내기로 했어요. 학생들은 각 강의 시작 전날이나 이틀 전날 예비시험을 보게 됩니다. 예비시험을 통해 학생들이 나중에 학습 내용을 더 잘 기억하는지 보고 싶었죠."[13]

비요크 교수와 박사 후 과정을 밟고 있던 니컬러스 소더스트롬Nicholas Soderstrom은 40개의 객관식 질문으로 구성된 짧은 예비시험을 고안했다. 그러고는 각각 세 개의 강의 후에 학습한 내용을 누적해 시험을 냈다. 학생들이 예비시험에는 안 나왔지만 강의에는 나왔던 내용보다 예비시험으로 다뤘던 것들을 정말 더 잘 이해하고 더 오래 기억하느냐가 연구팀이 밝혀내고자 한 핵심 질문이었다. 이를 위해, 연구팀은 기말고사에서 기발한 방법을 사용했다. 연구팀은 예비시험과 관련된 내용과 무관한 내용, 두 가지 유형의 질문으로 시험지를 채웠다. "예비시험이 도움이 된다면, 예비시험과 관련된 문제의 정답률이 더 높을 것입니다"라고 비요크는 말했다. 이는 앞서 우리가 했던 아프리카 국가 수도 테스트와 비슷하다. 처음 12개 국가는 '예비시험'을 본 것이고, 나머지 12개 국가는 일반적인 방법으로 공부했다. 첫번째와 두번째 그룹의 수도에 대한 정답률을 비교함으로써 우리는 예비시험이 효과가 있는지 판단할 수 있었다.

비요크와 소더스트롬은 예비시험을 본 내용과 예비시험에서 다루지 않은 내용에 관한 정답률을 비교했다. 예비시험과 관련된 질문들은 문구만 달리했지 정답은 거의 같았다. 최종 시험에 나온 예비시험과 관련된 시험 문제 몇 개를 살펴보자.

과학적 설명으로 맞는 것은?

    a. 다른 유형의 설명보다 경험적 관찰로 증명되기 어렵다.

    b. 믿을 수 있는 출처나 권위자로부터 나온 것은 받아들여진다.

    c. 잠정적으로만 받아들여진다.

    d. 과학적 설명과 일치하지 않는 증거가 나올 경우, 그 증거에 의문이 제기된다.

    e. 위의 설명은 모두 맞다.

신념에 기반한 설명으로 맞는 것은?

    a. 다른 유형의 설명에 비해 경험적 관찰로 검증될 수 있다.

    b. 믿을 만한 출처나 권위자로부터 나온 것이기 때문에 받아들여진다.

    c. 절대적 사실인 것으로 간주된다.

    d. 믿음에 근거한 설명과 일치하지 않는 증거가 나왔을 경우, 그 믿음에 의문이 제기된다.

    e. b와 c

학생들은 예비시험을 망치고 하루이틀 뒤 관련 강의를 들으며 예비시험에 나왔던 문제에 대한 정답을 얻는다. 예비시험은 신속한 피드백을 받을 때 가장 효과적이다(아프리카 수도 테스트를 할 때 친구가 즉시 정답을 말해준 것처럼).

망친 시험이 나중에 기억하는 내용에 영향을 줄까? 예비시험에 나왔던 문제들을 다룬 수업 내용이 포함된 재시험을 보면 그 답을 알 수 있을 것이다. 비요크와 소더스트롬은 세 강의에 대한 예비시험을 보고 2주 뒤 재시험을 보았고, 오지선다형 객관식 형태를 그대로 유지했다. 다시 말하지만, 재시험의 일부는 예비시험에 나왔던 내용이고, 일부는 나오지 않은 문제들이었다. 결과는? 성공이었다. 비요크의 심리학 100B 과목에서 예비시험에 관련되지 않은 내용에 비해 관련된 내용에서 학생들의 점수가 10퍼센트 더 높았다. 슬램 덩크 수준은 아니었지만 첫 시도치고 그다지 나쁘지 않았다. "결과를 보고 판단컨대, 예비시험을 통해 미리 강의에서 다뤄질 정보를 습득한 학생들은 향후 기말고사에 관련 문제가 나왔을 때 문제를 더 잘 풀었다." 예비시험을 망쳐도, 학생들은 앞으로 듣게 될 수업에서 사용될 어휘나 중요한 질문이나 개념에 대한 감을 잡게 된다고 비요크 박사는 말했다.

예비시험은 완전히 새로운 개념이 아니다. 그 효과를 확실히 알 수는 없지만 친숙도를 높이기 위해 모두들 한번쯤 모의고사를 본 적이 있다. 어른들이 MCAT ^{의과대학 입학시험}, GMAT ^{경영대학원 입학시험}, LSAT ^{로스쿨 입학시험} 모의고사를 보는 것처럼 아이들은 SAT^{미국 수학능력시험} 시험을 몇 년간 연습한다. 하지만 SAT와 같은 시험은 기본 지식을 점검한다. 따라서 모의고사를 치는 주된 목적은 초조함을 줄이고 시험 형식과 시간 안배에 대한 감을 얻기 위해서다. 비요크, 뢰디거, 코넬, 카피크가 내놓은 심리학자들의 연구는 다르다. 그들이 실험한 시험 효과(사전·사후 시험)는 기초 화학, 성서 해석, 음악 이론 등 특수 지식의 기반이 되는 개념, 용어, 어휘 등을 습득할 때 적용된다.

학교에서 시험은 시험이다. 그 사실은 근본적으로 변하지 않을 것이다. 변하는 것은 시험에 대한 우리의 인식이다. 먼저, 암송을 연구한 컬럼비아 대학의 게이츠 박사 덕분에 시험이 최소한 추가적 공부와 동일한 효과를 낸다는 사실을 추론할 수 있게 되었다. 문제를 풂으로써 무엇을 기억하는지 측정할 뿐 아니라 전반적인 파지가 증가된다. 다양한 학문적 주제에서 시험은 공부를 추가로 하는 것보다 더 효과적임이 입증됐고, 이는 음악·무용 등 기억에 의존해 재연하는 형태의 것들에도 적용됨이 밝혀졌다. 이제 우리는 시험을 망치더라도 그를 통해 후속 학습이 증진된다는 것을 이해하기 시작했다.

교사나 교수들이 학기 첫날 '예비 기말고사'를 치르는 날이 올까? 대답하기 어렵다. 아랍어나 중국어 등 외국어 수업 첫날 예비 기말고사를 치르는 건 헛수고일지 모른다. 표기법, 기호, 알파벳 등이 완전히 외계어이기 때문이다. 내 생각에 예비시험은 학생들이 이미 기초 언어를 이해하고 있는 인문학이나 사회과학 분야에서 더 유용할 것 같다. 비요크 박사는 "지금 시점에서 예비시험의 이상적인 적용 방법은 알 수 없으며, 아직도 이는 매우 새로운 분야다"라고 말했다.

게다가 이 책에서 우리의 주된 관심사는 시간을 활용해 스스로 무엇을 할 수 있는지 밝혀내는 것이다. 비요크 부부, 뢰디거 박사 등 인출 연습의 한계를 확장하고 있는 과학자들과 대화를 나눠보고 나서 내가 내린 결론은 시험, 암송, 셀프 테스트, 예비시험 등 어떻게 불리는 형태의 시험이든 이는 단순히 지식을 측정하는 방법 이상의 의미를 갖고 있으며, 아주 강력한 학습 기술임에 틀림없어 보인다는 점이다. 이 기법은 '시험에 약하다'는 생각을 하게 만드는 유창성의 함정을 쳐부수며, 공부시간의 가치를 확대시킨다. 또한 예비시험의 경우에는 특정 주제에 어떻게 접근해야 하는지에 대한 학습 방향을 사전에 상세히 제시한다.

시험에 공포를 느끼고, 시험 때문에 자기혐오를 느끼는 사람이 너무 많아 위에서 열거한 시험에 대한 새로운 정의가 쉽게 다가오지 않을 것이다. 시험에 관한 부정적인 인식이 너무 많다. 이때 한 가지 도움이 될 만한 방법은, 시험을 테스트를 적용해보는 다양한 유형 중 하나로 여기는 것이다. 위대한 아르헨티나 작가 호르헤 루이스 보르헤스가 소설 쓰기에 대해 한 말이 떠오른다. "장편을 쓴다는 것은 몇 분 안에 완벽하게 설명할 수 있는 생각을 500페이지로 늘리는 힘든 고역이며 배를 곯게 되는 어리석은 일이다. 그러니 장편소설이 이미 존재한다고 가정하고 요약, 논평을 쓴다고 생각하며 집필하는 편이 낫다."[14]

책이 이미 있다고 생각하라. 이미 알고 있다고 생각하라. 이미 사비카스* 곡을 연주할 수 있다고, 이미 성 크리스핀 연설을 다 흡수했다고, 이미 철학적 논리를 정복했다고 생각하자. 그 분야의 전문가인 척하고 요약한다고 생각하자. '척'하면서 연습하라. 전문가인 척하고 이미 알고 있

* Sabicas. 플라멩코 작곡가.

는 것을 살펴보는 양하는 것, 그것이 셀프 테스트의 핵심이다. 역사 교과서 챕터 끝에 있는 '요약 질문'을 미리 보는 것도 잘하는 것이지만 셀프 테스트의 효과는 그보다 훨씬 크다. 셀프 테스트는 집에서도 할 수 있다. 내 경험을 예로 들면 기타를 배울 때 악보 몇 소절을 천천히 열심히 공들여 습득한 뒤, 몇 번 반복하며 기억에 의존해 혼자 쳐본다. 어려운 과학 논문을 읽을 때는 두 번 정도 본 뒤 논문을 내려놓고 다른 사람에게 논문의 내용을 설명해본다. 아무도 듣는 사람이 없다면, 듣는 사람이 있다고 가정하고 그렇게 해본다. 큰 소리로 최대한 노력해 논문의 중심 내용을 인용해본다. 많은 교사에 따르면 다른 사람에게 명확하게 전달해봐야 내가 특정 주제에 대해 정확히 알고 있는지 아닌지 알 수 있다고 한다. "이제 동생, 남편이나 부인, 딸에게 공부한 내용을 설명해보자." 또 필요할 때는, 내가 기억하는 내용을 최대한 논리정연하고 간명하게 적어본다.

기억하라. 배운 내용을 스스로에게 또는 다른 사람들에게 설명해보는 것은 셀프 테스트와 같을 뿐 아니라 의자에 엉덩이를 붙이고 앉아서 개요를 보는 것보다 20~30퍼센트 더 효과적인 강력한 학습 방법이다. 더군다나 이 방법은 자신이 모르는 부분이 어딘지, 어느 부분에서 헷갈려하는지, 어떤 것을 잊어버렸는지 빠르게 보여줌으로써 유창성 착각도 제거한다.

최고의 무기인 것이다.

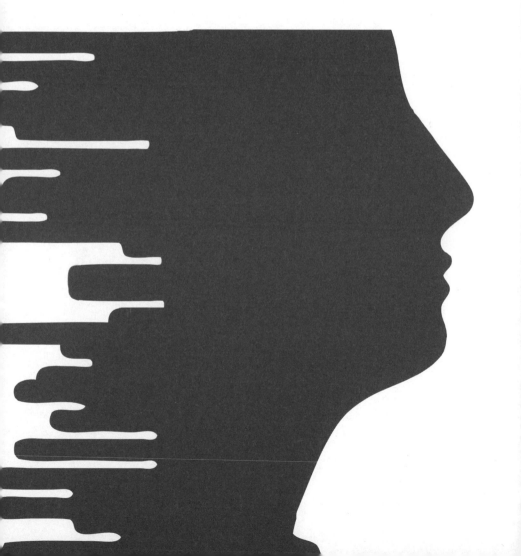

3부

문제 해결

주의산만의 이점

인큐베이션의 역할

우리는 학교에서 시험만 보는 것이 아니다. 그에 못지않은 '심리적' 시험도 겪게 된다. 복도에서 나를 무시하고 지나치는 친구, 운동장에서 벌어지는 싸움판, 상처를 주는 험담, 낮은 시험 점수, 맛없는 학교 급식 등. 하지만 많은 경우 가장 큰 트라우마를 남기는 경험은 남들 앞에 서서 발표하는 경험일 것이다. 블랙홀, 프랑스 레지스탕스, 필트다운인*에 관한 발표를 해야 하는 상황에 처하면 인생에 빨리 감기 버튼이 있으면 얼마나 좋을까 하는 상상마저 하게 된다. 자랑은 아니지만, 나는 '발표를 두려워하는 클럽'의 창립 멤버쯤 된다. 어릴 때 발표하려고 입을 떼면, 귓속말을 하는 것처럼 개미 기어가는 목소리가 나

---

* Piltdown Man. 1912년 영국 이스트서식스의 필트다운에서 발견된 두개골로, 가장 오래된 인류 두개골이란 주장이 제기됐지만 나중에 조작으로 판명났다.

왔다.

어른이 됐으니 무대 공포는 진작 졸업한 줄 알았다. 그러다 2011년 겨울 어느 날 아침 뉴욕 외곽의 한 중학교에서 20명에서 30명가량의 1학년 학생들을 대상으로 내가 쓴 추리소설에 대한 강연을 하게 됐다. 아동 독자를 대상으로 한 추리소설이었는데, 기초 대수 문제가 추리의 단서였다. 학교에 도착하자 교직원이 나를 큰 강당으로 안내한 뒤 시청각 기기, 컴퓨터 연결, 파워포인트 등이 필요한지 물었다. 나는 괜찮다고 대답했다. 사실은 발표 준비조차 하지 않은 채였다. 글쓰기에 대한 질문이 있으면 답할 요량으로 별 준비 없이 책 두 권을 겨드랑이에 끼고 왔던 것이다. 그런데…… 교사들은 아이들을 줄세워 강당을 채우기 시작했고, 강당은 빠른 속도로 가득 찼다. 딱 보니 학교 전체 행사였다.

나는 기절할 것만 같은 기분을 억누르느라 힘들었다. 준비가 안 됐다고, 착오가 있었던 것 같다고 사과하고 연단에서 내려올까 하는 생각도 했다. 하지만 너무 늦어버렸다. 학생들은 모두 자리에 앉았고, 갑자기 학교 사서가 연단에 올라 한 손을 들더니 정숙하라고 얘기했다. 사서는 나를 소개하고는 뒤로 물러섰다. 쇼 타임이었다…… 나는 다시 열한 살 때로 돌아갔다. 머리가 하얘졌다. 호기심 가득한 채로 기대에 충만한, 인내심 없는 아이들의 얼굴이 보였다. 뒷줄에 앉은 아이들은 벌써 꼼지락대기 시작했다.

시간을 벌 방법이나 마술 트릭 같은 게 필요했다.

하지만 둘 다 없었다. 우선 퍼즐로 강연을 시작하기로 마음먹었다. 내 머릿속에 떠오른 것은 7세기 아랍의 수학자들이 썼던 고대 퍼즐이었다.

근래에 들어서는, 직관적이지 않거나 뻔하지 않은 것들을 발견하는 창조적 문제 해결을 연구하기 위해 과학자들이 활용하는 퍼즐이다. 설명하기도 쉽고 누구나 쉽게 해볼 수 있어서 중학교 학생들이 충분히 해볼 만한 퍼즐이었다. 연단 뒤에 칠판이 있는 것을 발견하고, 칠판에 분필로 15센티미터씩 간격을 두고 6개의 울타리처럼 연필 6자루를 세워서 그렸다.

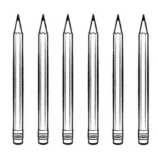

"아주 유명한 퍼즐인데요, 여러분 중에 풀 수 있는 사람이 있을 거라고 생각해요. 이 연필들을 활용해서 연필 하나가 각 정삼각형의 면이 되게 4개의 정삼각형을 만들어주세요." 나는 학생들에게 정삼각형은 모든 변의 길이가 같음을 상기시켜주었다.

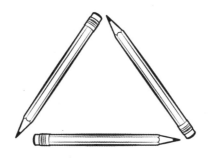

"자, 연필 6자루로 삼각형 4개 만들기. 쉽죠? 그럼, 시작해봅시다."

아이들이 꼼지락거리기를 멈췄다. 갑자기 모든 시선이 칠판에 고정됐다. 아이들의 뇌 회로가 작동하는 소리가 들리는 듯했다.

심리학자들은 이것을 통찰력 문제라고 부른다. 더 쉬운 말로 하자면 '아하!' 문제다. 왜? 보통 이런 문제들은 처음 생각해낸 해결 방법이 먹히지 않기 때문에 여러 가지 방법을 시도하게 되고, 아무런 진전이 없어서 몇 분간 천장을 바라보게 된다. 그러다가 방법을 바꿔보고 새로운 방법을 시도하다가 다시 교착 상태에 빠지고 완전히 새로운 방식을 시도했다가, 아하! 결국 실마리를 찾게 된다. 통찰력 문제는 말 그대로 문제를 바라보는 관점을 바꿔 새로운 방법으로 풀어야만 풀리는 수수께끼 같은 문제다. 이 문제를 푸는 능력이 지능지수나 창의력, 분석 능력과 연관 있는지에 대해서는 오랫동안 논쟁이 이어져오고 있다. 퍼즐을 잘 푸는 요령이 있다고 해서 수학, 화학, 영어를 잘하란 법은 없다. 그 논쟁은 차치하고, 나는 이런 방식으로 본다. 퍼즐을 잘 푸는 능력을 갖추고 있는 것이 나쁠 것은 없다. 작문이든 수학이든 경영이든 어떤 문제를 풀든 우리는 창의적인 방법을 필요로 한다. 문을 열어야 하는데 자주 쓰는 비밀번호를 아무리 입력해도 열리지 않으면 다른 비밀번호를 넣어보거나 다른 방법을 강구해야 한다.

아이들이 칠판을 보며 서로 귓속말을 하는 동안 나는 통찰력 문제에 관해 설명했다. 5분 정도 지나 몇몇 학생들이 칠판으로 나와 자기가 생각해낸 방법을 그렸지만 아무도 성공하지 못했다. 아이들이 그린 삼각형 안에는 더 작은 삼각형들이 그려져 있었지만 정삼각형은 아니었다. 모두들 열심이었지만, 아직 문은 열리지 않았다.

그때 아이들이, 특히 뒷자석에 앉은 아이들이 다시 꼼지락대기 시작했다. 수학을 미스터리로 만드는 내 트릭은 계속됐다. 가지고 있는 모든 정보를 활용했는지가 관건이다. 가장 바보 같아 보이는 아이디어들을 따라가야 한다. 가능하다면 문제를 작은 단위로 나눠봐야 한다. 나 자신이 〈피너츠〉에 나오는, 아무도 못 알아듣는 소리를 와와와와 늘어놓는 선생님이 된 것처럼 느껴졌다. 강당에 있는 학생들이 뇌 회로 작동을 멈추는 게 느껴지기 시작했다. 다른 트릭이 필요했다. 그래서 잘 알려진 다른 통찰력 문제를 칠판에 썼다.

SEQUENC_

"좋습니다, 잠시 쉬고 다른 퍼즐을 풀어봅시다. 이번에는 E자만 빼고 어떤 글자든 사용해서 글자 배열을 마무리하기만 하면 됩니다." 나는 말했다.

이 문제는 수학적인 냄새가 나지 않기 때문에 정삼각형 문제보다 더 쉽다(기하학적인 모양이나 숫자만 들어가면 아이들은 거부감을 느낀다. 스스로 수학에 약하다고 생각하거나, 남들에게 그런 소리를 많이 들었기 때문이다). SEQUENC_ 퍼즐은 대부분 해볼 만하다고 느낀다. 아이들의 참여를 유도하는 것뿐만 아니라 연필 문제 해결에도 도움을 주는 방향으로 더 깊이 끌어들이는 게 내 목적이었다. 관중석의 분위기가 금세 달라진 것을 느낄 수 있었다. 서로 앞다퉈 풀어보려는 움직임이 느껴졌다. 아이들이 이 문제만큼은 풀어볼 만하다고 느끼고 1등으로 풀고 싶어하는 것 같았다. 교사들도 독려했다.

집중하라. 상자 밖에서 생각하라. 흔히들 말한다.
조용, 뒤에 있는 학생들.
"집중하세요."

몇 분 후 앞줄에 앉은 여학생이 손을 들고 혹시 틀릴까봐 개미 기어가는 목소리로 답을 했다. 하지만 정답을 맞혔다. 학생에게 나와서 칠판에 답을 써보라고 했다. "뭐야" "말도 안돼. 그거야?"라는 탄성이 여기저기서 쏟아져나왔다. 바로 이런 것이 통찰력 문제라고 나는 학생들에게 말했다. 처음 떠오르는 아이디어를 제쳐두고 주어진 모든 상세 정보를 점검하고 더 넓게 생각해야 한다.

내 발표의 4분의 3이 진행되었을 즈음에도 연필 문제는 정복되지 않은 채 학생들을 비웃듯 칠판 위에 남아 있었다. 몇 가지 힌트가 있었지만 바로 주고 싶지는 않아 몇 분 더 기다리던 참이었다. 그때 주의가 산만해 보이던 뒤쪽에 앉은 남학생이 손을 들었다. "숫자 4하고 삼각형은요?" 종이에 도형을 들고 있었지만 내가 서 있는 자리에서는 무슨 말을 하는지 이해가 안 됐다. 그 남학생이 뭔가 알아냈구나 싶어서 연단으로 올라오라고 했다. 학생은 연단에 올라 칠판에 간단한 식을 적고서 나를 보더니 어깨를 으쓱해 보였다. 이상한 순간이었다. 학생들은 그 대답이 맞기를 바라는 것 같았다. 하지만 학생의 문제 풀이는 일반적으로 받아들여지는 것이 아니었다. 그 근방에도 가지 못했다. 그런데 문제가 풀렸다.

창의적 문제 해결에 대한 연구도 마찬가지다. 창의적 문제 해결에 대한 연구는 실험 중심으로 돌아가는 심리학계에서 낯선 것이었고, 연구의 결론도 집중하기 위해서는 주의를 산만하게 하는 것을 차단하고 '생각하라'는 기존의 조언에 배치되어 틀린 것처럼 보인다. 하지만 효과가 있다.

. . .

통찰력이란 결국 무엇인가? 문제 해결법은 언제 가장 잘 떠오르는가? 왜? 머릿속 엑스레이가 답을 찾아낼 때 어떤 일이 벌어지는가?

인간 역사에서 그러한 질문은 시인, 철학자, 종교인의 단골 문제였다. 플라톤에게 사고란 관찰과 논쟁 간의 역동적인 상호작용이었다. 플라톤은 이 상호작용이 형성하는 형形이나 이데아가 우리가 보고 듣고 지각하는 변화무쌍한 사물보다 실제 현실에 가깝다고 생각했다. 사물의 핵심 정의를 발견하고 그 관계를 밝혀내기 위해 아리스토텔레스는 여기에 한 가지 명제에서 다른 명제로 옮겨지는 논리의 언어를 추가했다(어치는 새다. 새는 깃털을 가지고 있다. 따라서 어치도 깃털이 있어야 한다). 아리스토텔레스는 과학적 연구의 기초인 연역법(첫번째 원칙에서 출발하는 하향식 논리)과 귀납법(면밀한 관찰을 기반으로 한 일반화를 통한 상향식 논리)이라는 용어를 만들어내기도 했다. 17세기에 데카르트는 창조적으로 문제를 해결하기 위해서는 감각을 뛰어넘어 심해에서 인어공주가 떠오르듯이 해답의 실마리가 있는 지적인 영역 내부로 들어가야 한다고 주장했다.

이런 주제들은 한밤에 기숙사 친구들과 나누는 논의거리가 될 수도 있고 지적 경합을 벌이는 박사 과정 학생들의 열띤 논의 주제가 될 수도 있다. 그러나 '진리'와 '본질'에 대한 일반 원칙과 논리 법칙을 기반으로 한 철학적 질문은 적분으로 씨름하는 학생이나 소프트웨어 문제를 해결하려는 엔지니어에겐 아무짝에도 쓸모가 없다.

적분이나 소프트웨어 문제 등은 보다 즉각적인 질문들로 우리가 매일 풀어야 하는 머릿속 실타래다. 문제를 풀다가 난관에 부딪힐 때, 그리고 난관에서 벗어날 때 뇌에서는 무슨 일이 일어나는가? 어려운 문제를 해결하는 단계는 어떠하며, 결정적인 통찰력은 언제 어떻게 떠오르는가?

가장 핵심이 되는 문제를 풀기 위해 연구에 착수한 사람은 영국의 지성이자 교육가인 그레이엄 월리스Graham Wallas로, 그는 사회 진보 이론과 런던 정경대LSE 공동 창립자로 알려진 인물이다. 1926년 말 월리스는 『사고의 기술The Art of Thought』을 발표했다.[1] 학습과 교육에 대한 단상을 장황하게 늘어놓은 이 책은 절반은 회고록 같고 절반은 선언문 같다. 책에서 월리스는 개인사를 털어놓으며 유명인사들과의 친분을 과시하기도 하고 좋아하는 시를 싣기도 했다. 라이벌 지성인들을 겨냥한 책이었다. 또한 역사상 유명한 과학자, 시인, 소설가, 다른 창의적 사상가에 대한 폭넓은 분석을 통해 그들이 어떻게 통찰력을 발휘하게 됐는지 기술했다.

월리스는 자신이 관찰한 바와 추측한 것을 기술하는 데 그치지 않았다. 그는 사상가들이 해결 방법을 찾아내는 단계를 누구나 활용할 수 있는 일종의 공식으로 도출하기로 한다. 당시에는 그런 단계를 서술한 용어도, 적합한 정의도 없었기 때문에 심리학자들은 가장 근본적인 인간의 능력에 대해 연구할 길이 없었다. 그 사실에 충격을 받은 월리스는 공통의 용어를 정립하기로 마음먹는다.

월리스가 인용하는 자료들은 상당히 흥미롭다. 예를 들어, 그는 푸크스 함수로 불리는 유형의 수식을 풀면서 겪었던 경험을 방대하게 기록한 프랑스 수학자 앙리 푸앵카레를 인용했다. "어려운 문제를 풀 때는 처음 시도에선 별 성과가 없다. 그런 경우엔 보통 길게든 짧게든 한숨 돌리고 나서 다시 새롭게 문제에 접근해야 한다. 처음 30분은 지난번처럼 아무 성과가 없지만 갑자기 결정적인 아이디어가 떠오른다."[2] 월리스는 또한 문제를 해결하려고 고군분투하다가 벽에 부딪히고서 어떻게 새로운 아이디어들이 샘솟았는지 기록한 독일 물리학자 헤르만 폰 헬름홀츠Hermann von Helmholtz도 인용했다. 헬름홀츠는 "좋은 아이디어들은 영감이 떠오르듯 아무런 노력도 없이 갑자기 찾아왔다"고 밝혔다. "적어도 내가 아는 한 마음이 지쳐 있을 때나 일하는 중에 결정적 아이디어가 떠오른 적은 단 한 번도 없었다. (…) 보통은 햇살 좋은 일요일, 낮은 언덕을 천천히 산책할 때 아이디어가 번득 떠올랐다"고 벨기에 심리학자 쥘리앵 바랑동크Julien Varendonck는 말했다.[3] 바랑동크는 일에 몰두한 뒤에 꾸는 백일몽에서 통찰력을 추적한다. "전의식前意識에 뭔가가 작용하고 있다. 읽고 있던 것을 잠시 멈추면 뭔가가 표면으로 떠오른다."

그 자체로서 특별히 유익하거나 새로운 이야기들은 아니다. 해당 분야의 전문지식이나 정확한 이해 없이 반복해서 읽다보면 운동선수들이 경기를 마치고 전하는 경기 소감처럼 들린다. "컨디션이 최고조였어요. 마치 모든 게 슬로모션으로 보이는 것 같았어요."

하지만 월리스는 유명 학자들이 기술한 내용의 기저에 어떤 구조가 있다는 것을 발견했다. 사상가들은 특정 문제를 풀다가 난관에 부딪혔을 때 잠시 중단했다. 그들은 열린 통로를 보지 못했다. 아이디어가 모두 고갈된 상태였다. 결정적인 통찰력은 그들이 골몰했던 문제들을 풀리지 않은 채 그대로 두고 의식적으로 생각하지 않을 때 불현듯 찾아왔다. 각각의 통찰 경험은 일련의 정신적 단계처럼 보였는데, 월리스는 이를 '통제 단계Stages of Control'라고 불렀다.

첫번째 단계는 '준비'다. 논리적인 문제든 창의적인 문제든 풀리지 않는 문제를 가지고 씨름하고서 몇 시간, 며칠 또는 그 이상 기다린다. 예를 들어, 푸앵카레는 푸크스 함수가 존재할 수 없다는 것을 증명하기 위해 보름 동안이나 씨름했다. 푸앵카레가 수학 전문가였으며, 본격적으로 증명에 착수하기 전에도 이미 오랫동안 문제를 풀려고 했다는 점을 고려하면 상당히 많은 시간이 소요된 것이다. "매일 책상에 앉아 한두 시간씩 여러 숫자의 조합을 시도해봤지만 아무 성과도 이루지 못했다"고 그는 썼다.[4] 준비 단계란 해결해야 할 특정 문제, 사용 가능한 단서, 주어진 지시 사항을 이해하는 것뿐 아니라 모든 아이디어가 소진될 때까지 그 문제와 씨름하는 것을 모두 포함한다. 다른 말로 하자면, 정체하는 것이 아니다. 오히려 궁지에 몰림으로써 준비 단계를 끝내게 되는 것이다.

두번째 단계는 '인큐베이션'으로, 문제를 제쳐둘 때 시작된다. 헬름홀츠의 경우, 오전에 일을 제쳐두고 일에 대한 생각을 의식적으로 덮어둔 채 숲에서 산책할 때 인큐베이션이 시작됐다. 다른 사상가들의 경우는 결정적 아이디어가 밤에, 식사하다가, 친구들과 놀던 중에 찾아왔음을 월리스는 발견했다.

이와 같은 정신적 기제의 일부는 분명히 활동을 쉬고 있는 시간에 일어나고, 이는 매우 중요한 과정이라는 것을 월리스는 알았다. 월리스는 독심술사가 아니라 심리학자였지만 어떤 일이 벌어지는지 추측해봤다. "일부 과정은 과거의 정보와 새로운 정보를 연합하는 방식으로 작동한다. 이 정보는 우리가 직접적으로 인지하지 못한 상태로 다시 조율되는 것 같다"고 월리스는 기술했다.[5] 즉, 마음은 오프라인 상태로 여러 조각들을 맞춰보고, 처음에는 활용하려 하지 않았던 것들을 시도해보며 문제를 해결하는 것이다. 이는 마치 주말에 문을 갈아끼우는 것과 같은 작업에 비유할 수 있다. 낡고 고장 난 문 손잡이를 새로 갈아끼우는 것이다. 쉬워 보이지만, 문제가 있다. 새로 끼운 경첩이 중심에서 비뚤어지고, 나사못과 걸쇠도 딱 안 맞는다. 새로 구멍을 내면 문을 망가뜨릴 테니 그러고 싶지는 않다. 이런저런 시도를 해봤지만 새로 구멍을 내는 것은 해결 방안이 아닌 것 같다. 그래서 포기하고 점심을 먹으러 갔는데 갑자기 아이디어가 떠오른다. 예전 경첩을 끼우고 나머지만 바꾸면 되겠는데? 내다버린 낡은 경첩이 쓰레기통에 아직 있다는 것이 떠오른다.

보통 이런 식이다. 월리스가 고안해낸 단계에서 인큐베이션에는 여러 구성 요소가 있다. 하나는 무의식이다. 우리는 인큐베이션이 작동하는지 스스로 인지하지 못한다. 다른 하나는 문제의 요소들이 조합됐다가 해체됐다가 다시 조합된다는 점이다(예를 들어 내가 중학생들에게 낸 연필 문제). 어느 시점엔가 처음에는 생각해내지 못한 삼각형의 특성 같은 '과거 정보'가 엮인다.

세번째 단계는 '일루미네이션illumination'이라고 불린다. 구름이 걷히면서 해결책이 갑자기 떠오르는 아하! 순간이다. 어떤 느낌인지 다들 알 것이다. 좋은 느낌이다. 푸크스 함수와 씨름하던 푸앵카레는 그의 비결을 알려주었다. "어느 날 저녁, 보통 때와 달리 블랙커피를 마셨더니 밤에 잠을 이루지 못했다. 아이디어가 구름처럼 떠오르더니 서로 충돌하다가 어느 순간, 말하자면 맞물리더니 안정적으로 결합했다. 그다음 날 아침 나는 그 결과를 적기만 하면 됐다."[6]

마지막 단계는 해결책이 통하는지 확인하는 검증이다.

월리스는 인큐베이션에 대한 정의를 정립했다는 데서 가장 크게 기여했다. 월리스는 인큐베이션 단계를 단지 뇌가 휴식을 취한 후, 새롭게 원기를 찾는 수동적인 단계로 보지 않고 강도는 약하지만 무의식적으로 문제 해결을 계속하는 단계로 생각했다. 마치 아무 생각 없이 퍼즐을 맞추듯 뇌는 어떤 것은 옆에 제쳐두고, 어떤 것들은 연결해보면서 개념과 아이디어들을 이렇게 저렇게 시도해본다. 다시 앉아서 퍼즐의 구석구석이 모두 채워져 남은 조각을 어떻게 맞추면 되는지 명확해질 때까지 우리는 이를 인지하지 못한다. 놓아버림으로써 어디로 갈지 어떻게 할지 의식적으로 명령하는 뇌가 작동하지 않게 되고 대신 무의식이 작동하면서 한발 더 나아가게 되는 것이다.

월리스는 인큐베이션 기간이 얼마나 되어야 하는지는 언급하지 않았다. 또한 산책, 낮잠, 뜀박질, 여기저기 술집을 옮겨다니며 노는 일, 독서, 요리 등 어떤 여가 활동이 가장 효과적인지도 언급하지 않았다. 그는 인큐베이션 동안 우리 뇌에서 어떤 일이 벌어지는지 과학적 용어로 설명하려고 시도하지도 않았다. 월리스의 목적은 연구 주제를 제시하는 것이 아니라 "현대 심리학의 축적된 지식이 사람들의 사고 과정을 개선하는 데 얼마나 유용할 수 있는지 밝혀내기 위해" 어휘를 정립하는 것이었다. 월리스는 그의 저서를 통해 "나보다 더 잘 밝혀내는" 사람들이 나왔으면 좋겠다는 겸손한 희망을 내비쳤다.[7]

더이상은 그도 몰랐다.

. . .

그 뒤를 따른 창의적 문제 해결에 대한 연구는 하얀 실험복을 입고 연구실에서 진행하는 일반적인 실험이 아니었다. 사실 초기에는 공작 수업에 가까웠다. 사람들이 어떻게 문제를 푸는지 정확하게 연구하기 위해서 심리학자들은 완전히 새로운 문제를 고안해내야 했다. 쉬운 일이 아니었다. 우리 대부분은 수수께끼, 농담, 재담, 수학 문제 등을 접하며 자란다. 어떤 문제를 풀 때 활용할 수 있는 이전 경험이 풍부하다. 순수하게 문제 해결 능력을 테스트하기 위해 과학자들은 완전히 다른 무언가, 이상적으로는 전혀 '학문적'이지 않은 무언가가 필요했다. 연구팀은 결국 집 안에서 흔히 볼 수 있는 물건을 활용하기로 한다. 그 결과, 그들의 실험실은 창고를 방불케 했다.

기발한 연구 중 하나가 바로 미시간 대학의 심리학자 노먼 마이어Norman Maier의 실험이었다. 마이어 교수는 결정적인 아이디어가 떠오르기 직전에 사람들의 머릿속에 어떤 작용이 일어나는지 밝혀내기로 결심한다. 1931년 실험에서 마이어 교수는 61명의 피험자를 모집해 큰 방에 모았다.[8] 방 안에는 각 피험자들이 쓸 수 있는 여러 개의 꺾쇠, 펜치, 쇠막대, 멀티 탭을 포함한 도구와 탁자, 의자가 있고 천장에는 두 개의 밧줄이 매달려 있었다. 하나는 방 중간에 있고 하나는 벽에서 4.5미터 떨어져 있었다. "밧줄 두 개를 묶는 것이 여러분이 풀어야 할 과제입니다." 피험자들은 양쪽 밧줄을 잡아서 묶는 것은 불가능하다는 것을 바로 알아차렸다. 두 밧줄이 닿기 어려울 만큼 멀리 떨어져 있었다. 마이어 교수는 방 안에 있는 물건을 자유자재로 사용해 두 밧줄을 묶어도 된다고 설명했다.

이 퍼즐은 4가지 방법으로 해결이 가능했다. 몇 가지 해결 방법은 다른 방법보다 더 뻔했다.

첫번째 방법은 밧줄 하나를 의자에 묶은 후 다른 쪽 밧줄로 걸어가는 것이다. 마이어는 이를 '쉬운' 해결책으로 분류했다. 마이어 교수는 다른 두 가지 해법은 조금 더 어렵다고 생각했다. 밧줄에 멀티 탭을 묶고 서로 닿을 수 있도록 길이를 늘이거나 쇠막대를 이용해 밧줄 하나를 다른 쪽으로 잡아당기는 방법이다. 네번째 방법은 방 중앙에 있는 밧줄을 추처럼 흔들어 벽에 가까워지면 잡는 것이다. 마이어는 네번째 방법이 가장 고차원적인 해법이라고 생각했다. (펜치 같은) 무거운 물건을 밧줄에 달아서 가장 멀리 흔들리게 해야만 가능했다.

10분이 지나자, 40퍼센트의 피험자가 아무 도움도 없이 4가지 해법을 모두 찾아냈다. 하지만 마이어는 몇 가지 해법은 찾아냈지만 가장 어려운 네번째 해법을 찾지 못한 60퍼센트에 관심을 기울였다. 10분을 넘기자, 그들은 당황해했다. 그들은 마이어 교수에게 더이상 아이디어가 없다고 말했고, 마이어 교수는 그들에게 쉬는 시간을 몇 분 주었다. 월리스식으로 표현하자면, 그들은 인큐베이션 단계에 접어들었다. 마이어는 바로 이 결정적인 단계에서 정확히 어떤 일이 벌어지는지 밝혀내고 싶었다. 마지막 해법은 통째로 갑자기 떠오르는가, 아니면 이전 아이디어에서 벗어나 단계별로 떠오르는가?

이를 위해, 마이어 교수는 궁지에 몰린 학생들을 네번째 해법 방향으로 직접 유도했다. 쉬는 시간이 끝난 후, 마이어 교수는 일어나 창문 쪽으로 걸어가 일부러 방 중앙의 밧줄을 살짝 스쳐 약간 흔들리도록 했다. 피험자들 모두가 이 장면을 잘 볼 수 있도록 신경썼다. 2분 안에 거의 모든 피험자들이 추를 만들었다.

실험이 끝나고 마이어 교수는 피험자들이 어떻게 네번째 해법을 생각해냈는지 물었다. 밧줄을 움직여야겠다는 생각이 희미하게 있었는데 마이어 교수의 힌트를 보자 완성된 아이디어가 떠올랐다고 대답했다. 해법은 단계별로 떠오른 것으로 보인다. 즉, 마이어 교수의 힌트가 '클릭'한 것이다. 사실 새로울 것이 없는 발견이다. 다들 겪어본 일이다. 어구의 빈칸을 채우는 퀴즈쇼 〈휠 오브 포춘〉*을 예로 들어보자. 한 글자 한 글자 풀리면서 정답에 가까워지면 어떤 단어가 되는지 단계별로 알게 된다.

새로울 것이 없지만, 몇 사람이 내놓은 대답은 연구한 보람이 있었다. 분명히 힌트가 있었는데도 대부분은 힌트 없이 번득 해법이 떠올랐다고 대답했다. "무거운 것을 밧줄에 달면 밧줄을 흔들 수 있다는 것을 그냥 깨달았어요"라고 그중 한 명이 말했다.[9] 물리시간에 배운 내용에서 착안했다고 대답한 사람도 있었다. 창피함을 감추려고 한 말일까? 마이어 교수

• Wheel of Fortune. 미국판 우리말 겨루기 쇼.

는 아닌 것 같다고 말한다. "문제의 해법에 대해 인식하는 것은 퍼즐에 숨겨진 숫자를 인식하는 것과 같다"고 그는 기술했다.[10] "해법이 떠오르는 갑작스러운 경험이 의식을 지배하기 때문에 힌트는 경험되지 않는다."[11] 다르게 표현하자면, 통찰력의 빛이 너무 강해, 그와 관련된 요소들을 가려버리는 것이다.

인큐베이션이 종종 거의 무의식적으로 일어난다는 것을 밝혀냈기 때문에 마이어 교수의 실험은 아직도 기억된다. 뇌는 단서를 찾아, 의식하지 않은 상태로 환경을 스캐닝한다. 물론 그 실험에서 힌트를 제공한 사람은 마이어 교수였다. 좋은 힌트였다. 하지만 여기서 우리는 인큐베이션 단계의 뇌는 추시계의 움직임, 창밖으로 보이는 흔들리는 물체, 자기 팔의 움직임 등 속한 환경 안에서 해법과 관련 있을지도 모르는 모든 정보에 민감하다는 것을 알 수 있다.

물론 우리 인생이 늘 힌트로 넘쳐나는 것은 아니다. 때문에 마이어 교수는 인큐베이션을 완벽하게 설명해내지는 못했다. 아무런 힌트 없이 눈을 감고, 지하 공부방이나 사무실 자리에 처박혀 있을 때도 사람들은 일상적으로 창의적인 해법을 떠올린다. 그렇다면 성공적인 인큐베이션에는 다른 요소도 있는 것이 분명하다. 어떤 것일까? 무대 뒤에서 일어나는 기제이기 때문에 사람들에게 직접 물어볼 수 없다. 쉽게 커튼을 젖힐 방법이 없다.

하지만 만약 과학자들이 미묘한 방식으로 피험자들이 창의적인 해법을 보지 못하도록 하면 어떻게 될까? 그러고는 방해물을 조심스럽게 제거해 해답을 찾을 가능성을 높일 수 있다면? 이 방법을 통해 베일에 가려진 인큐베이션 전개 양상에 대해 뭔가 밝힐 수 있을까? 그것이 가능하기는 할까?

카를 둔커Karl Duncker라는 젊은 독일 심리학자는 가능하다고 생각했다. 둔커는 마이어의 논문도 읽었는데, 창의적인 사고가 필요한 문제를 해결할 때 사람들이 어떻게 '실마리'를 얻는지 알고 싶었기 때문이다. 그의 논문에서 마이어 교수는 "문제의 해결책을 인식하는 것은 퍼즐로 된 그림에 숨겨진 숫자를 인식하는 것과 같다"고 결론지었다. 둔커는 그림 퍼즐에 익숙했다. 마이어 교수가 실험을 하는 동안 둔커는 베를린에서 게슈탈트 심리학(형태주의 심리학)의 창시자 중 한 명인 막스 베르트하이머Max Wertheimer의 지도를 받으며 공부하고 있었다. 게슈탈트Gestalt는 독일어로 '모양' 또는 '형태'를 의미하는데, 게슈탈트 이론에서는 사람들이 자극 하나하나를 인지하는 것이 아니라 물체, 아이디어, 패턴 등 유의미한 전체를 인지한다고 본다. 예를 들어, 세상의 시각적 이미지를 구성하기 위해서는, 즉 보기 위해서는, 뇌는 눈으로 들어오는 빛을 엮는 것 이상의 활동을 한다. 이는 다음과 같은 일련의 가정에 적용된다. "사물은 응집력이 있다." "사물 표면의 색깔은 통일되어 있다." "같이 움직이는 점은 같은 사물의 일부분이다." 어린 시절에 형성된 이 가정을 기반으로 우리는 사물을 인식한다. 예를 들어, 강렬한 햇빛 때문에 잠시 보이지 않아도 야구공을 인식하고, 덤불 속의 일부 움직임만 보고도 잃어버린 애완견을 찾는다. 뇌는 덤불 뒤의 형태를 '메우고', 이는 우리가 대상을 어떻게 인식하느냐에 영향을 미친다.

형태주의 심리학자들은 특정 퍼즐을 풀 때도 뇌가 비슷한 작동을 한다고 이론화했다. 즉, 뇌는 퍼즐의 일부를 전체로 인식하고 기존 가정을 기반으로 '내적 표상internal representation'을 구성한다. 예를 들어 내가 처음 연필 문제를 봤을 때, 나는 마치 종이 위에 그려진 것처럼 평평한 면의 정삼각형을 머릿속으로 그리고 나서 바로 이를 중심으로 나머지 연필을 바로 배열하기 시작했다. 평생 종이 위에서 기하학 문제를 풀었는데, 이 문제라고 다른 방식으로 할 이유가 없다고 생각했다. 나는 연필들도 종이 평면에 누워 있다고 가정했다. 이 '표상'은 어떻게 내가 가능한 해법을 강구하는 방법뿐만 아니라 내가 주어진 지시를 어떻게 해석할지도 결정했다. 많은 수수께끼가 이런 자동적인 선입관을 활용한다."(우리 할아버지 세대의 미간을 찌푸리게 한 유명한 실험이 있다. 보스턴에 있는 어떤 의사에겐 시카고에 살고 있는 의사 동생이 있었다. 하지만 시카고의 의사는 형제가 없었다. 어떻게 된 걸까? 대부분의 사람들은 의사는 당연히 남자일 거라 가정하고 그 정신적 표상에 따라 얽힌 가족관계를 떠올린다. 답은 물론, 보스턴에 있는 의사는 여자다.)

둔커 박사는 이와 같은 '정신적 표상', 즉 선입관이 문제 해결을 막는 것 아닐까 생각했다. 박스, 보드, 책, 펜치 같은 일상적 사물을 활용해 제거 가능한 빌트인 '커튼'으로 퍼즐을 만들었다는 점에서 그의 연구는 혁신적이라고 평가된다. 일명 '촛불 문제'라고 불리는 것이 가장 잘 알려져 있다. 연속 실험에서[12] 둔커 박사는 피험자들을 의자와 테이블이 있는 방에 들어가게 했다. 테이블 위에는 종이 클립, 종이, 테이프, 줄, 잡동사니로 가득 찬 작은 상자에 망치, 펜치가 놓여 있었다. 다른 상자에는 각각 압정, 생일 케이크에 쓰는 작은 초, 단추, 성냥이 들어 있었다. 10분 안에 테이블 위에 있는 도구 중 뭐든지 활용해 눈높이에 맞게 양초 세 개를 문에 달아 양초에 불을 붙이는 것이 피험자에게 주어진 과제였다.

대부분은 압정이나 테이프를 이용해 양초를 문에 고정시키는 방법을 시도해보다가 난관에 봉착했다. 하지만 한 가지만 바꿨더니 성공률이 치솟았다. 상자에서 압정, 성냥 등 내용물을 밖으로 꺼내놓은 것이다. 피험자들은 빈 상자를 보고는 이를 압정으로 고정해 작은 거치대로 만들어 양초를 설치할 수 있다는 것을 깨닫는다. 그 밖에 지시사항이나 사용할 수 있는 물건 등은 조금도 바꾸지 않았다. 둔커는 상자를 비우는 것만으로 피험자들의 정신적 표상을 바꾼 것이다. 빈 상자는 다른 물건을 담고 있는, 풀어야 할 문제의 부수적인 물건이 아니라 해법에 직접 쓸 수 있는 물건으로 인식된 것이다. 둔커의 말로 표현하면, 상자가 물건으로 가득 차 있을 때는 피험자들이 "기능적으로 고정"되어 있었다. 마치 피험자들이 상자를 전혀 보지 못한 것처럼 말이다.

고정된 시각은 우리가 맞닥뜨리는 많은 문제에 대한 우리의 인식에 영향을 미친다. 손에 쥐고 있는 열쇠로 충분히 할 수 있는데도 소포를 열려고 가위를 찾느라 서랍을 뒤지며 5분이나 허비한다. 추리소설가들은 독자가 등장인물에 대해 고정된 관점을 갖게 만듦으로써 마지막 순간까지 진짜 범인을 교묘하게 배제하도록 만드는 데 대가들이다(애거사 크리스티의 『아크로이드 사건』이 대표적인 표본이다). 고정된 시각이 'SEQUENC_' 퍼즐을 퍼즐로 만든다. 우리는 자동적으로 '_' 표시가 글자를 채워야 하는 빈칸을 가리킨다고 가정한다. 그런 가정을 했는지조차 인지하지 못하기 때문에 그 가정에서 벗어나기 어렵다.

둔커 박사는 양초 문제와 비슷한 온갖 종류의 퍼즐을 시도하고 비교 분석한 후 "실험 조건하에서, 고정되지 않은 물체는 고정된 물체보다 두 배 더 잘 발견되었다"고 결론 내렸다. 마이어 박사의 추 실험에서도 어느 정도 같은 법칙이 적용된다. 먼저, 피험자들도 밧줄을 흔들어야 문제를 해결할 수 있다는 점에 착안했다. 하지만 펜치를 달아야 밧줄이 충분히 멀리까지 흔들린다는 것을 강구해내야 했다. 펜치는 물건을 죄는 도구다. 펜치가 비고정적인 사물이 되는 순간, 비로소 추로 활용될 수 있다.

그 과정에서 마이어와 둔커는 인큐베이션을 촉진하는 두 가지 방법을 발견했다. 환경에서 단서를 찾게 하고, 펜치 사용법이나 의사의 성별 등 고정관념(가정)을 깨뜨린 것이다. 여기에 문제가 하나 있다. 그들은 궁지에 몰린 피험자에게 힌트를 줌으로써 사물의 특질을 보여주었다. 현실에서는 문제에 맞닥뜨릴 때마다 연락해서 도움을 받을 수 있도록 심리학자들이 상시 대기하고 있지 않다. 우리 스스로 해결해야 한다. 문제는 어떻게?

· · ·

당신이 탄 배가 난파했다. 열심히 헤엄쳐 무인도에 도달했다. 근처에는 모래 흔적도 없다. 비틀거리며 해안선을 살펴본 당신은 읽어본 적이 있는 무인도에 표류했음을 깨닫는다. 신분제도가 있는 곳으로 알려진 푸콜 섬이다. 이 섬의 최상위 계층은 절대 진실을 말하지 않고, 최하위 계층은 늘 진실만을 말하며, 중간 계층은 정직할 때도 있고 아닐 때도 있다. 겉으로 봐서는 사람들이 어떤 계층에 속하는지 분간할 수 없다. 당신은 30미터 떨어진 '통찰력의 탑'에 도달해야 생존할 수 있다. 통찰력의 탑은 조난 구조를 보낼 수 있는 성지로, 멀리 떨어진 곳에서도 눈에 띈다. 당신은 구불구불한 인도를 따라 교차로에 도달한다. 그곳에서는 현지인들이 일광욕을 즐기고 있다. 통찰력의 탑으로 가는 길을 물어보는데 (푸콜의 관습에 따라) 당신은 두 가지만 물어볼 수 있다.

어떤 질문을 하겠는가?

나는 여러 가지 이유로 이 퍼즐을 좋아한다. 일단, 절체절명의 순간에 통찰력을 요하는 문제다. 언뜻 보면 어려운 문제 같다. 두 명의 문지기와 사람을 잡아먹는 사자가 등장하는 유명한 수학 논리 문제가 계속 생각난다. (당신은 생사를 가르는 잔인한 게임에서 볼모로 잡혀 경기장 안 관중 앞에 놓여 있다. 경기장에는 굳게 닫힌 문이 두 개 있고, 각각의 문 앞에는 문지기가 서 있다. 당신은 그중 한쪽 문밖에는 굶주린 사자가 기다리고 있고, 다른 쪽은 경기장 밖으로 나가는 문으로 이어져 있다는 것만 알고 있다. 한 문지기는 늘 진실만을 말하고, 다른 문지기는 늘 거짓말을 하지만 어떤 문지기가 진실만을 말하는지 당신은 알지 못한다. 두 명의 문지기 중 단 한 명에게 단 한 번만 질문할 수 있다. 어떤 질문을 해야 할까?) 하지만 문제를 해결하는 데 수학 실력은 필요하지 않다. 수학 실력은 오히려 방해가 될 수 있다. 다섯 살짜리 아이도 풀 수 있다. 더군다나 테이프와 압정을 사용했던 초기 실험 이후 우후죽순 늘어난 인큐베이션과 문제 해결에 관한 최신 연구도 고찰해볼 수 있다.

복습하자면, 궁지에 몰린 순간에 직접적으로 문제 푸는 것을 멈추는 휴식에서 시작해 아하! 통찰력이 떠오르는 돌파구 마련으로 끝나는 것이 인큐베이션에 대한 월리스의 정의였다. 마이어와 둔커 박사는 인큐베이션 동안 어떤 일이 일어나는지, 어떤 것들이 사람들이 해법을 도출하도록 유도하는지 조명했다. 20세기 후반까지 남아 있던 질문은 '어떻게'였다. 어떤 여건하에서 실제로 아하! 순간이 떠오를 가능성이 가장 높아지는 가? 월리스, 마이어, 둔커 박사는 자신들의 이론에 휴식을 접목했지만 얼마나 오래 휴식을 취하는 것이 이상적이며, 어떤 유형의 휴식이 최적인지는 밝히지 않았다.

헬름홀츠처럼 산에 하이킹을 하러 가야 하나? 45분 동안 조깅을 해야 하나? 우주를 응시해야 하나? 낮잠을 좋아하는 사람도 있고, 비디오게임을 좋아하는 사람도 있다. 복잡한 계산을 풀다가 머리를 식히려고 역사책을 읽는 학생들도 있다. 나도 그런 종류의 사람이면 좋겠다(나한테도 그런 방법이 통했으면 좋겠다). 종교개혁가 마르틴 루터는 프랑스 사상가 몽테뉴와 마찬가지로 화장실에서 가장 깊은 통찰을 떠올린 것으로 알려져 있다. 우리도 화장실에서 인큐베이션을 시도해야 할까?

이와 같은 질문에 답하기 위해 심리학자들은 옛날식 시행착오 방식을 활용했다. 지난 50년간 100건 넘는 실험에서 과학자들은 여러 조합의 퍼즐, 인큐베이션 길이, 다양한 유형의 휴식을 적용해보았다. 예를 들어, 5분간 비디오게임을 하며 쉬거나, 20분 동안 책을 읽으며 쉬고 나면 아나그램*을 더 많이 풀 수 있을까? 연구에 따르면, 이 두 가지 방법으로 휴식을 취하는 것보다 몇 분간 공상을 하거나 탁구를 하는 것이 더 효과적일 수 있다. 어떤 유형의 퍼즐이냐에 따라(수수께끼, 그림 수수께끼, 공간 문

---

* anagram. 철자를 바꾼 어구.

제) 가장 효과적인 유형의 휴식도 달라질 수 있고, 해결의 실마리가 떠오르는 시점도 달라질 수 있다. 이와 같은 다면적인 경험이 과학자들이 연구를 통해 밝혀내려고 했던 특성이다. 잘 알려진 실험을 예로 들어보자.

텍사스 A&M 대학의 심리학자 스티븐 스미스Steven Smith와 스티븐 블랑켄십Steven Blankenship은 원격연상단어검사법RAT, Remote Associates Test이라는 간단한 단어 퍼즐을 이용했다. 예를 들어, 'trip' 'house' 'goal'을 보고 이 단어들을 묶을 수 있는 공통의 단어를 떠올리는 것이다(정답은 'field'였다. 'field trip' 'field house' 'field goal'). 난이도를 쉽게 조절할 수 있다는 장점 때문에 선택된 퍼즐이었다. 예를 들어, 위 문제의 경우 '스포츠'라는 제대로 된 힌트를 알려주면 문제가 쉬워지고(세 단어 중 두 개가 스포츠와 관련 있고, 단어가 떠오르면 나머지에 적용해보면 된다) 'trip'이나 'house'에는 어울리지만 'goal'과는 어울리지 않는 'road' 같은 잘못된 힌트를 알려주면 문제가 어려워진다. 첫번째 힌트는 마이어 교수가 밧줄을 흔든 것과 비슷하고, 두번째 힌트는 둔커 교수의 실험에서 상자에 물건들을 가득 채워두어 사고를 고정시켜 문제를 어렵게 만든 것과 비슷하다.

나쁜 힌트가 주어졌을 때, 즉 피험자들의 사고가 '고정될 때'(이 표현을 양해해준다면) 짧은 인큐베이션이 어떻게 영향을 미치는지 알아내기 위해 스미스와 블랑켄십 연구팀은 나쁜 힌트를 제시했다. 연구팀은 39명의 학생을 모집해 각각의 학생에게 RAT 퍼즐 20문제를 냈다.[13] 학생들을 두 그룹으로 나누었다. 한 그룹에는 주요 힌트 옆에 이탤릭체로 헷갈리게 만드는 단어가 있었다(DARK *light*… SHOT *gun*… SUN *moon*). 또 한 그룹에는 퍼즐 내용은 같지만 주요 힌트 옆에 아무런 단어도 쓰여 있지 않았다(DARK… SHOT… SUN). 피험자들은 주어진 10분 내에 최대한 많은 문제를 풀어야 했다. 두 그룹 모두 잘 풀지 못했다. '고정된 사고'로 문제를 푼 그룹은 두 문제를 풀었고, 나쁜 힌트가 없는 문제를 푼 그룹은 다섯 문제를 풀었다.

연구팀은 첫번째 시도에서 풀지 못했던 퍼즐을 다시 풀 수 있도록 추가로 10분을 더 주었다. 이번에는 나뉜 두 그룹을 다시 두 그룹으로 나눠 모두 네 그룹으로 구분했다. 절반은 문제를 바로 다시 풀었고, 절반은 5분간 SF소설을 읽으면서 쉬고 나서 퍼즐을 다시 풀었다. 즉, 고정된 피험자와 고정되지 않는 피험자 두 그룹이 있고, 각 그룹 내에서 다시 인큐베이션을 경험하는 피험자와 그렇지 않은 피험자로 나뉘었다.

결과는? 인큐베이션 휴식이 효과 있었다. 하지만 나쁜 힌트가 제시됐던 그룹에서만 효과가 나타났다. 이들은 나쁜 힌트를 제시받지 않고 쉬는 시간을 가졌던 그룹보다 두 배 더 많이 퍼즐을 풀었다.

연구팀은 이 실험 결과를 '선택적 망각'으로 일어난 현상이라고 설명했다. 고정시키는(헷갈리는) 단어는 일시적으로 가능한 답을 차단하지만, 연구팀의 설명에 따르면 "처음 시도가 실패한 후 시간이 지나면서 인출을 방해했던 차단 효과가 약해진다".[14] 마치 나쁜 힌트 때문에 일시적으로 얼어붙은 상태였던 피험자들의 뇌가 5분간의 휴식으로 일부 녹은 것과 같다. 이런 현상은 일상생활에서 늘 있다. 애매하게 길 안내를 받았을 때를 생각해보자. "폴러 로드 끝 왼쪽에 약국이 있어요. 바로 보일 거예요." 알려준 대로 길을 찾아가서 길 이름도 다시 확인하고 몇 번을 되돌아와도 약국은 보이지 않는다. 어쩌다 길을 잃어버린 게 확실하다. 마침내 우리는 벤치에 앉아 몇 분간 새를 바라보다가 갑자기 떠올린다. '아, 폴러 로드 반대쪽 길 끝 이야기였나보다. 아니면 약국이 이사 갔을지도 모르고. 어쩌면 길을 잘못 가르쳐줬나보다.' 처음에는 약국이 반드시 거기에 있어야 한다고 가정하지만 어느 순간 그렇지 않을 수도 있다는 생각에 도달한다. 다양한 가능성이 머리에 떠오른다. 얽히고설킨 남녀간의 연애도 마찬가지다. 처음에는 상대에 매혹되어 사랑에 빠졌다고 생각하지만 시간이 가고 그렇게 고정된 사고가 느슨해지면서 상대에게서 짜증나는 단점을 발견하게 된다. 어쩌면 그녀가 내 천생연분이 아닐지도 모른다는 생각이 든다. 심지어 '내가 무슨 생각이었지?'라는 생각까지 든다.

앞에서 우리는 망각이 어떻게 필터로 작용해 능동적으로는 학습을 증진하고, 수동적으로는 후속 학습을 통해 기억을 증진시키는지 살펴보았다. 또 망각은 창의적인 문제 해결에도 도움을 준다.

스미스–블랑켄십 연구팀이 지적한 대로 RAT, 고정된 단어, 5분간의 독서 휴식이라는 '특정 상황'에서 인큐베이션을 설명해주는 것은 선택적 망각이 유일하다. 스미스와 블랑켄십 연구만이 아니다. 다른 연구팀은 약간 다른 결과를 얻었다. 짧은 휴식보다 긴 휴식이 더 효과적이다. 비디오 게임은 독서만큼이나 효과적이다. 연필 문제처럼 공감각 능력을 필요로 하는 문제에는 글쓰기가 도움이 된다. 각각의 연구에서 과학자들은 아하! 순간으로 이어질 때 어떤 일이 일어나느냐에 대한 다양한 이론을 제시했다. 이는 선택적 망각일 수도 있고, 문제의 재시각화일 수도 있고, 아이디어를 찾아 여기저기 정신이 방황하는 단순한 자유연상일 수도 있다. 어떤 과정이 결정적인 영향을 미치는지 아무도 모른다. 아마 영영 그럴 가능성이 높다. 우리가 추측해볼 수 있는 최선의 답은? 그 모든 것이 어느 순간 한꺼번에 시작된다는 것이다.

그 사실이 우리에게 주는 의미는 무엇일까? 연구 결과는 다양하고 모순된 결과도 종종 보인다. 그렇다면 어떻게 공부 전략을 짜야 할까?

불협화음을 이해하기 위해, 다시 푸콜 섬으로 돌아가보자. 어떻게 통찰의 탑을 찾아야 할까? 세 명의 현지인은 각자 다른 곳을 가리키고 있다. 누가 참말을 하고 누가 거짓말을 하는지 분간하기 어렵다.

어떻게 해야 할까?

쉽다. 위를 올려다보라. 탑은 30미터 높이 위에 있고 공원 크기만 한 섬은 평평하다. 복잡한 수식은 필요하지 않다. 탑은 몇 미터 떨어진 먼발치에서도 보인다. 친구들이 내켜 한다면 친구들을 대상으로 시험해보라. 어떤 친구들은 바로 답을 떠올리고, 어떤 친구들은 절대 답을 찾지 못할 것이다. 나도 답이 떠오르지 않았다. 몇 시간 동안이나 "두 명의 섬사람은 당신이 뭐라고 말했을 거라고 말했을까……"와 같은 말도 안 되는 복잡한 질문을 만들어냈다. 내가 알고 있다는 것조차 잊고 있던 수학 기호를 써가며 다양한 해법을 종이에 적었다. 정답을 들었을 때, 억울하게 느껴졌다. 속임수 같았다. 한발 물러나 주변을 둘러보며 주어진 정보를 모두 활용했는지 살펴보면서 처음에 생각했던 가정들을 떨쳐버리고 처음부터 다시 시작해보라. 인큐베이션에 대한 최근 연구를 이해하기 위해 우리가 해야 할 일은 '머릿속 재고 정리'에 비유할 수 있다. 각각의 연구를 들여다보는 것은 마치 푸콜 섬에 사는 사람들을 하나하나 만나보거나 매직아이를 너무 빤히 쳐다봐 3차원을 인식하지 못하는 것과 같다. 나무를 보느라 숲을 놓치는 격이다.

더 큰 그림을 보고 싶을 때 과학자들이 쓰는 방법이 있다. 다양한 결과를 이해하려고 할 때 쓰는 방법으로 부정적이든 긍정적이든 모든 연구를 '모아' 많은 증거가 말하는 바가 무엇인지 기존 연구에 대해 연구하는 것으로, 이를 메타 분석meta-analysis이라고 한다. 아무리 훌륭한 단일 연구가 있다 해도 메타 분석이 더 명확한 결과를 보여준다. 2009년 영국 랭커스터 대학의 한 연구팀이 통찰에 관한 메타 분석을 실시했다. 이들은 관련 기존 연구를 샅샅이 뒤지고, 심지어 출간되지 않은 연구까지 확보해 높은 질의, 보수적인 메타 분석 결과를 얻어냈다.[15] 우트 나 시오Ut Na Sio와 토머스 C. 오르메로드Thomas C. Ormerod는 37개의 가장 정밀한 기존 연구를 분석한 결과 인큐베이션 효과가 실재하지만 모든 환경에서 동일한 효과가 나지는 않는다고 결론 내렸다.

이들은 인큐베이션을 세 부류로 나눴다. 하나는 소파에 누워 음악을 듣는 등 쉬는 형태의 인큐베이션이고, 다른 하나는 인터넷 서핑처럼 조금 활동적인 유형이고, 마지막은 짧은 에세이를 쓰거나 다른 숙제에 몰입하는 등 활동성이 높은 인큐베이션이다. 연필 문제 같은 수학이나 공감각 관련 문제를 풀 때는 세 가지 유형의 인큐베이션 모두 도움이 될 수 있다. 어떤 것을 선택하든 관계없는 것처럼 보인다. 하지만 RAT 퍼즐이나 아나그램 같은 언어 문제를 풀 때는 비디오게임, 혼자 쉬기, TV 시청 등과 같은 약한 활동이 가장 효과적인 것으로 드러났다.

시오-오르메로드 연구팀은 짧은 인큐베이션보다 긴 인큐베이션이 더 효과적이라는 것도 밝혀냈다. 다만 이때 '긴' 인큐베이션은 20분가량을,

'짧은' 인큐베이션은 5분 정도를 의미하는 것으로, 시간 간격 차가 좁으며 과학자들이 임의로 선택한 것이다. 또한 연구팀은 문제를 풀다가 막다른 골목에 도달하지 않았다면 인큐베이션 효과는 없다고 강조했다. 연구팀의 '막다른 골목'에 대한 정의가 명확하지는 않지만 우리 대부분은 과속방지턱과 벽돌벽의 차이를 알고 있다. 어려움에 직면해 바로 포기해버리고 지나치게 빨리 비디오게임을 해버리면 아무 효과가 없다는 것이 중요하다.

과학자들이 문제 유형별 최적의 인큐베이션 시간을 정확히 제공해주기는 불가능하다. 사람들마다 각자 특성이 다르고, 문제를 다루는 방식도 제각각이기 때문이다. 걱정하지 마라. 우리가 직접 어떤 인큐베이션 활동이 적합한지, 그 시간은 어느 정도가 좋은지 시도해보며 최적의 인큐베이션을 찾으면 된다. 대부분의 사람들은 문제를 풀다가 TV도 봤다가, 페이스북도 하고, 친구와 통화도 하면서 죄책감을 느낀다. 하지만 통찰에 대한 과학에 따르면 잠시 한눈파는 행동에 죄책감을 느낄 필요가 없을뿐더러 오히려 난관에 봉착했을 때 이는 도움이 됨을 알 수 있다.

뭔가를 하다 궁지에 몰리면, 나는 종종 가까운 곳으로 산책을 가거나 헤드폰을 쓰고 쩌렁쩌렁 울리는 음악을 듣거나 복도에 나가 징징거림을 받아줄 사람을 찾는다. 내가 얼마나 시간이 있느냐에 따라 다르다. 보통은 세번째 방법이 가장 효과가 좋다. 20분 정도 불평에 열을 올리고, 에너지를 회복한 뒤 다시 돌아오면 뭐가 됐든 내가 풀려고 했던 지적인 문제의 실타래가 조금은 느슨해진 것을 느낀다.

이와 같은 연구는 소셜 미디어나 전자기기에 대한 지나친 염려를 완전히 뒤집는다. 디지털 기기가 우리의 사고력을 훼손할지 모른다는 두려움은 잘못된 것이다. 물론 수업이나 음악 레슨 등 지속적인 주의를 요하는 학습에서는 어느 정도 방해가 될 수 있다. 공부 시간 중 대부분을 페이스북을 하거나 TV를 보는 것도 물론 방해가 된다. 하지만 우리가(또는 자녀들이) 통찰력이 필요한 문제를 풀다가 막다른 골목에 다다르고, 이 문제를 꼭 풀고 싶을 때 잠시 다른 것을 하는 것은 방해물이 아니라 정반대로 소중한 무기가 될 수 있다.

중학교 강당에 가서 내가 발표한 날 답을 맞힌 학생의 경우, 어떻게 연필 문제 해답의 실마리를 얻었는지 정확히 알 수는 없다. 내가 분필로 연필을 하나씩 그렸을 때부터 문제를 풀려고 노력했을 것이다. 학생들이 모두 그랬다. 그러나 바로 해답을 찾지 못하고 궁지에 몰렸다. 그후 몇 가지 유형의 인큐베이션 기회가 있었다. 그 학생은 소란스러운 아이들이 가장 많이 있는 강당 맨 뒤쪽에 앉아 있었다. 내가 SEQUENC_ 퍼즐을 내자 몇 분간 모두 주의를 집중하며 잠시 소란이 잠잠해졌다. 또한 몇 명의 학생이 첫번째 (고정된) 아이디어를 떠올려 평평한 면에 삼각형을 그리는 20분 정도의 시간이 있었다. 즉, 정답을 맞힌 학생은 시오와 오르메로드가 기술한 세 가지 유형의 인큐베이션, 휴식, 약한 활동, 강한 활동 모두를 경험한 것이다. 연필 문제는 공감각적 기술을 요하는 퍼즐로 셋 중 어떤 유형이라도 도움이 됐겠지만, 세 가지 모두 경험하면 하나나 두 개만 경험하는 것보다 더 효과적이다.

그럼 문제를 리셋해보자. 6개의 동일한 연필로 4개의 이등변삼각형을 만들되 연필 하나는 4개의 정삼각형의 한 변씩을 차지해야 한다. 아직 문제를 풀지 못했다면 다시 풀어보라. 아마 이 장을 읽는 데 집중했나보다.

아직 답을 찾지 못했는가? 이제 답을 말해주겠다. 이미 너무 많은 힌트를 알려주었다. 열한 살짜리 아이가 칠판에 그린 것을 보여주겠다.

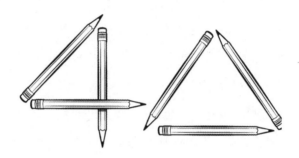

아르키메데스, 이건 어떤가! 어떤 연구나 교과서에서도 볼 수 없는, 100년 전 이상으로 거슬러 올라가도 볼 수 없는 어린이 천재의 일격이다. 그는 이 해답을 스스로의 힘으로 알아냈다.

잘하다가 그만두기
여과의 누적 효과

　　과학자들의 설명을 듣다보면 인큐베이션은 꼭 약 같다는 생각이 든다. 보통 약이 아니라 니코틴처럼 효과가 빠르면서 짧은 시간 동안 체내에 남아 있는 약 말이다. 인큐베이션에 관한 기존 연구에서는 5분에서 20분가량의 짧은 휴식만이 실험 대상이었다. 기하학적 증명, 철학적 논리, 화학식 구조, 연필 문제 등 단일 해법이 있지만 풀기 어려운 문제를 푸는 데 짧은 휴식이 어떤 효과가 있는지가 과학자들의 주 관심사다. 적어도 정답과 오답이 명백한 문제를 풀다가 막다른 골목에 다다랐을 때 '인큐베이션 약'을 먹으면 학습 효과가 크게 증진된다.

　　물론 인큐베이션이 만병통치약은 아니다. 사실 학습이라는 것이 별개로 존재하는 일련의 퍼즐이나 수수께끼로 환원될 수는 없다. 학습이란 100미터 단거리 달리기가 아니다. 우리는 하나의 해법이나 기술이 아니라 복합적 역량이 필요한 과제도 함께 푸는 등 오랜 시간에 걸쳐 철인 10

종 경기도 함께 완수해야 한다. 기말 리포트·사업 계획·건축 설계도 청사진·소프트웨어 플랫폼 작성, 작곡, 짧은 글이나 시를 쓰는 일 등은 해법이 갑자기 떠오르는 퍼즐을 푸는 것과 다르다. 그와 같은 프로젝트는 어느 길에서 돌아야 할지 언뜻언뜻 단서가 보이는 긴 미로를 헤쳐나가는 것과 더 유사하며, 이 미로를 잘 헤쳐나가기 위해서는 저 멀리까지 인큐베이션을 확장해야 한다.

복잡하고, 질질 끌어온 문제를 풀기 위해서는 효과 빠른 약 같은 짧은 휴식 이상의 것이 필요하다. 효험이 오래가는 약 말이다. 이미 복잡한 프로젝트 등을 수행하고 있는 많은 사람이 중간에 한 시간, 하루, 몇 주 이상 등 긴 휴식을 취한다. 피곤할 때뿐만 아니라 막다른 골목에 다다랐을 때도 우리는 반복적으로 휴식을 취한다. 어쩌면 본능적인 것일 수 있다. 우리는 좀 쉬고 나면 머릿속의 안개가 걷히고 미로에서 벗어날 수 있기를 기대한다.

긴 인큐베이션에 대해서는 과학자들이 아니라 예술가들, 특히 작가들의 기록을 살펴보는 것이 훨씬 효과적일 것이다. 창작을 하는 작가들의 '창의적 작업 과정'을 관찰해보면 그야말로 값진 정보를 얻을 수 있다. 하지만 이는 평범한 사람들의 힘을 빠지게 하기도 한다. "내 작품은 스스로 확대되고, 상세화되고, 정의된다. 오래 걸리긴 해도 내 마음속에서 완결된다. 나는 멋진 그림이나 아름다운 동상을 한번 쓱 보듯이 마음속에서 완성된 작품을 참고한다." 모차르트가 쓴 것으로 알려진 편지의 일부 내용이다.[1] 할 수만 있다면 더할 나위 없이 훌륭한 방법이다. 하지만 대부분의 예술가들에게도 불가능한 방법이며, 그들은 불가능하다고 말하는 데도 주저하지 않는다. 소설가 조지프 헬러Joseph Heller는 가장 좋은 아이디어가 떠오르는 환경에 관해 이렇게 묘사했다. "나는 혼자 있어야 한다. 버스가 좋다. 또는 강아지랑 산책하는 것도 좋다. 양치하는 것도 효과가 뛰어나다. 특히 『캐치 22Catch 22』를 쓸 때 효과가 좋았다. 보통 많이 지쳐 있을 때, 잠자기 전에 세수를 하고 양치를 하면 머리가 맑아지고 다음 날 쓸 문구나 아이디어들이 떠오른다. 막상 글을 쓰는 중에는 좋은 아이디어가 떠오르지 않는다."[2]

하루 일과에 꼭 휴식 시간을 마련했던 시인 A. E. 하우스먼A. E. Housman은 이렇게 썼다. "점심에 마시는 맥주 한 잔은 내 뇌에 안정제 역할을 했다. 하루 중 지적 능률이 급격히 떨어지는 오후에 나는 보통 두세 시간씩 밖에 나가 산책을 했다. 무념무상의 상태로 주변을 살펴보며 계절의 변화를 느꼈다. 그때 갑자기 설명할 수 없는 감정이 생겨나 시 한두 구절이, 때로는 시 한 구절이 한꺼번에 떠오르면서 나머지 시 구절에 대한 희미한 힌트가 함께 나타난다." 하우스먼은 시 전체가 저절로 써지는 것은 아니라고 조심스럽게 덧붙인다. 그는 떠오르는 영감을 메워야 하는 빈 공간이 있다며 "손으로 완성시켜야 할 부분이 있고, 마음속에서 완성되는 부분이 있어서 고민과 근심거리가 되며 시행착오와 실망이 따르기도 하고 때로는 실패로 이어진다"고 썼다.[3]

맞다. 나는 일부러 이 구절들을 골랐다. 거기엔 이유가 있다. 헬러와 하우스먼은 자기 성찰이 시작된 태초부터 정확하게 묘사되지 못했던 수천 가지의 창의적 활동을 명확하게 표현해냈기 때문이다. 헬러와 하우스먼은 명확한 청사진을 제시한다. 크고 작은, 사소하거나 중요한 창의적 도약은 종종 이야기나 주제의 몰입 뒤에 오는 휴식 시간중에 특정 순서 없이 조금씩 찾아온다. 대단한, 잘 정리된 아이디어가 번득 떠오를 수도 있고 한 구절이 떠오르거나, 한 줄 고치거나, 단어 하나 바꾸는 등 작은 단계별로 도약이 찾아올 수도 있다. 이는 작가뿐 아니라 디자이너, 건축가, 작곡가, 정비사 등 우회로를 거쳐야 하거나 결함을 장점으로 승화해야 하는 사람들에게 모두 적용된다. 내 경우엔 새로운 생각이 끓는 냄비에 넣은 만두처럼 한 번에 한두 개씩 완성된 형태로 떠오른다.

나 자신을 하우스먼이나 헬러와 같은 자리에 올려놓고 있다고? 그렇다. 학점 2.5점을 넘기려고 노력하는 사람이든, 전액 장학금을 받고 옥스퍼드 대학에 다니는 사람이든 여러분도 마찬가지다. 머릿속에서 일어나는 작용을 보면 인간의 창의적 경험에는 사람마다 다른 점보다는 유사점이 더 많다(모차르트에 대한 설명은 다른 사람들에게 맡기도록 하겠다).

누적되는 프로세스인 긴 호흡은 앞서 논했던 짧은 인큐베이션과 분명 다르기 때문에 별도의 이름을 붙여줘야 마땅하다. 이를 '여과濾過, percolation'라고 부르자. 여과는 존재하나, 매우 개인적인 경험이다. "그룹 A는 펜을 내려놓고 공원으로 산책을 가십시오" "그룹 B는 맥주 한잔 하십시오"라는 식으로 실험이 가능하다 해도 여과를 정확히 연구할 방법은 없다. 헬러나 하우스먼에게 통했던 방법이 다른 사람에게도 통한다는 것을 증명할 길은 없다. 우리가 할 수 있는 방법이란 어떻게 여과가 작동하는지 설명하는 관련 심리학 연구를 찾아내는 것이다. 이를 찾아내 우리의 창의적 프로젝트에 적용할 수 있는 전략을 짜는 데 활용할 수 있다. 여기서 키워드는 '창의적'이라는 단어다. 우리의 정의에 따라 여과란 학기말 리포트든, 로봇이든, 오케스트라 곡이든, 어떤 미궁이든 전에는 존재하지 않던 새로운 것을 만들어내는 것이다.

창의적인 활동이 만들어지는 과정을 해체해서 들여다보기 위해 우리는 사회심리학이라는 분야를 살펴보게 될 것이다. 사회심리학은 동기 부여의 역학, 목표 형성 등을 밝히는 학문이다. 배움의 열망으로 차 있는 학생들을 동원해 자신의 이론을 직접 테스트해볼 수 있는 학습 연구자들과 달리, 사회심리학자들은 사회적 맥락을 시뮬레이션할 수밖에 없다. 때문에 그들의 증거는 좀더 간접적이다. 따라서 우리는 이 점을 유념하며 사회심리학자들의 연구 결과를 받아들여야 한다. 하지만 그 증거들이 한데 모이면 중요한 것을 시사한다.

• • •

1920년대 베를린은 예술적, 정치적, 과학적 사상이 융합되는 서구 예술의 수도였다. 전쟁 사이 요동치던 황금시대에 독일 표현주의가 태동하고, 바우하우스 디자인 학교, 베르톨트 브레히트 극장이 세워졌다. 정치는 열띤 논의 주제였다. 러시아에서는 레닌이라는 혁명가가 마르크스주의라는 새로운 정치철학 아래 새로운 국가 연맹을 형성했다. 경제적 어려움을 겪고 있던 독일에서는 개혁에 대한 대대적인 요구가 빗발쳤다.

과학계도 마찬가지였다. 새로운 아이디어들이 빠르게 등장했다. 하나같이 중대한 아이디어들이었다. 오스트리아 신경학자 지그문트 프로이트는 정신분석이라고 불리는 자유연상기법을 창시했다. 정신분석은 인간 영혼의 창을 열어주는 것처럼 보였다. 당시 베를린 카이저 빌헬름 연구소장을 역임하고 있던 젊은 물리학자 알베르트 아인슈타인은 상대성 이론을 발표하면서 공간, 시간, 중력의 관계를 완전히 재정의했다. 막스 본Max Born, 베르너 하이젠베르크Werner Heisenberg와 같은 물리학자들은 물질의 기본 성질을 이해하기 위해 양자역학이라는 새로운 기법을 정의하고 있었다. 모든 게 가능해 보이던 시기였다. 이러한 지적인 상승기류에 올라탄 젊은 과학자 중 한 명이 서른일곱 살의 베를린 대학 심리학 교수 쿠르트 레빈Kurt Lewin이다. 레빈 박사는 사회심리학계의 떠오르는 스타였다. 당시 레빈은 여러 가지 주제를 연구하고 있었다. 성격의 요소들, 예를 들어 수줍음이나 공격적인 성향이 다른 사회적 상황에서 어떻게 발현되는지에 대한 행동 이론이 그중 하나였다.

카리스마 넘치고 개방적인 사고방식을 지녔던 레빈을 따르는 제자들이 많았다. 레빈은 수업이 끝난 후에 학교 근처 카페에서 제자들과 자주 만나기도 했다. 연구실보다 더 자유로운 분위기에서 커피나 맥주를 마시며 브레인스토밍을 했다. 어느 날 오후 그는 특이한 점을 발견한다. 그날 레빈은 연구 주제를 찾고 있던 리투아니아 출신 제자 블루마 자이가르닉Bluma Zeigarnik을 만났다. 그날 오후 둘 중 한 사람은 카페 웨이터들에게서 특이한 점을 발견한다(처음 누가 발견했는지에 대해서는 다른 이야기들이 전해진다). 카페 직원들이 주문을 받아 적지 않았던 것이다. 에스프레소 한 잔, 차, 쿠헨*…… 머리로 주문 내역을 외우고 있었다. 지불될 때까지만.[4]

주문 내역에 대한 지불이 끝나고 그 테이블에서 뭘 주문했는지 다시

---

* Kuchen. 견과, 과일을 넣고 설탕을 뿌린 커피 빵 케이크.

물으면 직원들은 다 잊어버린 상태였다. 아무것도 기억하지 못했다. 지불이 완료되면 관련 기억에 체크 표시를 하고 모두 지워버린 후 다음 주문으로 넘어가는 것 같았다. 레빈과 자이가르닉은 이런 현상이 전화번호 등을 30초간 기억했다가 잊어버리는 단기기억과 다르다는 것을 알았다. 카페 직원들은 30분가량 때로는 더 긴 시간 동안까지도 주문 내역을 기억했다.

도대체 그들의 머릿속에서는 어떤 일이 벌어진 걸까?

레빈과 자이가르닉은 끝나지 않은 일이나 목표는 완결된 것보다 기억 속에 더 오래 남는다는 가설을 세웠다. 적어도 자이가르닉은 연구 주제를 찾아냈다. 그녀는 더 구체적인 질문을 제시했다. 중간에 방해받은 활동과 방해받지 않은 활동 사이의 기억에는 어떤 차이가 있을까?

자이가르닉은 164명의 학생, 교사, 어린이를 모집해 "빠르고 정확하게" 끝내야 하는 일련의 과제를 받을 것이라고 안내했다.[5] 이들은 종이로 상자를 만들거나 진흙으로 강아지를 빚거나 단어 퍼즐을 푸는 활동 등으로 구성된 과제들을 한 번에 하나씩 받았다. 자이가르닉이 주기적으로 과제 수행 중간에 끼어들어 다른 과제를 주는 등 피험자들을 방해하지만 않았다면 3분에서 5분 사이에 완료할 수 있는 과제들이었다. 자이가르닉은 특별한 설명 없이 무작위적으로 피험자들을 방해했다.

결국 18개에서 22개의 과제 중 일부 과제는 방해를 받아 완수되지 않고 남겨졌다. 자이가르닉은 피험자들에게 기억나는 만큼 과제를 적어보라고 했다. 피험자들은 완성된 과제에 비해 방해받거나 완성되지 않은 과제를 평균 90퍼센트 이상 더 많이 기억했다. 그뿐이 아니었다. 방해받아서 끝내지 못했던 과제들을 가장 먼저 적었다. 완성된 과제들은 (기억했을 경우) 목록의 가장 끝에 있었다. "소요된 시간을 따져보면, 완성된 과제들이 더 유리하다. 완성되지 않은 과제보다 완성된 과제에 더 많은 시간을 투입했을 것이기 때문이다"라고 자이가르닉은 썼다.

그렇다면 방해라는 '충격'이 미완성 과제를 더 기억에 남게 했을 가능성이 있을까 하는 데 자이가르닉의 생각이 미쳤다.

자이가르닉은 새로운 실험 대상으로 다른 버전의 연구를 진행했다. 이번에는 모든 피험자들이 과제를 수행하다가 방해받도록 했다. 짧은 휴식 시간 후, 일부 과제는 완성되었고, 일부는 미완의 상태로 남았다. 이번에도 첫번째 실험과 거의 동일한 결과가 나왔다. 피험자들은 완성하지 못한 과제를 90퍼센트 이상 더 기억했다. 자이가르닉은 더 많은 실험을 진행하며 사람들이 일에 가장 몰입하고 있는 순간에 몰입을 멈추도록 해 방해가 기억에 미치는 영향을 극대화할 수 있다는 것을 알아냈다. 흥미롭게도, '가장 몰두하고 있을 때 방해받는 것'이 기억을 가장 오래 지속시키는 것으로 보였다. "다들 알다시피 편지를 막 쓰기 시작했을 때보다 막 끝내려고 하는 시점에 방해받는 것이 훨씬 거슬린다"고 자이가르닉은 썼다.

일단 사람들은 과제에 몰입하면 완성하고 싶은 욕구가 생기고, 이 욕구는 완성 단계에 가까워질수록 더 커진다. "어떤 일을 시작하면 처음에는 완성하고 싶은 욕구가 미지근할지 모르지만 완전히 일에 몰입한 이후에는 반드시 끝내고 싶어진다"고 그녀는 결론 내렸다.[6]

1931년 미완성 효과에 대한 연구를 발표한 지 얼마 되지 않아 자이가르닉은 소비에트 연방 외교무역부에 일자리를 얻은 남편 알베르트를 따라 모스크바로 이주한다. 그녀도 러시아 과학원의 저명한 신경활동연구소에서 일자리를 얻었다. 하지만 그들의 행운은 오래가지 않았다. 1940년에 남편은 독일 스파이로 활동했다는 혐의로 루비얀카Lubyanka의 강제수용소로 보내진다. 자이가르닉은 모스크바에 남아 아이 두 명을 키우며 일했다. 계속 심리학자로 일했지만 당국의 의심을 사지 않으려고 서구권 동료들과의 연락을 점차 끊었고 연구 결과를 일절 남기지 않은 채 1988년 죽었다(그녀의 친척 A. V. 자이가르닉에 따르면, 자이가르닉이 스스로 모든 연구 논문을 파기했다고 한다).[7]

그럼에도 불구하고 그녀가 했던 연구의 의미는 아직도 살아남아, '자이가르닉 효과'로 알려진 이론은 목표와 목표 형성 연구에 토대가 되는 기여를 했다.

'목표' 하면 우리는 꿈을 떠올린다. 클래식 자동차 복원, 해외에서 살아보기, 창업, 소설 쓰기, 마라톤 뛰기, 더 좋은 아빠 되기, 애인과 안정적인 사이로 발전하기. 하지만 심리학자들에게 목표란 그렇게 거창한 것이 아니다. 심리학자들에게 목표란 단기적인 것이든 장기적인 것이든, 박사 학위를 따든 옷을 입든 무엇이든 소유하거나 성취하고 싶은 것이 있는데 아직 현실화되지 않은 것을 의미한다. 이 정의에 따르면, 우리 머리는 매 순간 목표들로 가득 차 있으며 그것들은 서로 우리의 주의를 끌려고 경쟁하고 있다. 강아지 산책을 가야 하나? 커피를 먼저 마셔야 하나? 아이들 캠핑 짐 싸는 것을 도와야 하나, 밀린 일을 해야 하나? 운동을 가야 하나? 스페인어 공부를 해야 하나?

자이가르닉 연구에 따르면 사람은 목표에 관해 두 가지 내재적인 본능이 있다. 하나는 일단 과제를 시작하는 것 자체로, 심리적으로는 그 목표에 무게가 실리게 된다. 아무리 의미 없는 목표라 해도 말이다(자이가르닉 연구에서 피험자들은 진흙으로 강아지 모양을 빚는 과제를 수행한다. 그러나 완성했다는 만족감 외에는 어떤 보상도 주어지지 않았다). 또 하나는 과제에 몰입하고 있는 순간에 방해를 받으면 그 과제에 대한 기억이 오래 간다는 점인데, 자이가르닉 연구에 따르면 그 결과 그 과제는 머릿속에 있는 할 일 중 최우선순위로 떠오른다.

방해받는 일은 대부분 짜증을 유발한다. 중요한 일을 하고 있는데 남의 일에 참견하기 좋아하는 이웃이 등장하거나, 고양이가 밖에 나가고 싶어하거나, 텔레마케터의 전화를 받는다면 더욱 그렇다. 하지만 바람직한 '셀프 방해'는 좋은 것이다. 찰스 디킨스가 가장 잘했던 일이다. 그는 각 장마다 손에 땀을 쥐게 하는 서스펜스로 끝맺는다. 다음 회 내용을 궁금하게 만드는 마지막 장면을 연출하는 TV 드라마 작가도 마찬가지다. 어두운 복도에서 비명 소리와 발소리가 들리고, 남녀 사이가 갑자기 냉랭해지거나 다시 불이 붙는 장면으로 끝난다.

서스펜스는 이런 종류의 방해로 만들어진다. 자이가르닉 효과에 따르면 미완결 상태의 드라마, 소설, 프로젝트는 다음에 어떻게 전개될지 궁금하게 만듦으로써 우리 마음 맨 위로 떠오른다. 오랜 시간에 걸쳐 수행해야 하는 일이나 많은 노력을 필요로 하는 일을 할 때 우리가 원하는 상태 아닌가.

그렇다면 여과의 첫번째 요소는 일반적으로 학습의 적으로 간주되는 방해다.

· · ·

BDZ^{The Bisaldrop Dubbel Zoute}는 동전 크기만 한 검은색의 네덜란드 감초다. 최소 몇 번은 맛을 봐야 좋아하게 되는 맛이다. 약간 달고 많이 짜서 차가운 물과 함께 먹으면 최고다. 중요한 점은 이것을 먹으면 금방 갈증을 느끼게 된다는 것이다. 이에 착안해 네덜란드의 한 연구팀은 2001년 사람의 인식에 목표가 미치는 영향을 측정하기 위해 이 감초를 활용했다.[8] 레이던 대학의 심리학 교수 헹크 아르츠^{Henk Aarts}는 여타 과학자들과 같은 방법으로 실험을 시작한다. 바로 거짓말이다. 피험자들이 목표에 따라 조정을 하거나 의도적으로 실험 결과를 왜곡하는 것을 방지하기 위해 연구원들은 보통 연구의 진짜 목표를 알리지 않는다. 아르츠는 "다른 맛의 여건에서 글자를 얼마나 잘 알아내는지 밝혀낸다"는 명목으로 84명의 학부생을 모집했다.

학생들은 두 그룹으로 나뉘었다. 한 그룹은 글자가 박힌 감초 세 개를 받았다. 이들은 1분 동안 사탕을 맛보고 혀로 사탕에 오톨도톨하게 박혀 있는 글씨를 알아내야 했다. 대조군에게는 사탕을 주지 않았다. 이들에게는 연구와 관계없는 소일거리로 종이 위에 그려진 간단한 모양을 따라 그리라고 지시했다. 그후 연구팀은 피험자들을 하나씩 연구실로 불러서 연구와 관계없는 주제에 대해 1분 동안 질문했다("가장 좋아하는 여가활동은 무엇인가요?" 등). 연구 목적과도 관계없는 질문이다. 연구 목적과 밀접한 연관이 있는 것은 다름아닌 방이다. 실험이 행해진 방은 전형적인 연구실처럼 보였다. 좁은 공간에 의자, 책상, 종이, 책, 연필, 폴더 더미, 컴퓨터가 놓여 있었다. 음료와 관련된 여러 물건도 흩어져 있었다. 물병, 물잔,

빈 탄산음료 캔. 질문지에 답한 뒤 피험자들은 모두 몇 분간 연구실에 혼자 남겨졌다.

실험자는 돌아와서 피험자를 실험실로 다시 불러 깜짝 퀴즈를 냈다. 방금 전에 앉아 있었던 연구실에서 본 사물을 4분 동안 기억나는 대로 적도록 했다. 피험자들은 과학은 고사하고 혀로 글자를 알아맞히는 것과 이 퀴즈가 도대체 무슨 연관이 있는지 어리둥절했을 것이다. 어쨌든 그들은 실험자가 시키는 대로 했다. 어떤 사람은 한 개, 어떤 사람들은 여섯 개까지 적었다. 놀라울 것은 없었다. 그 몇 분 동안 어떤 사람들은 연구실에서 몽상에 잠겼을 테고 어떤 사람들은 책장을 살펴보았을 것이다. 연구팀은 사람들이 종이에 적은 것에 관심이 있었다. 분명한 차이가 있었다. 사탕을 받은 그룹이 대조군에 비해 음료 관련 항목을 두 배나 더 많이 기억했다. 사탕을 먹은 후 목이 말라 있는 상태는 연구실에서 주목한 항목에 영향을 미쳤을 것이다. 피험자들은 그 항목들을 기억해냈다. 자신들이 왜 그런 항목들을 기억하는지는 알아채지 못해도 말이다.

사회심리학의 원칙을 명확히 보여주는 실험이었다. 머릿속에 명확한 목표(예컨대 앞의 실험에서는 '마실 것')가 있을 때는 그 목표를 달성하는 데 지각 '주파수'를 맞추는 것이다. 이 튜닝에 따라 우리가 어디를 보고, 무엇을 알아차리는지가 어느 정도 결정된다. "이 결과에 따르면 필요성과 동기는 인식의 주파수를 민감하게 해 필요로 하는 바를 만족시키는 데 중요한 환경적 단서들을 포착하게 만든다는 것을 알 수 있다"고 논문 저자들은 결론지었다. "평소 같으면 지나쳤을 콜라 캔이나 차가운 맥주잔을 보게 만듦으로써 갈증을 줄일 수 있게 한다."[9]

표면적으로 보면 상식적인 내용이다. 그렇지 않은가? 목마를 때는 당연히 음수대를 찾게 되고, 배가 고플 때는 과자 자판기를 찾게 된다. 하지만 연구실에 앉아 있던 피험자들은 물병이나 탄산음료 캔뿐 아니라 컵, 컵 받침대, 물병 뚜껑 등 음료와 관련된 기타 항목들도 발견했다. 스스로 인지했든 아니든 그들의 머릿속에서 액체와 관련된 것들을 모두 뒤진 것이다.

수십 년을 거슬러 올라 다수의 관련 연구를 살펴보면, 연구자들은 '주파수를 맞춘 지각' 원리는 갈증과 같은 기본적인 욕구뿐만 아니라 어떤 것이든 우리 마음속에서 가장 중요하게 생각하고 있는 목표에 모두 적용됨을 밝혀냈다. 다들 겪어본 친숙한 경험이다. 특정 브랜드 핸드백, 스마트폰 모델이나 특정 스타일의 청바지를 사기로 결정한 순간부터 상점이나, 쇼핑몰이나, 길거리에서나 어쩐지 그 제품들을 더 자주 만나는 듯한 느낌을 받는다. 나도 그런 경험을 처음 했던 때가 기억난다. 열한 살이었는데, 그때 내 또래 남자아이들 사이에서 대세였던 컨버스 올스타 운동화를 사고 싶었다. 나는 블랙 화이트가 아니라 밝은 초록색 운동화를 가지고 싶었다. 마침내 밝은 초록색 컨버스 운동화를 갖게 된 나는 새 운동화를 신고 세상으로 나갔다. 그런데 그날 하루에만 같은 운동화를 신은 사람을 6명이나 마주쳤다. 그뿐이 아니었다. 특이한 색깔, 레이스가 달린 다른 스타일의 운동화도 눈에 띄기 시작했다. 나는 몇 주간의 관찰로 1971년 당시 시카고 교외 지역에 어떤 하위문화가 존재하는지 파악할 수 있었다. 컨버스를 신고 누비는 십대 초반 아이들, 전에는 눈에 띄지 않던 미묘하고 복잡한 세계였다. 게다가 나는 이를 '연구'도 하지 않고 알아냈다. 적어도 일반적으로 뜻하는 연구라는 의미로는.

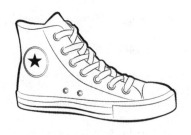

이와 같은 사실이 (예를 들어) 노예해방령에 관한 논문을 쓰는 것과 무슨 관계가 있느냐고? 사실 모든 것이 관련 있다. 학문적 추구도 일종의 목표다. 학문적 목표도 강한 갈증이나 새로 산 운동화와 같은 방식으로 관점의 주파수를 조절한다. 예를 들어, 노예해방 성명서에 대한 논문을 쓰는 중에는 주변에서 접하는 인종에 관한 언급에 훨씬 더 관심을 기울이게 된다. 인종차별에 반기를 든 폭동을 보도하는 뉴스, 차별 철폐 조치, 친구가 생각 없이 툭 내뱉은 인종 관련 발언, 신문에 나온 링컨 자서전 서평. 심지어는 인종에 따라 배치한 술집이나 전철의 자리 등. 예일 대학의 심리학 교수 존 바흐John Bargh는 "활성화되는 순간부터 우리의 목표는 다른 모든 것을 제치고 우리의 인식, 사고, 행동을 주도하기 시작한다"고 내게 말했다.

그렇다면 문제는 "어떻게 그 목표를 가장 효과적으로 활성화하는가?"이다.

자이가르닉 효과에 따라 가장 중요하고 어려운 순간에 일을 방해함으로써 해당 과제를 의식의 최상단으로 끌어올리는 것이다.

물론 고조된 의식이 대단한 '돌파구'나 놀라운 아이디어로 늘 이어지는 것은 아니다. 괜찮다. 여기저기 디테일의 실마리나, 서문에 쓸 문장 하나나, 전환을 이끌어주는 아이디어가 떠오르는 정도일 수도 있다. 하지만 그것이 명석함의 출발점이 되어 마침내 창의적인 사람들이 갈망하는 더 큰 아이디어, 명확한 통찰력을 깨달을 수 있다. 돈 안 들이고 이자가 불어나는 것과 같은 이치다. "기회는 준비된 자의 편이다"고 프랑스 분자생물학자 루이 파스퇴르는 말했다. 이 말을 볼 때마다 의미는 알겠는데 '어떻게 준비하지?'라는 질문이 떠올랐다. 사회심리학 덕분에 이제는 좀 알겠다. 덜 시적이지만 파스퇴르의 말을 달리 표현해보겠다. 기회는 주파수를 맞춘 사람에게 먹을거리를 준다.

나는 단편소설 작가 유도라 웰티Eudora Welty의 설명을 가장 좋아한다. 1972년 인터뷰에서 작품 속 인물들의 대화를 쓸 때 어디에서 아이디어를 얻느냐는 질문에 이렇게 대답했다. "일단 이야기에 빠져들면 모든 게 힌트가 돼요. 소설 속 인물이 할 법한 이야기를 버스에서 사람들이 나누는 대화에서 듣기도 하고요. 어디를 가든 이야기의 영감을 얻게 돼요. 주파수를 잘 맞추고 있으면 딱 맞는 것들이 자석에 끌리듯 들려요. 귀가 자석인 셈이죠."[10]

유도라가 따로 언급하지는 않았지만 버스에서 들은 사람들의 대화는 소설 속 인물들에게 생명을 줄 뿐 아니라 생각을 전개하는 데도 도움이 된다. 그 정보는 스토리, 연구 논문, 디자인 프로젝트나 중요한 발표 등에 대한 우리의 생각에 잔물결을 일으킨다. 노예해방령에 대한 논문을 쓰고 있다면 전철 안에 존재하는 인종의 역학관계가 눈에 띌 뿐 아니라, 그 사실을 알아차리는 스스로의 반응도 더 잘 파악하게 된다. 이는 명백하지는 않으나 결코 사소하지 않다. 우리 머릿속에는 늘 여러 가지 생각이 다

투며 엄청난 불협화음을 내고 있다는 점을 기억하자. 우리는 그 순간 필요한 것, 주의를 산만하게 하는 것, 염려하고 있는 것을 선택적으로 골라서 '듣는다'. 예를 들어 노예해방령에 관한 연구를 하고 있을 때는 인종에 관한 남의 대화를 넘어 내 안의 '내적 대화'도 더 잘 들을 수 있고, 이 또한 논문에 쓸 만한 재료가 될 수 있다.

이를 증명할 수 있느냐고? 증명할 수 없다. 아마 아무도 증명할 수 없을 것이다. 그렇다고 해서 보이지 않는 작용을 가시화하려는 시도를 해본 사람이 없는 것은 아니다.

. . .

다시 교실로 돌아가자.

고등학교 때나 대학교 때 에세이나 리포트를 쓸 때 나는 늘 다른 누군가의 아이디어에 의존했다. 전문가가 쓴 글 중에 과제 주제와 가장 유사한 것이 있는지 찾아보았다. 있었는데 내가 못 찾았는지도 모르지만 완벽한 '모범' 답안은 거의 없었다. 그래서 찾아낸 관련 기사나 책에서 발췌한 인용문이나 아이디어를 조합했다. 다른 사람이 한 말은 왠지 통찰력이 있다고 생각되었다. 스스로 항변하자면, 그리 나쁘지 않은 방법이다. 고대 로마에서 기독교가 어떻게 태동했는지 알기 위해서는 그 분야의 전문가가 누구인지 알아야 하고, 그 전문가들의 견해를 알아야 한다. 문제는 누가 그 분야의 저명한 전문가인지 정확히 모른다는 것이다. 어린 나이에는 그것을 판단하기가 특히 어렵다. 보통은 전문가가 존재하는지조차 모른다. 고등학교와 대학교 시절 누군가 방향성을 제시해주는 사람이 있으면 얼마나 좋을까 생각했다. 진정한 호기심이나 소신보다는 수동적이고 확신 없는 사고의 틀에 빠져 있었다. 틀릴지도 모른다는 창피함에 대한 공포가 더 컸던 시절이다. 결국 나는 쉽게 접근할 수 있는 사람의 지혜를 구하지 못했다. 바로 나 자신이었다. 늘 더 나은, 더 똑똑한 의견을 찾아 헤매는 데 급급해 스스로 확신을 갖고 쓰고 생각하는 데 어려움을 겪었다.

1992년 일리노이 주립대학에서 박사로 강의를 하던 론다 L. 디블리 Ronda L. Dively도 학생들에게서 확신 없이 주저하거나 지나치게 공손한 태도를 발견했다. 일리노이 주립대학에서 영문학 박사 학위를 딴 디블리는 2학년과 3학년 학생들을 대상으로 권위 있는 텍스트를 이용해 학술지에 논문을 낼 수 있도록 설득력 있게 글쓰는 법을 가르치고 있었다. 하지만 디블리는 학기 말에 결과를 보고 낙담했다. 디블리는 학생들에게 사회·정치·문화적으로 논란이 되고 있는 주제를 골라 각각 3장에서 5장 분량의 에세이를 6개 쓰는 과제를 내주었다. 잘 수집한 정보를 기반으로 예리한 주장을 펼치기를 기대했지만, 학생들이 낸 에세이는 '기존 연구를 짜집기한 요약'에 불과했다. 가장 놀라운 점은 학기 초에 비해 나아진 게 없었다는 점이다. 학생들의 잘못이 아니라 디블리의 탓이었다. 디블리가 잘못 가르친 것이다.[11]

디블리는 자신의 교과 과정이 여과(또는 인큐베이션)가 일어나는 것을 방해하고 있다고 결론 내렸다. 폐기물 처리, 보육시설이 아이들에게 미치는 영향, 마약 합법화 등 어렵고 미묘한 주제에 관한 에세이를 쓰는 데 학생들에게 주어진 시간은 고작 2주였다. 즉, 주제에 대해 숙고할 수 있는 여유시간이 전혀 주어지지 않은 것이다.

디블리는 기존 프로그램을 내던지고 일종의 실험을 하기로 했다. 과학계의 기준으로 보면 제어된 실험도, 엄격하게 진행된 실험도 아니었다. 사실 인지심리학연구소도 아니고 학부생을 대상으로 한 작문 수업이었다. 디블리는 처음부터 끝까지 자신의 수업 과정을 재검토했다. 바로 다음 학기에 디블리는 주의력결핍과잉행동장애[ADHD]에 걸린 것처럼 이 주제 저 주제를 오가며 에세이를 6개 써내야 하는 과제를 없앴다. 써야 하는 글의 양은 유지하되 형식을 달리했다. 학기 말까지 한 가지 주제를 골라 1편의 에세이만 쓰게 하되, 그 전에 마지막 에세이를 준비하는 차원에서 5편의 연습 에세이를 쓰는 과제를 내주었다. 한 편은 전문가와의 인터뷰를, 다른 한 편은 주요 용어와 해당 주제에 관한 보다 큰 맥락(예를 들어, 고형 폐기물 투기에서 쓰레기 매립지 문제)에 관해, 세번째는 해당 주제에 대해 논란이 되는 학파에 대해 어떤 입장인지 쓰는 것이었다. 디블리는 또한 과제를 하는 동안 사용한 출처에 대한 학생들 각자의 의견을 일기 형식으로 기록하도록 했다. 내용의 앞뒤가 맞는지? 주요 내용에 동의하는지? 저자의 의견은 일관적인지?

학생들이 연습 에세이와 일기를 쓰면서 학기 내내 해당 주제를 끌고 나가게 하는 것이 목적이었다. 이 과정을 통해 학생들은 항상은 아닐지라도 주제에 대해 자주 생각하게 될 것이다. 우리 용어로 표현하자면 여과를 경험하게 하기 위한 것이었다. 학생들이 제출한 최종 에세이가 이전 학기 학생들의 에세이보다 더 예리하거나 더 잘 읽히지는 않는다는 점을 디블리는 인식하고 있었다. 시간을 더 많이 들였다고 힘 있는 글이 써지는 것은 아니며, 어떨 때는 더 깊은 우유부단함에 빠질 때도 있었다. 하지만 변화도 있었다. 디블리의 논문에 따르면 가장 크게 개선된 것은 "학문적 논의가 가능할 만큼 전문가답고 권위 있는 문체를 획득하게 된 것"이었다.

학기 말에 디블리는 학생들에게 새로운 포맷에 대해 어떻게 생각하는지 의견을 물었다. "시간이 갈수록 더 많은 연구를 찾게 되고 더 많은 정보를 흡수할 수 있었다"고 한 학생이 말문을 열었다. "이제는 논문의 저자가 맞다고 주장하는 것에도 의문을 품게 되었다. 학술지에 실린 내용에 다 동의할 필요가 없다는 것을 깨달았다".[12] "스스로에게 더 많은 질문을 할 수 있게 되면서 내가 다루는 주제에 대해 더 포괄적으로 이해하게 되었다"고 다른 학생들이 말했다. "저명한 학술지에 초보자 수준의 글도 실렸더라. 그 정도 수준의 글이라면 완전 문외한에게나 추천하겠다"[13]고 공공연하게 조소하는 학생도 있었다.

다른 말로 하자면, 학생들은 이제 더이상 다른 사람의 의견을 빌려오는 데 의존하지 않고 자신의 생각에 더 집중하게 되었다.

특별한 '과학적' 증거는 없다. 한 수업에 대한 관찰 결과일 뿐이다. 하지만 디블리는 속도를 늦추고 그 과정에서 보이지 않는 반*의식 또는 무의식중에 어떤 일이 벌어지는지 보여주었다.

여과를 가시화한 것이다.

디블리의 연구 결과는 실험으로 결과를 도출해내는 사회심리학자들의 엄격한 연구와 연계하지 않으면 단일 일화로만 받아들여질 수도 있다. 사실 디블리가 학생들에게 내준 연습 에세이는 자체 방해^{self interruption} 형태로 축약된 '단계들'이다. 마음속에서 최종 에세이 과제를 늘 상기하도록 자이가르닉 효과를 활용한 것이다. 최종 에세이가 미완 상태이기 때문에 목표(최종 에세이)가 계속 활성화 상태로 학생들의 머릿속에 남아 헹크 아르츠 연구의 목마른 피험자처럼 관련 정보에 무의식적으로 민감하게 반응한 것이다. 방해를 받고 나면 주파수가 민감해져 필요한 것을 찾아다니게 된다. '방해'와 '민감해진 주파수'가 여과의 첫번째 요소다. 디블리의 연구는 세번째 요소인 의식적 반성을 보여주었다. 앞에서 밝힌 것처럼 디블리는 학생들로 하여금 주기적으로 학술 논문이나 인터뷰 등 확보한 정보에 대해 스스로 어떻게 생각하는지 쓰도록 했다. 학생들은 이 단계를 거치면서 지식이 쌓이고 사고가 진화했다.

자이가르닉, 아르츠, 디블리와 그외 사회심리학자 등 지난 수십 년간 목표 달성을 연구해온 학자들의 연구 결과를 한데 모아보면 '창조적 과정'에 대한 미스터리의 단면을 엿볼 수 있다. 천사나 뮤즈의 속삭임은 없다. 민감해진 주파수로 인해 외부로부터 다양한 정보를 인식해서 모아 현재 작업중인 프로젝트에 관련된 내적 사고로 바꾸는 것이다. 어떤 인식이나 사고가 도출될지 미리 알 수는 없다. 그럴 필요가 없다. 아르츠 연구에서 목마른 학생들에게 그랬듯 관련 정보가 흘러들어온다.

전체 모양을 갖춘 아이디어가 '불현듯' 떠오르는 것처럼 보인다면, 이는 중간 혼합 과정이 무의식적으로 이루어지기 때문이다. 학자들 사이에서도 여과가 의식적으로 이루어지는지 무의식적으로 이루어지는지에 대해 의견이 분분하다. 답이 무엇이냐에 따라 학문 이론에 흥미로운 시사점을 줄 수 있다. 의식적이냐 무의식적이냐가 우리에게 중요한 문제는 아니다. 나는 작가 스티븐 킹의 말에 동의한다. 킹은 여과란 고기 재어놓듯 아이디어를 재어놓는 것으로 "꼭 의식적이지도 무의식적이지도 않다"고 했다. 어느 쪽이든 우리는 얻을 수 있는 것을 얻을 수 있을 때 얻을 뿐이다.

이것이 학습 전략에 있어서는 무엇을 의미하는가? 중대한 프로젝트를 빨리 시작해야 하고 막다른 골목에 다다랐을 때는 그만둘 것이 아니라 여과 과정이 시작됐다는 확신을 가지고 하던 일을 멈춰야 한다. 나는 학창 시절 중요한 연구 논문을 미루고 작은 일들을 먼저 시작했다. 쉬운 내용을 먼저 읽고 부엌 청소를 하고 해야 할 일 목록에서 하나씩 지워나갔다. 그러고 나서 정작 중요한 일을 대면하게 됐을 때는 서둘러 끝내려 내달렸고 내가 잘하지 못했다는 생각에 낙담했다.

틀렸다.

중간에 멈추었다고 하던 일이 잠자고 있는 것은 아니다. 깨어 있다. 멈춘 것은 1단계이고, 간편하게 데이터를 찾아 재료를 모으는 것이 2단계의 시작이다. 3단계에서는 유입되는 이런저런 정보에 대해 나 스스로 어떻게 생각하는지 점검하게 된다. 여과는 이 세 가지 요소, 그리고 그 순서에 달려 있다.

지난 몇 년간 나는 많은 노력을 들여야 하는 프로젝트는 일단 시작부터 하고 보는 것이 좋다는 것을 깨달았다. 이미 첫발을 뗐기 때문에 일은 할 만해졌다. 앉아서 다시 일을 시작하면 된다. 몇 시간씩 머리를 굴렸는데 (미적분 문제 등) 개념이 이해가 안 된다 하더라도, 잠시 쉬는 것이 문제 해결의 첫번째 단계라는 것을 나는 안다. "수학자란 충분히 개념을 머릿속에 담아두고 있다가 어느 날 앉았더니 개념이 익숙해진 것을 알게 되는 사람이다"라고 내가 가장 좋아하는 교수님은 말씀하셨다.

나는 미루기를 나에게 유리하게 활용하는 수단이 여과라고 본다. 복잡한 과제에 몰두하고 있을 때면 나는 매일 조금씩 하려고 노력하고 모멘텀이 생길 때는 한동안 쭉 밀고 나가다가 궁지에 몰리면 멈춘다. 그러고 다음 날 다시 시작하고 완료한다.

솔직히 이번 장에서 글쓰기라는 한 가지 종류의 창작에 주로 초점을 맞춘 것을 인정한다. 작가들은 끊임없이 글쓰기에 대해 논한다. 더 중요한 점은 뭔가에 대해 쓴다는 것은 해당 주제에 대해 자신이 어떻게 생각하는지 발견하는 일이라는 점이다. 하지만 다작하는 예술가, 디자이너, 과학자 들도 마찬가지로 자신의 작품이나 일을 다듬고 완성할 때 유사한 정신적 과정을 거친다. 그리고 보통 그 과정은 멈추기 힘들다. 그들은 여과 과정이 본능적으로 일어나게 한다. 주파수를 잘 맞추고 있을 때 좋은 결과를 거둔다는 것을 경험으로 알기 때문이다. 시인 A. E. 하우스먼의 말을 떠올려보자. 채워야 하는 빈 공간이 있다. 그 공간은 "손으로 채워지고, 머리에서 완성된다". 그렇게 하나씩 완성된다. 이를 아는 것만으로도 복잡한 창작 프로젝트를 더 자신 있게, 훨씬 덜 괴로워하며 헤쳐나갈 수 있을 것이다.

뒤죽박죽 섞어서 연습하기

인터리빙

아홉 살에서 열한 살쯤, 특정 나이 대에 우리는 마치 나 자신의 일부인 양 한 가지 특이한 기술을 습득하려고 미친 듯이 노력할 준비가 되어 있다. 말 그리기, 기타 솔로 따라 하기, 뒤에서 농구공 드리블하기 등 어떤 기술이든 상관없다. 어쩌면 스케이트보드 초보 동작으로 보드에서 떨어지지 않고 서서 점프를 하는 알리^ollie 트릭일지도 모른다. 매뉴얼도 필요 없다. 우리는 그냥 한다. 연습하다 머리를 박고 코를 박아도 계속 반복했다. 반복에 대한 믿음은 우리 문화에서 끊임없이 샘솟는 샘물처럼 이어져왔다. 모든 성공 매뉴얼, 핸드북, 스포츠나 재계 인사들의 자서전에도 매번 나오는 얘기다. 코치나 음악 선생님, 수학 선생님이 끊임없이 반복해서 연습할 것을 강조하는 데는 이유가 있다. 한나절 동안 가단조 음계(또는 자유투나 웨지 샷 스윙)를 연습하면 실력이 늘기 때문이다. 200번을 더 하면 실력이 더 는다.

반복에 대한 우리의 믿음은 한 번도 흔들린 적이 없다. 나는 가끔씩 생각한다. 뭔가 새로운 것을 배울 때 어릴 적처럼 헌신적으로 열심히 하면 어떤 일이 벌어질까? 피아노나 유전공학이나 기계공학을 열심히 파면 어떨까? 한 번에 하나씩 뼛속까지 익혀 자동화될 때까지 뭔가를 연습한다면? 그랬다면 엘가를 연주하고, 생명을 구하고, 자동차가 고장 나도 직접 고칠 수 있을 텐데. 시간만 충분하다면 지금도 어느 정도는 가능하다고 믿는다. 일부 심리학자와 작가들은 얼마나 많은 시간이 필요한지 정량화하려는 시도를 했다. 그들에 따르면 뛰어난 퍼포먼스는 연습으로 달성할 수 있다. 정확히 말해서 1만 시간의 연습이 필요하다. 1만이라는 숫자 자체는 임의적이라고 해도 반복과 연습량의 중요성에 대해서는 익히 알고 있었기 때문에 많은 연습이 필요하다는 핵심 아이디어는 거부하기 어렵다. "제대로 할 때까지 연습하지 말고, 잘못할 리 없을 때까지 연습하라"는 조언이 널리 퍼져 있다.

내 경험이 떠오른다. 많은 시간을 들여 노력했을 때 어떤 일이 벌어졌는지 나는 기억한다.

어릴 때 나는 공부든, 음악이든, 운동이든, 무엇이든 반복하는 '반복맨'이었다. 알리를 300번 연습해도 제대로 하지 못했다. 나는 끙끙대며 연습해도 안 되는데 어떤 아이들은 쉽사리 완벽하게 해냈다. 후방 드리블, 하키, 기타 연주 등도 마찬가지였다. 나도 죽도록 잘해보고 싶었다. 미친 듯이 연습했지만 어째서인지 잘 되지 않았다. 그런가 하면 어떤 아이들은 나만큼 많은 시간을 들이지 않아도 척척 잘 해냈다. 그 아이들은 타고난 것일까? 과외를 받았을까? 내가 모르는 무슨 비법이 있었을까? 잘 모르겠다. 나는 그저 타고난 재능이 없는 나 자신을 원망하며 쉬운 방법을 찾으려 애썼을 뿐 한 번도 멈춰서 내 방법이 맞는지 자문해보지 않았다.

나뿐만이 아니었다. 적어도 1970년대 분위기는 그랬다. 우리와 마찬가지로 당시 과학자들도 연습을 많이 할수록 좋다고 믿었다. 더 정확히 표현하자면 스케이트 타기, 대수학, 문법이든 뭐든 원하는 것을 습득하기 위해서는 보다 즉각적으로 더 자주, 더 정확하게 연습하면 학습 효과가 증진된다고 생각했다. 온 힘을 쏟아부어 반복하면 가능하다. 적어도 어떤 기술을 정말로 마스터한 사람들에게는 적용된다. 그들이 나중에 기억하는 것도 얼마나 반복했는가 하는 것이지 그 과정에서 적용했을지도 모를 혁신이나 변화가 아니다.

그런데 1978년 오타와 대학의 연구원 두 명은 반복 외에 다른 길이 있다는 단서를 제공하는 연구 결과를 내놓았다.[1] 로버트 커$^{Robert\ Kerr}$와 버나드 부스$^{Bernard\ Booth}$는 운동을 일으키는 힘을 해석하는 운동역학을 전공했다. 운동역학 연구자들은 보통 트레이너, 코치 등과 긴밀히 협조하며 운동선수들의 실력, 부상 회복, 지구력 등에 영향을 미치는 요소에 관심을 둔다. 오타와 대학교 연구팀은 두 가지 다른 유형의 연습이 콩 주머니 던지기라는 단순하지만 별로 주의를 끌지 않는 기술에 어떤 영향을 미치는지 알고 싶었다(콩 주머니 던지기는 탁월한 선택이었다. 어렸을 때 친구 생일 파티나 공원에서 한 번씩은 해봤지만 아무도 집에서 연습하지는 않기 때문이다). 연구팀은 동네 피트니스센터의 12주짜리 토요일 체육 프로그램에 등록한 8세 어린이 36명을 모집해서 두 그룹으로 나눴다. 두 그룹은 모두 게임에 익숙해지기 위해 과녁을 맞히는 연습을 했다. 연습할 때도 이상한 게임을 했다. 아이들은 무릎 꿇은 자세로 바닥에 있는 과녁에 골프 공 크기의 작은 콩 주머니를 던지도록 지시받았다. 그런데 눈가리개를 착용한 채로 던져야 했다. 던질 때는 눈을 가리고 던지고 나서는 눈 가리개를 벗고 콩 주머니가 어디에 떨어졌는지 확인한 뒤 다시 눈을 가리고 던졌다.

처음 1차 시도에서는 두 그룹 모두 잘했다. 눈에 띄는 차이가 없었다.

그러고 나서 일반 연습을 시작했다. 아이들은 한 번에 24회씩 총 6차례에 걸쳐 눈을 가리고 콩 주머니 던지기를 연습했다. 한 그룹은 90센티미터쯤 떨어진 하나의 과녁을 두고 연습했고, 다른 그룹은 60센티미터쯤 떨어진 과녁과 120센티미터쯤 떨어진 두 개의 과녁을 두고 번갈아가며 연습했다. 그외 실험 조건은 같았다.

12주 코스 마지막에 연구팀은 아이들을 최종 테스트했다. 90센티미터 거리에 있는 과녁으로만 테스트했다. 불공평해 보였다. 한 그룹은 내내 90센티미터 거리에 있는 과녁만으로 연습했고 다른 그룹은 90센티미터 거리의 과녁은 전혀 연습하지 않았기 때문이다. 정확히 연습한 쪽이 분명 더 유리할 듯했다. 그런데 결과는 예상 밖이었다. 60센티미터와 120센티미터 거리에 있는 과녁 두 개로 연습한 그룹이 수월하게 이겼다. 무슨 일이 벌어진 걸까? 연구팀은 연구 결과를 검증하기 위해 12세 어린이를 대상으로 같은 실험을 다시 진행했다. 결과는 마찬가지였다. 그뿐이 아니었다. 고학년 어린이들에게서는 그 결과가 더 두드러지게 나타났다. 운이 작용한 걸까? 더 잘한 그룹에 부정 선수가 있었던 걸까? 전혀 그렇지 않다고 연구팀은 밝힌다. 연구팀은 "다양한 연습 스케줄은 초기 운동 도식motor schema 형성을 도와준 것 같다"며 연습에 변화를 준 것이 "운동 인지력"을 향상시켰다고 설명한다.[2] 다른 말로 하자면, 이것저것 섞어서 연습하는 것이 한 가지에 집중해서 연습하는 것보다 훨씬 효과적이라는 뜻이다. 변화를 주면서 연습하면 과녁을 맞히는 운동에 필요한 일반적인 규칙을 내면화하기 때문이다.

맞다면 놀라운 사실이다.

눈 감고 콩 주머니를 던지는 이상한 과제를 수행했다는 점을 고려하면 우연의 결과였을지도 모른다. 당시에는 이 연구가 중요하게 받아들여지지 않았다. 거의 주목받지 못한 실험이었기 때문이다(오죽하면 처음 발표되었던 학술지 『지각과 운동 기술Perceptual and Motor Skills』의 웹사이트에서조차 사라졌다. 내가 편집자에게 문의해 논문을 찾는 데도 몇 주가 걸렸다). 콩 주머니 던지기 연구가 뉴스감이 되었다 해도 많은 사람, 특히 기억을 연구하는 학자들의 생각을 바꾸지는 않았을 것이다. 게다가 학풍과 위상에 있어서도 운동역학과 인지심리학은 매우 다른 분야다. 인지심리학은 뇌과학에 가깝고, 운동역학은 체육 수업에 더 가깝다. 8세와 12세 어린이들을 대상으로 한 콩 주머니 연구 하나로 뇌가 어떻게 새로운 기술을 습득하는지에 대한 수 세기 동안의 가정이 바뀌지는 않는다. 적어도 즉각적인 변화를 불러일으키기는 어렵다.

. . .

학습을 연구하는 심리학자들은 두 유형으로 분류된다. 한쪽은 운동과 움직임을 연구하고 다른 한쪽은 언어와 학문을 연구한다. 전자는 뇌가 어떻게 보고, 듣고, 느끼고, 반응하는지 연구함으로써 스포츠나 악기 연주처럼 신체적 능력을 키우는 데 중점을 둔다. 후자는 언어, 추상적 아이디어, 문제 해결 등 다양한 종류의 개념 학습을 연구한다. 각 연구 그룹별로 쓰는 용어, 실험 패러다임, 이론 등이 다르다. 대학에서도 '운동과 지각 기술'과 '인지와 기억력' 등 다른 수업을 통해 따로 교육을 받는다.

그냥 그렇게 구분한 것이 아니다. 잠시 앞에서 소개했던 헨리 몰레이슨 사례를 떠올려보자. 1953년 뇌전증 치료 목적으로 뇌수술을 받았다가 새로운 기억을 생성하는 능력이 심각하게 손상된 환자였다. 뇌 수술 후, 몰레이슨의 뇌는 사람 이름, 얼굴, 사실, 개인적 경험 등을 '서술'할 수 있는 기억을 저장할 수 없게 되었다. 수술을 집도한 의사가 좌뇌와 우뇌를 이어주는 해마를 제거해버렸기 때문이다. 몰레이슨은 해마가 없었기 때문에 단기기억을 장기기억으로 저장하지 못한 것이다. 하지만 운동 기억은 형성할 수 있었다. 1장에서 언급했던 실험 중에서 몰레이슨이 거울에 그림을 그리는 손을 비추면서 별을 따라가는 법을 익혔던 실험이 있다. 그는 자신이 연습한 사실을 기억하지 못했지만 시간이 지나면서 그의 동작은 점점 숙련되어갔다.

몰레이슨 연구는 뇌에는 기억을 담당하는 시스템이 적어도 두 개 있다는 것을 보여준다. 하나는 서술 가능한 기억을 담당하는 시스템으로, 여기에는 제대로 기능하는 해마가 필요하다. 다른 하나는 운동 기억으로 이는 별개의 뇌 조직을 기반으로 작동하며 해마를 필요로 하지 않는다. 이두 가지 시스템은 생물학적으로 다르기 때문에 어떻게 개발되고, 강화되고, 쇠퇴하는지 그 방식에도 차이가 있다. 스페인어를 배우는 것과 스페니시 기타를 배우는 것은 별개의 문제다. 따라서 이를 연구하는 심리학 분야에도 별도의 전통이 이어져 내려온다.

1990년대 초반, UCLA의 두 과학자는 급진적인 실험을 하기로 마음먹는다. 이들은 운동 영역과 언어 영역을 연계해 '운동과 언어 학습의 원칙'이라는 대학원 세미나를 열었다. 운동 학습 전문가인 리처드 A. 슈밋Richard A. Schmidt과 이 책에 자주 등장하는 언어 학습 전문가 로버트 비요크가 기획한 세미나였다. 이 세미나를 계기로 학생들이 각 연구 분야의 주요 특징과 어떻게 다른 유형의 학습이 이루어지는지 더 잘 이해할 수 있을 것으로 기대했다. "운동과 언어 학습 간에 어떤 차이가 있는지 설명하려고 했을 뿐입니다. 그 이상은 생각도 안 했죠." 비요크 박사의 말이다. "하지만 더 깊이 들어가면서, 완전히 다른 프로젝트가 되어버렸습니다."

연구 추이를 보니 특이한 신호가 감지되었다. 이들은 제대로 주목받지 못하고 방치된 콩 주머니 연구를 우연히 발견하고, 실험 결과가 유효하다는 연구 결과를 액면 그대로 받아들였다. 그들은 하나에 집중해서 연습하는 것보다 다양한 변화를 주고 중간에 방해받는 과정이 있을 때 오히려 연습 효과가 뛰어남을 밝힌 다른 연구가 있는지 찾아보았다. 콩 주머니 연구 결과가 탄탄하고, 연구팀의 주장대로 그 연구 결과가 학습에 대한 일반 원칙을 보여주는 것이라면 다른 실험 방법을 사용한 유사 연구가 있어야 마땅했다.

역시 관련 연구가 있었다. 예를 들어, 1986년 콩 주머니 연구에 대해서는 몰랐던 루이지애나 주립대학 연구팀은 젊은 여성 30명을 대상으로 배드민턴의 세 가지 기본 서브를 얼마나 잘 배우는지 테스트했다.[3] 쇼트 서브, 롱 서브, 드라이브는 각각 서브의 궤적이 다르고 잘하려면 노력이 필요한 기술이다. 쇼트 서브를 하려면, 셔틀콕은 네트 바로 위(50센티미터 미만)로 쳐야 반대편 코트의 앞쪽에 떨어진다. 롱 서브는 네트 위로 최소한 2.5미터 정도 높이까지 쳐야 상대편 코트 뒷면의 3분의 1 위치에 떨어진다. 드라이브는 그 중간으로 상대 쪽 코트 중앙에 내리꽂는 기술이다. 시나 구드Sinah Goode와 리처드 맥길Richard Magill 연구팀은 셔틀콕이 어디에 꽂히는지와 네트를 넘었는지 이 두 가지를 기준으로 서브의 종류를 판단했다. 연구팀은 30명의 피험자를 10명씩 세 그룹으로 나눴다. 이들은 동일한 스케줄에 따라 연습했다. 3주에 걸쳐 주 3회, 한 번에 서브를 36번 연습했다. 하지만 각 세션마다 구성은 달랐다. 그룹 A는 세션별로 한 가지 종류의 서브만 연습했다. 예를 들어, 하루 종일 쇼트 서브만 36번 연습하고 다음번에는 롱 서브만 36번, 또 다른 날에는 드라이브 서브만 36번 연습했다. 그룹 B는 쇼트, 롱, 드라이브 서브 순서로 연속해서 다른 서브를 반복적으로 연습했다. 그룹 C는 피험자가 원하는 대로 무작위로 연습하되, 같은 서브를 두 번 연속으로 연습하지 않게 했다.

마지막 3주차 말에 각 피험자는 무작위로 연습한 그룹을 대상으로 같은 숫자만큼 서브를 연습했다.

연구팀은 각 연습 스케줄의 효과를 비교하는 것은 물론이고 피험자들의 기술이 새로운 여건에 얼마나 잘 전이되는지 측정하고 싶었다. 전이transfer야말로 학습의 모든 것이다. 전이는 기술이나 공식, 단어 문제의 핵심을 뽑아내 다른 맥락에서 적어도 표면적으로는 같은 문제로 보이지 않는 새로운 문제에 적용하는 능력이다. 어떤 기술을 정말 마스터했다면,

그 기술은 '자기 것'이 된다. 연구팀은 전이를 미묘하고도 영리한 방법으로 측정했다. 최종 기술을 테스트하는 단계에서 연구팀은 실험을 약간 보완했다. 피험자들은 코트의 오른쪽에서만 연습했지만 최종 테스트는 왼쪽에서 했다. 그리고 시험관은 테스트할 서브를 일일이 말해주었다. "드라이브 서브를 해주세요. 다음은 쇼트 서브, 다음은 롱 서브." 각 피험자는 모두 6번씩 서브했지만 같은 서브를 연속으로 두 번 하지는 않도록 했다. 연구팀은 각각의 서브를 모양과 코트에 떨어지는 위치를 기준으로 0에서 24점의 척도로 평가했다.

결과는? 무작위로 연습한 그룹이 아주 큰 격차로 이겼다. 무작위로 연습한 그룹은 평균 18점을 기록하고, 정해진 순서대로 연습한 팀은 14점을, 한 가지 서브에만 집중해서 연습한 그룹은 평균 12점으로 꼴찌를 기록했다. 한 가지 서브만 집중해서 연습한 그룹은 3주차 연습까지만 해도 실력이 가장 많이 향상되었다.

논문 저자들도 어떻게 이런 반전이 일어났는지 정확히 알 수 없었다. 하지만 추측은 할 수 있었다. 집중적이고 반복적인 연습을 방해하면 사람들은 지속적으로 조정을 하고, 사고를 하면서 전반적인 숙련도가 향상되며 이로써 기술이 보다 날카로워진다고 생각했다. 그나저나 실험 결과는 콩 주머니 연구 결과와 정확히 일치한다. 구드-맥길 연구팀은 한 단계 더 나아갔다. 연구팀에 따르면, 변화를 주는 연습 과정에서 적응한 것이 전이도 향상시켰다. 즉, 각각의 기술이 향상되는 것뿐 아니라 실내든 실외든, 오른쪽이든 왼쪽이든 맥락에 상관없이 잘하게 된다. "결국 우리는 실전에서 잘하기 위해 (전이) 연습한다. 실전 상황은 그때마다 다르기 때문

에 무작위로 테스트하는 것이 연습 효과를 평가하기에 가장 적합하다"고 연구팀은 결론지었다.[4]

슈밋과 비요크는 이 연구도 콩 주머니 던지기 연구와 마찬가지로 단일 연구 자체만으로는 아무것도 증명하지 못한다는 것을 알았다. 하지만 컴퓨터 타자 실력, 비디오게임, 정확한 팔 움직임 등 관련 연구가 분명 산재해 있었다. 이 연구들은 모두 한 가지 공통점이 있었다. 여러 형태로 혼합해서 연습한 피험자들의 실력이 방해받지 않고 한 가지만 연습한 사람들의 실력보다 시간이 갈수록 향상됐다는 점이었다.

연습과 실전의 차이로 설명할 수도 있다. 연습 환경은 우리 스스로 제어할 수 있다. 주의를 산만하게 하는 요소들을 차단하거나 피할 수 있고 필요하다면 속도도 늦출 수 있다. 결정적으로 리허설할 때는 어떤 기술, 동작, 공식을 사용할지 정할 수 있다. 연습 상황은 우리 통제권하에 있다. 그러나 실전은 다르다. 연습할 때는 출중한 실력을 보였던 사람들이 실전에서는 그저 그런 결과를 내는 경우가 종종 있다. 반대로 연습할 때는 신통치 않았는데 시합을 하거나 관중 앞에서 공연하는 등 실전에서는 발군의 실력을 발휘하는 사람들을 본 적이 있을 것이다. 집 앞마당에서 축구의 스텝 오버 동작을 수천 번 연습했더라도 상대편 선수들이 전속력으로 달려오는 상황에서의 스텝 오버는 훨씬 더 어렵다. 실전은 하나의 독립적인 스텝이 아니라 계속 변화하며 빠르게 움직이는 댄스와 같다.

연구에 무작위성을 접목한 점이 커-부스 연구팀의 결과가 믿을 만해 보이는 이유다. 슈밋과 비요크는 커-부스 연구팀의 결과가 단지 신체적 기술에만 적용되지 않는다는 것을 충분히 알고 있었다. 즉흥적으로 언어기억을 끌어내는 것은 정신적 유연함을 필요로 한다. 이런 정신적 유연함은 최대한 빨리 반복적으로 연습한다고 개발되는 것이 아니다. 비요크와 벨연구소의 T. K. 랜다우어[T. K. Landauer]는 학생들에게 50개의 이름 목록을 외우도록 했다.[5] 일부 이름은 한 번 보여준 후 연속적으로 여러 차례에 걸쳐 테스트했고, 또다른 이름 일부는 한 번 보여주고 테스트했다. 그런데 이름 목록을 공부하고 테스트를 받는 사이에 방해 과정이 있었다(학생들은 중간에 다른 항목들을 받았다). 즉, 일부 이름은 중간에 방해받지 않고 외웠고, 나머지 이름은 중간에 한 번 정도 방해를 받았다. 방해받지 않고 줄곧 집중해서 한 연습은 그들의 발목을 잡았다.

"변화를 주며 학습한 정보가 보다 즉시, 정확하게, 자주, 유용하게 떠올라 학습에 기여하는 것으로 이해된다. 최근에 나온 증거들을 보면 반복적 연습에 대한 일반적인 인식에는 수정이 필요하다"고 슈밋과 비요크는 밝혔다.

"수정되어야 한다"는 말은 "재고되어야 한다"는 말의 다른 표현이거나 완전히 폐기되어야 함을 완곡하게 표현한 것이다.

반복적인 연습이 해롭다는 의미가 아니다. 새로운 기술이나 내용에 익숙해지려면 일정한 정도의 연습이 필요하다. 하지만 반복은 커다란 착각을 유발한다. 기술은 빠르게 향상되지만 곧 정체기를 맞는다. 반면, 다양한 방법으로 연습하면 매번 느는 속도는 더디지만 시간이 지남에 따라 보다 많은 기술과 학습이 축적된다. 길게 봤을 때 한 가지만 반복해서 연습하면 학습 속도가 더뎌진다.

심리학자들은 이러한 연구 결과를 익히 알고 있었지만 수년간 이를 단일 연구 결과로만 인식했다. 하지만 1992년 출간된 슈밋-비요크의 논문 「연습의 신개념화」New Conceptualizations of Practice[6]에서 산재해 있던 관련 연구를 종합해 운동, 언어, 학문 등 모든 분야에 적용할 수 있는 일반 원칙을 만들었다. 연구팀은 각 연구 결과의 다른 점보다는 주요 유사점을 파악하는 데 주력했다. "기술을 습득하는 다양한 상황에서 직관에 반하는 현상으로 나타나는 공통적 특성에 우리는 놀랐다. 표면적으로 보면, 체계적으로 연습에 다양한 변화를 주어 추가의, 적어도 다른 정보가 처리되는 활동이 생기고, 이것이 연습중에는 능률을 떨어뜨려도 전반적으로는 능률을 훨씬 더 향상시킨다"고 연구팀은 결론지었다.[7]

그럼 어떤 활동들일까? 이미 4장에서 한 가지 논의했었다. 바로 간격 효과다. 공부 시간을 나누는 것은 일종의 방해이며, 더 많은 시간이나 노력을 들이지 않아도 학습이 심화된다. 또다른 예는 3장에서 다룬 맥락 바꾸기다. 어떤 날은 야외에 나가서 공부하고, 카페에도 가는 등 공부하는 장소를 바꾸면 파지가 향상된다. 이 기법들은 집중적인 연습을 뒤섞기도 하지만 중간중간 망각 효과도 유발한다. '배우기 위한 망각 이론'에서 비요크 부부는 망각을 유발하는 기법을 모두 '이상적인 난이도'라 불렀다. 기억이나 기술을 끄집어내기 위해 더 열심히 일하는 뇌의 추가 활동은 이어지는 인출력과 저장력(학습)을 증진시킨다.

또다른 기법도 있다. 오랫동안 잊혔던 콩 주머니 연구와 직결되는 기법이다. 최종 테스트에서 가장 잘했던 그룹은 90센티미터 거리의 과녁은 전혀 연습하지 않았다. 100번 연속으로 가단조 음계를 연습하는 것마냥 동일한 과녁을 계속해서 조준하지 않았다. 연습에 간격을 두지도, 연습하는 장소를 바꾸지도, 연구팀의 방해도 받지 않았다. 연습하는 과녁에 약간 변화를 주었을 뿐이다. 하지만 이는 큰 시사점을 남겼고, 전숙 교육 단계의 집중적인 연구 주제가 되었다.

. . .

잠시 콩 주머니와 배드민턴은 제쳐두고 친구, 새로 만난 사람들, 호감이 가는 이성에게 잘 보일 수 있는 방법에 대해 이야기해보자. 바로 예술이다. 창작 이야기가 아니라 예술 감상에 관한 것이다. 세련된 사람으로 인식되기 위한 첫번째 단계는 감상하고 있는 작품이 누구 것인지 아는 것이다(라고 들었다). 마티스의 그림 앞에서 마네가 사용한 빛의 기법을 이야기하면 망신이며, 감상 안내 헤드폰을 찾아 인포메이션 데스크로 달려가야 하는 신세가 된다.

하지만 다양한 장르를 섭렵한 예술가의 작품을 보고 그것이 반 고흐의 작품인지, 피카소의 작품인지, 오키프의 작품인지 선별하는 것은 그렇게 쉽지 않다. 앞에 놓인 그림을 보면서 작가를 느끼는 수밖에 없는데, 쉬운 방법이 없다. 예를 들어, 페르메이르, 데 헤임, 밴 에베르딘겐의 작품들은 무엇이 다른가? 나는 네덜란드 화가들 작품 간의 창의적인 특질들을 좀처럼 분간하지 못하겠다. "페르메이르, 데 헤임, 밴 에베르딘겐은 17세기 네덜란드의 삶을 묘사했고 각 지역의 결을 표현하는 방법이 다르다"고 미국 철학자 넬슨 굿맨Nelson Goodman은 예술적 양식을 다룬 글에서 설명했다. "때로는 색 조합이, 때로는 공간 패턴이 그림의 특성을 잘 드러낸다."[8]

다 이해했나? 나도 이해를 못했다.

굿맨은 예술가의 스타일이 손에 잡히지 않고 불가해할수록 감상자가 더 보람을 느낀다고 주장한 것으로 유명하다. "표피적인 멋부리기로 쉽게 판별되는 뻔한 스타일은 매너리즘에 빠졌다는 혹평을 받게 된다. 신랄한 메타포 같은 복잡하고 미묘한 스타일은 공식으로 환원되는 것을 거부한다." 여기에 문제가 있다. 예술을 감상하는 것은 생물학, 음악 연주, 독일어 입문이나 서사 시인 등을 공부하는 것과 별개의 문제다. 글자의 짝이나 화학 결합, 아르페지오, 시구 등 다른 기본 팩트처럼 외워야 할 것이 없다. 측정할 수 있는 명확한 언어나 운동 '과제'도 없다. 예술이란 솔직히 말해 마력 같은 요소를 가진 능력이며, 학습과학계에서는 예술 스타일에 관한 연구를 굿맨 등과 같은 학자들에게 일임해왔다.

하지만 2006년 그 전통이 깨졌다. 로버트 비요크와 당시 박사 후 과정 학생이던(현재는 윌리엄스 대학에 재직중인) 네이트 코넬Nate Kornell은 '방해받은 공부'가 파지뿐 아니라 심리적 판단에도 영향을 미치는지 살펴보기로 한다. 연구팀은 비요크의 동료가 십대 딸과 함께 이탈리아 여행을 다녀온 이야기를 듣고 착안했다. 동료는 딸과 함께 바티칸에 있는 어마어마한 작품들을 비롯해 피렌체의 우피치나 아카데미아 미술관, 로마의 국립미술관이나 보르게세 같은 멋진 미술관을 가게 된 것에 흥분했다. 하지만 딸에게 남는 게 없을까봐 걱정했다. 그녀는 비요크 박사에게 딸이 이탈리아 화가들의 스타일을 구분하게 되면 여행에서 많은 것을 배울 수 있을 것이라고 말하고는 플래시카드 게임을 고안했다.

코넬과 비요크는 사실상 똑같은 실험을 했다.[9] 12명의 풍경화가를 골랐다. 브라크나 쇠라같이 유명한 화가 그림도 있었지만 대부분은 마릴린

밀리아^{Marilyn Mylrea}, 예이메이^{YeiMei}, 앙리 에드몽 크로스^{Henri-Edmond Cross}같이 잘 알려지지 않은 화가의 그림으로 골랐다. 연구팀은 72명의 학부생 학생을 모집해 컴퓨터 화면을 통해 그림을 살펴보도록 했다. 절반의 학생에게는 한 번에 한 작품씩 보여주었다. 예를 들어, 그림 아래 화가 이름이 적힌 작품을 각각 3초씩 보여주었다.

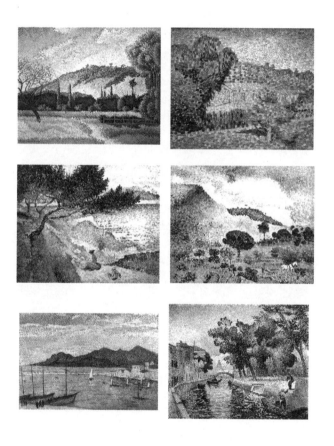

6개의 뒤섞인 작품을 차례대로 보여준 뒤 작품 아래에 작가의 이름이 적힌 한 작가의 작품(예를 들어 브라크의 작품 6개)을 다시 3초간 보여주었다. 그리고 나서 다음 작가의 작품을 보여주었다(예를 들어, 예이메이의 작품 6개). 연구팀은 이를 '차단 연습blocked practice'이라고 불렀다. 학생들은 세트로 한 작가의 작품을 보았기 때문이다.

나머지 절반의 학생들은 같은 수의 미술 작품을 같은 시간 동안 공부했다. 작품당 3초가 주어졌고 그림 아래에 작가의 이름이 적혀 있었다. 하지만 이들에게는 작가별로 작품을 보여주지 않고, 섞인 상태로 공부하게 했다.

두 그룹 모두 화가마다 작품 6개씩 모두 화가 12명의 작품을 공부했다. 두 그룹 중 어느 그룹이 나중에 화가들의 스타일을 더 잘 구별했을까?

학생들이 그림을 다 보자 연구팀은 학생들에게 547부터 거꾸로 세도록 했다. 단기기억을 지우는 단계로 공부 단계와 최종시험 간의 명확한 구분을 표시하기 위해서였다. 그리고 정확하게 측정하기 위해 학생들이 공부했던 그림을 최종시험에 포함시키지 않았다. 이 연구의 목적은 특정 그림을 외우는 것이 아니라 그림의 스타일을 배우는 것이었기 때문이다. 브라크를 '안다면' 전에 한 번도 보지 않았던 브라크 그림을 판별할 수 있어야 한다. 따라서 연구팀은 학생들에게 전에 보지 못한 48점의 그림을 한 번에 하나씩 보여주며 12명의 화가 중 해당 그림을 그렸다고 생각되는 화가 이름을 클릭하도록 했다. 연구팀은 차단 연습을 한 그룹이 더 잘할 거라고 추측했지만 정확히 예상할 수는 없었다. 이유가 있었다. 먼저, 어떻게 사람들이 예술적 기법을 구분하는지 정확히 알려져 있지 않았다. 또한 1950년대 비슷한 연구에서 피험자들로 하여금 추상화의 이름을 외우도록 했는데 세트별로 그림을 본 사람이나 섞어서 본 그룹이나 차이가 없었다.

이번에는 아니었다. 무작위로 그림을 본 학생들은 그림과 화가를 맞힌 비율이 거의 65퍼센트였고, 화가별로 그림을 본 그룹은 50퍼센트였다. 과학계에서는 그 정도가 더 차이 났다. 연구팀은 또다른 학부생들을 모집해 추가로 실험을 해서 연구 결과를 재확인했다. 이번에도 마찬가지로 한 그룹은 작가별로, 다른 그룹은 무작위 순서로 그림을 보았다. 결과는 같았다. 무작위로 그림을 본 그룹이 최종 테스트에서 그림과 화가를 65퍼센트 맞혔고, 세트별로 그림을 본 그룹은 50퍼센트를 맞혔다. "학생들에게 특정 화가에 대해 가르칠 때 보통 연속해서 그 화가의 그림을 보여준다. 하지만 교사나 실험자들의 직관과 반대로, 다른 화가의 그림들과 섞어서 보여주는 것이 한 화가의 그림을 한꺼번에 보여주는 것보다 훨씬 효과적이라는 사실을 밝혀냈다"고 연구팀은 밝혔다.[10]

'인터리빙Interleaving'은 인지과학에서 쓰는 용어로, 공부하는 동안 관련된 것뿐 아니라 다른 재료도 섞는 것을 의미한다. 음악 교사들은 오래전부터 다양한 기술을 가르치는 것을 선호해왔다. 한자리에서 음계부터 이론, 음악 작품까지 가르쳤다. 코치들과 운동 트레이너들도 지구력 운동과 근력 운동을 번갈아가며 특정 근육들이 회복되는 시간을 확보했다. 이는 코치나 트레이너의 개인적 경험을 바탕으로 터득한 것인 동시에 반복적으로 과도한 운동을 하는 것에 대한 우려 때문에 생긴 전통이다. 코넬─비요크 연구팀의 연구는 인터리빙을 학습의 일반 법칙으로 만들었다. 이 원칙으로 사실상 어떤 공부 재료도 더 깊이 각인할 수 있다. 이들의 연구를 획기적이라고 칭하기에는 아직 이르다. 연구에 대한 평가는 역사가들의 몫이다. 적어도 그들의 연구는 피아노 연주, 탐조探鳥, 야구공 맞히기, 기하학 등 다양한 분야의 아마추어와 전문가들 사이에서 인터리빙 연구에 대한 영감을 불어넣었다.

무엇 때문에 그렇게 큰 차이가 났을까? 그 이유는 무엇일까? 그림을 섞어서 볼 때 스타일의 차이가 더 명확하게 드러났을까?

코넬과 비요크는 피험자들의 의견을 들어봤다. 최종 테스트 후 실시된 설문조사에서 연구팀은 학생들에게 차단 방식과 인터리빙 방식 가운데 어떤 방식이 더 좋았는지 물었다. 거의 80퍼센트의 학생이 차단 방식이 무작위 방식과 비슷하거나 더 좋았다고 응답했다. 이들은 무작위 방식이 도움이 되고 있는지 모르고 있었다(설문 조사는 최종시험 '후'에 진행됐다). 알다시피 최종시험 결과 무작위 방식이 훨씬 더 효과적인 것으로 나타났다.

그런 오해가 "이 기법의 가장 놀라운 점"이라고 켄트 주립대학의 심리학 교수 존 던로스키John Dunlosky는 말했다. 그는 인터리빙 방식이 조류 종種을 구분하는 능력을 향상시킨다는 것을 보여준 학자다. "사람들은 결과를 보여줘도 믿지 않는다."

장기간에 걸쳐 기술이든 개념이든 습득해야 할 대상을 여럿 섞어서 연습하면 차이를 잘 구별하게 될 뿐만 아니라 각각의 아이템, 기술, 개념에 대한 이해가 증진되는 것은 명확하다. 가장 어려운 것은 반복에 대한 우리의 굳은 신념을 폐기하는 것이다.

수학 점수는 거짓말을 하지 않는다.

· · ·

미국은 세계적인 기술 혁신과 발명을 선도하고 있는 나라지만 중학교 2학년을 대상으로 측정하는 수학 능력에서는 오랫동안 뒤처져왔다. 한국이나 핀란드보다 훨씬 뒤처지는 9등에서 10등 정도 수준이다. 전문가들과 관료들은 어떻게 하면 이 격차를 줄일 수 있을지에 대해 끊임없이 논쟁을 벌이고 있다. 1980년대 후반 미국 수학교사협회NCTM, National Council of Teachers of Mathematics는 수학 교육 현황을 점검하고 교수법 개선을 논의하기 위해 회의를 소집한다. 이는 대단한 일이었고 거대한 규모의 노력을 요하는 다른 일들과 마찬가지로 격심한 논쟁에 휩싸이게 된다.[11] 교수법 철학을 두고 의견이 첨예하게 엇갈렸다. 인수분해나 기울기 계산처럼 특정 문제 해결 기법을 교실에서 배우는 것이 더 효과적일까? 아니면 공통분모를 찾을 필요 없이 $\frac{2}{3} + \frac{3}{5}$ 은 1보다 크다는 것을 아는 것처럼 추론이나 숫자에 대한 감 같은 추상적 사고에 초점을 맞추는 것이 더 도움이 될까? 말하자면 전자는 보텀 업 방식이고, 후자는 톱 다운 방식이다.

교육에 관한 문제이다보니 이 이슈는 금방 정치화되었다. '진보' 진영(젊은 교사나 교육학 박사 학위를 보유한 대학 교수 등)은 톱 다운 방식을 옹호하며 암기식으로 절차를 연습하는 것보다 아이들이 독립적으로 사고하는 법을 배우기를 원했다. 나이 든 교사들과 수학·엔지니어링 교수들로 이루어진 '보수' 진영에서는 보텀 업 방식을 선호하며 반복적으로 연습하고 단계별로 학습하는 과거의 방식을 중시했다. 수학 교육을 둘러싼 논쟁은 알려진 바대로 교사들 간에 혼선을 빚었다. 당시 수학 교육에 관해서는 사실상 제대로 된 연구가 없었기 때문에 양 진영 모두 자신들의 주장을 뒷받침할 연구가 없었다. 학자들이나 외부 전문가들이 참여해 한 학급이나 학교를 대상으로 새로운 수학, 역사, 작법 교과 과정 등을 적용해 "개선되었다"고 발표하는 것이 전형적인 실험의 형태였다. 개선됐다고는 하나, 측정법과 테스트 자체가 새로운 것이기 때문에 보통 해석이 어렵고, 교사들이 프로그램을 잘 적용했는지 추적하는 실험은 거의 없다.

새로운 교육법에 대한 유행이 일다가 사그라지는 것을 워낙 여러 번 봐온 교사들은 시간이 지나면서 회의적으로 변하기 마련이다. 게다가 수학을 둘러싼 갈등은 교육 철학의 문제였다(지금도 마찬가지다). 또한 수학에서 중요한 것은 결과이지 이론이 아니다. "신입 교사로서 당황스러웠던 점은 매주 또는 2주 간격으로 보는 시험은 잘 보다가도 그 내용들을 모두 아우르는 시험에서는 망치는 아이들이 있다는 거예요." 1980년대 후반 캘리포니아 팰로앨토에서 수학 교사로 일했던 더우 로러^{Douh Rohrer}는 말했다. "아이들은 시험 탓을 하거나 때로는 시험 문제를 꼬아서 냈다며 대놓고 저를 원망했어요." 로러는 아이들이 왜 어려워했는지 설명했다. "시험에 여러 유형의 문제가 나올 때 전략을 활용하는 것은 물론이고, 전략을 고르는 것도 무척 어려워요." 이와 같은 실제 현장의 당면 과제에서 수학을 둘러싼 '철학' 전쟁은 무의미했다.

로러는 다른 교과 과정을 짜보기로 한다. 단계별로 가르치는 방식(예를 들어, 2주간 비례에 대해 가르친 후 2주간 그래프를 다루는 방법) 대신 아이들이 적절한 해결 전략을 고르는 법을 배울 수 있도록 전에 배웠던 내용들을 섞어서 매일 과제로 내주었다. 문제를 풀려면 먼저 어떤 문제인지 파악해야 한다. 어느 날 로러는 집에 누워 천장을 보다가 생각했다. '그래, 이제 여러 가지 문제가 섞여 있는 새로운 교과서를 쓸 때일지도 몰라.' 얼마 지나지 않아 로러는 누군가 벌써 새 교과서를 썼다는 것을 알게 됐다.

퇴역 공군에서 수학 교사가 된 오클라마시티의 존 H. 색슨^{John H. Saxon}이었다.[12] 1970년대에 그는 로즈 주립대학에서 수학을 가르치고 있었는데 시간이 지날수록 학교에서 사용하던 교과서에 짜증이 치밀어올랐다. 교과서는 학생들이 기초를 이해하는 데 도움이 안 될 만큼 애매모호했고, 학생들이 배운 것도 쉽게 잊어버리게 설계되어 있었다. 그래서 하루는 색슨 스스로 수학 문제를 만들기로 마음먹는다. 목표는 정규 교과 과정보다 좀더 점증적으로 학생들의 대수 문제 해결 능력을 키우는 것이었다. 학생들의 실력이 빠르게 향상되자 그는 전체 강의 계획을 짰다. 1980년에서 1990년 사이, 색슨은 유치원에서 고등학교, 대학교 과정에 이르는 12권의 수학 교과서를 단독 혹은 공동으로 집필했다. '뒤죽박죽 복습 과정'이 그가 도입한 교재의 가장 혁신적인 측면이었다. 각 과제에는 복습과 함께 새로운 문제를 푸는 것이 포함되었다. 예를 들어, 전 시간에 배웠던 일차방정식에 연립방정식 문제를 섞는 식이었다. 색슨은 익숙한 것과 함께 새로운 기법을 배울 때 그 과정에서 추상적인 개념을 점차 이해해가면서 새로운 기법을 더 잘 배울 수 있다고 믿었다. 그의 교과서를 따르는 추종자가 생겨났다. 대부분은 사립학교나 홈스쿨링하는 사람들, 그리고 일부 공립학교였다. 그는 곧 수학 논쟁을 가열시키는 인물이 되었다. '뒤죽박죽 복습 과정'이라는 혁신을 도입했지만 색슨은 반복과 단계별 학습을 중시한 보텀 업 방식이 효과적이라고 믿었다. 그래서 아이들의 독립적 사고 개발이 더 중요하다는 톱 다운 방식을 외치는 사람들이 위험하다고 여겼다. 반대로 톱 다운 방식을 중시하는 사람들은 보텀 업 방식이 위험하다고 생각했다.

로러는 수학 논쟁이나 색슨에 대한 자신만의 의견을 확고히 갖고 있지는 않았다. 색슨이 집필한 교과서 내용을 살펴보기는 했다. 그 책들은 정규 교과서와 달랐다. 로러가 봤을 때 논리적인 순서로 배열되어 있지는 않았지만 여러 가지 내용이 섞인 수학 문제가 나왔다. 로러가 학생들에게 도움이 될 거라고 생각한 방식이었다.

로러는 수학 교사 일을 그만두고 실험심리학 대학원에 진학했다. 석사를 마치고 8년이 지난 2002년, 그는 다시 학습에 대해 생각하기 시작했다. 1992년 슈밋-비요크의 운동과 언어 학습에 대한 연구를 읽고 고등학생을 가르쳤을 때 마주쳤던 핵심 문제로 돌아갔다. 더 많이 기억하고 아니고의 문제가 아니었다. 학생들은 문제 유형을 구분하고 적절한 전략을 고르는 데 약했다. 문제 유형을 섞는 것이(그는 인터리빙이라는 용어는 아직 듣지 못했다) 이 문제를 해결해줄 수 있을 것처럼 보였다.

지금까지 진짜 수학 문제를 푸는 것을 피하면서 잘 이끌어왔다. 하지만 이제는 그 봉인을 해제할 시점이 왔다. 지난 10년간 로러와 다른 과학자들은 다양한 실험을 통해 연령대와 상관없이 모든 영역에서 인터리빙이 수학 문제의 이해를 증진한다는 것을 보여주었다. 이 기법이 어떻게 작동하는지 보기 위해 그중 한 가지 연구를 살펴보기로 하자. 어려운 내용은 피할 테니 걱정할 필요 없다. 4학년 기하학 문제니 복습한다고 생각하자. 2007년 사우스플로리다 대학의 로러와 켈리 테일러Kelli Taylor는 24명의 4학년 학생을 모집해 프리즘 안의 면, 가장자리, 꼭짓점, 각도 등을 계산하는 법에 대해 개별 지도를 했다.[13] 교재는 간단했고 수학 알레르기가 있는 사람들도 무리 없이 따라갈 수 있는 내용이었다. 아래 표에서 보듯이, b는 기본 면의 숫자다.

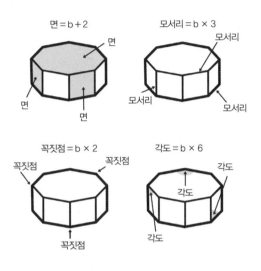

면＝b＋2   모서리＝b × 3   꼭짓점＝b × 2   각도＝b × 6

학생 중 절반은 차단 공부^{blocked study}를 했다. 그들은 8개의 '면' 문제 (FFFFFFFF)를 풀고, 8개의 '모서리' 문제(EEEEEEEE), 8개의 '꼭짓점' 문제, 8개의 '각도' 문제를 순서대로 풀면서 중간에 30초씩 휴식을 취하며 하루에 모든 문제를 풀었다. 나머지 절반은 같은 문제를 풀되 혼합된 8개의 세트 문제를 풀었다. 예를 들어 FCEAECFA를 풀고 다음에 CAAEFECF를 풀었다. 두 그룹 모두 순서만 다를 뿐, 동일한 교재에, 문제도 동일했다. 한 그룹은 순차적으로, 다른 그룹은 혼합된 순서로 문제를 풀었다. 다음 날 아이들은 시험을 보았다. 각 유형의 시험이 하나씩 포함되었다. 아니나 다를까, 혼합형 문제를 푼 그룹(인터리빙을 한 그룹)이 순차적으로 문제를 푼 그룹에 비해 77대 38퍼센트라는 큰 격차로 훨씬 좋은 점수를 기록했다.

인터리빙은 특히 수학 학습에 효과적이다. 보통 수학 시험에는 다양한 문제가 섞여 나오기 때문이다. 시험에 여러 문제가 섞여 나온다면, 숙제도 같은 방식으로 하는 것이 시험에 더 도움이 될 수 있다. 그뿐이 아니다. 문제를 섞어서 공부하면 어떤 유형의 문제인지 파악해야 하고, 그에 따라 적절한 해결책을 적용해야 한다. 자물쇠가 어떤 유형인지만 파악하는 것이 아니라, 각 자물쇠에 맞는 열쇠까지 연결해야 한다. "문제에 맞는 해결책을 찾아야 하는 어려움은 모든 수학 문제에 적용된다"고 로러와 테일러는 결론지었다. "예를 들어, 문장제 문제가 까다로운 이유 중 하나는 어떤 개념과 풀이를 적용해야 할지 명백하게 파악하기 어렵기 때문이다. '벌레가 서쪽으로 8인치 기어간 후, 북쪽 방향으로 15인치 기어갔을 때 이 벌레는 시작점에서 얼마나 멀리 떨어져 있는가?'와 같은 문제는 피타고라스 정리를 활용해서 추론해야 풀 수 있다. 그런데 이런 문제가 만일 피타고라스 정리를 활용할 필요가 명백한 문제들 다음에 바로 나오게 되면 그런 추론을 할 필요가 없어진다. 그런 경우 문장제 문제를 통한 차단 연습 방식의 교육적 가치는 크게 떨어진다."[14]

로러는 이렇게 표현했다. "숙제에 '이차방정식'이라는 말이 써 있으면, 생각할 필요도 없이 이차방정식을 푸는 법을 적용하면 된다. 맞는 방법인지 아닌지 물어볼 필요가 없다. 문제를 풀기도 전에 이미 안다."

지금까지의 증거를 보면 인터리빙은 수학에만 적용되는 것이 아니라 거의 모든 과목이나 기술에 적용된다. 배드민턴, 역사(관련 시대의 개념을 혼합해서 공부하기), 농구(자유투에서 떨어진 거리를 다양하게 연습하기),

생물학, 피아노, 화학, 스케이트보드, (어이없지만) 눈 감고 콩 주머니 던지기 등 한 학기, 한 가지 과목에서 가르칠 수 있는 어떤 내용이든 인터리빙에 적합하다. 어느 때고 복습은 필요하다. 용어, 이름, 사건, 개념, 공식 등을 시험 때 외우는 것과 독주회에서 현악기를 완벽하게 연주하는 것은 구별해야 한다. 마지막에 몰아서 한꺼번에 하는 대신 매번 조금씩 필요한 분별 스킬discrimination skills을 연습하는 것은 어떤가? 앞서 언급한 바와 같이, 이미 많은 음악가가 이를 적용하고 있다. 예를 들어, 30분은 음계를 공부하고, 30분은 새로운 곡을 공부하고, 30분은 익숙한 곡을 연주하는 식이다. 맞는 방식이다. 더 세분해서 15분이나 10분 단위로 다른 연습을 하면 결과는 더 좋아질 것이다. 인터리빙은 복습뿐 아니라 문제의 유형, 동작, 개념 간의 차이를 분별하는 것이라는 점을 기억하라.

시간이 허락할 때면, 나는 여전히 스페인어 강의와 스페니시 기타 수업을 듣는다. 새로운 단어가 나오면 목록으로 정리하고 이미 알고 있는 단어와 조합한다. 기타를 배울 때는 더 많이 뒤섞는다(단어 암기나 읽기보다 연주에는 뒤섞을 수 있는 요소가 더 많기 때문이리라). 한 음계를 두세 번 연습하고 다시 내가 아는 곡으로 바꿔 연습한다. 그리고 나서 다시 돌아와 좀전에 연주했던 부분을 연습한다. 내가 자주 망쳤던 그라나도스의 스페인 무곡 5번 곡을 예로 들어보자. 두 번 천천히 쳐본다. 그리고 다른 음계를 쳐본 뒤 지금 연습중인 새로운 곡의 몇 소절을 연습해본다. 일단 그 정도면 충분하다. 잠시 쉬었다가 처음 배운 곡인 레드 제플린의 〈스테어웨이 투 헤븐Stairway to Heaven〉(왠지 모르겠지만 이 노래의 생명력은 길기도 하다)을 연주한다. 그리고 나서 스페인 무곡에 도전한다.

바로 그게 인터리빙이다. 물론 개인마다 차이는 있다. 개인마다 이를 적용하면 더 효과적인 과목이나 기술이 다를 수 있다. 새로운 내용이나 기술을 이미 익숙한 내용이나 기술이면서 한동안 활용하지 않았던 것들과 혼합하는 것이 중요하다. 지미 페이지의 기타 솔로든 조르주 브라크의 그림이든.

인터리빙은 결국 우리 뇌를 예상 밖의 상황에 준비시키는 것으로 보인다. 열성 등반가들과 하이커들이 좋아하는 문구가 있다. "뭔가가 잘못돼야 모험이다." 여기서 '잘못'이란 것은 정말 심각한 상황을 의미한다. 밧줄이 끊어지고, 식량은 날아가버리고, 곰이 텐트로 다가오는 상황들 말이다. 내가 보기에 인터리빙은 덜 심각한 잘못된 상황들을 준비시키는 것같다. 모든 시험, 토너먼트, 시합, 독주회에는 난항이 생기기 마련이다. 예상 밖의 문제점, 갑자기 두통이 생기거나, 경기에 영향을 미칠 정도로 햇볕이 강하거나, 논술 시험에 생각지도 않은 주제가 나온다. 결론적으로 인터리빙은 매일 연습할 때 복습뿐 아니라 예상 밖의 요소도 포함시키는 것이다. "연구 결과, 우리 뇌는 부조화(미세한 변화)를 알아차릴 수 있도록 절묘하게 설계되어 있다"고 토론토 대학의 마이클 잉지리트[Michael Inzlicht] 교수는 말한다. "뭔가 순서에 맞지 않고, 붕 뜬, 잘못 놓인 장소에 어울리지 않는 것을 보면 우리 뇌는 '깨어나고' 무의식적으로 정보를 더 깊이 처리하게 된다. '왜 이게 여기 있지?'"

섞어서 연습하는 것 자체만으로 전반적인 숙련도와 능동적 분별력이 향상되는 것은 아니다. 그보다는 인생의 변화구(말 그대로 비유적으로)를 준비하는 데 도움이 된다.

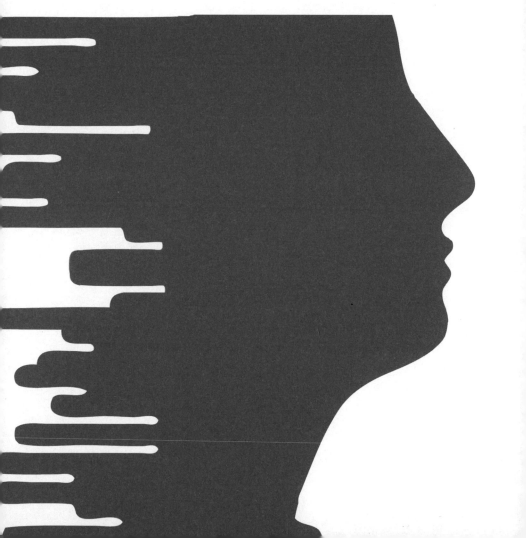

4부

무의식 활용하기

생각하지 않고 학습하기

변별 지각 활용

좋은 눈이란 무엇일까?

주변을 둘러보면 패션, 사진, 앤티크 등에 빼어난 안목을 지닌 사람이 있다. 야구 투구를 잘 보는 사람도 있을 것이다. 이런 '특별한 눈'은 실제로 존재하며 모두 남다른 점이 있다. 그 실체는 무엇일까? 좋은 안목을 만드는 것은 대체 무엇일까? 정확히 무엇을 읽는 것일까? 야구공을 치는 것을 예로 들어보자. '좋은 눈'을 가진 타자들은 육감이 있는 건지 너무 높지도 낮지도, 안쪽도 바깥쪽도 아닌 스트라이크 존을 정확히 파악하고 있는 것처럼 보인다. 타자, 코치, 과학자 들 모두 이 능력을 끊임없이 분석해 중요한 요소가 무엇인지 말할 수 있게 되었다. 타구의 기본부터 시작해보자. 메이저리그의 빠른 공은 18.44미터 떨어진 지점에서 최고 시속 160킬로미터로 날아온다. 공은 홈플레이트에 대략 0.4초 만에 도착한다. 공이 날아오기 전까지 공을 칠지 안 칠지 결정할 수 있는 시간은 그 시간의 3분의 2인 0.25초에 불과하다. 그 짧은 찰나의 순간에 타자는 공의 속도나 방향을, 그것이 아래로 향하는 공인지 위로 솟는 공인지 투구를 읽어내야 한다(대부분의 투수는 다양한 구종을 가지고 있고, 전부 다른 위치에 떨어진다). 연구에 따르면 타자 스스로도 볼이 3미터 정도로 가까이 오기 전까지 방망이를 휘두를지 말지 모른다고 한다. 그때가 지나버리면 방향을 바꾸기에 너무 늦어 그냥 방망이를 들고 있을 수밖에 없다. 좋은 눈을 가진 타자는 즉각적으로 거의 정확하게 투구를 읽어낸다.[1]

어떻게 이처럼 순식간에 판단을 내릴 수 있는 걸까? 물론 속도는 하나의 변수다. 훈련된 뇌는 처음 0.25초 동안 야구공 모습의 작은 변화를 보고 대략 예측할 수 있다. 입체적 시각은 몸 쪽으로 날아오는 공은 말할 것도 없고 모든 종류의 궤적을 놀라운 속도로 계산할 수 있도록 진화했다. 그렇다 해도, 어떻게 투구의 궤적을 바꾸는 공의 회전을 읽어내는 걸까? 좋은 눈을 가진 타자들 스스로도 이 과정을 상세히 설명하기 어려워한다. 변화구에는 빨간 점이 보인다고 말하는 타자가 있는가 하면, 속구일 경우에는 흐릿한 회색의 무엇인가가 보인다고 말하는 사람도 있다. 그들은 공이 투수의 손에서 떨어지는 순간의 움직임에 초점을 맞출 뿐이라고 말한다. 이를 통해 공의 진행 방향을 판단한다는 것이다. 하지만 공이 투수의 손에서 떨어지는 순간 역시 매번 다를 수 있다. "타자들은 공의 움직임과 투수의 투구폼에서 정보를 얻는 것 같다. 하지만 정확히 무엇인지는 알 수 없다"고 브라운 대학의 인지과학자 스티브 슬로먼Steven Sloman은 내게 말했다.

배팅 코치가 타자의 스윙이나 자세는 손봐줄 수 있지만 어떻게 투구를 더 잘 '볼지'는 가르칠 수 없다. 메이저리그 선수들이 메이저리그급 연봉을 받는 데는 이유가 있다. 그래서 예민한 시각은 전문성이라기보다는 재능으로 생각하게 된다. "아마 반사신경 때문일 거야"라고 말하게 된다. 그들은 '타고난' 사람들이다. 우리는 이런 타고난 능력과 학문적 전문성을 명확하게 구분한다. 전문지식은 지식을 쌓고, 공부하고, 면밀하게 사고하고, 창조하는 학습의 문제다. 이런 유형의 전문성은 타고나는 것이 아니라 습득된다. 우리 문화에서도 마찬가지다. 타고난 운동선수들과 활발한 저작 활동을 하는 학자들을 구별한다. 하지만 이런 구분에는 근본적인 문제가 있다. 그와 같은 선입관은 또한 과학자들도 아직 완벽히 이해하지 못한 학습의 실체를 제대로 보지 못하게 한다.

그 실체를 구체화하고 그 중요성을 이해하기 위해 야구 스타들을 다른 영역의 특출난 사람들과 비교해보자. 체스 선수들은 지적 능력이 뛰어난 것으로 알려져 있다. 세계적인 체스 챔피언은 세계 최고 성능을 자랑하는 슈퍼컴퓨터를 이길 수 있다. 이는 보통 일이 아니다.[2] 슈퍼컴퓨터는 매초 2억 개의 가능한 수를 고려할 뿐 아니라 저명한 과학자와 뛰어난 체스 선수들이 개발한 방대한 전략을 활용한다. 반면, 체스 선수는 그랜드 마스터라 할지라도 매번 겨우 4개의 연속된 수를 고려하고 상대편의 수를 예상한 다음 대응한다. 초당이 아니라 '순서가 올 때마다' 4가지 가능성을 고려하는 것이다. 반면 주어지는 순서에 할당되는 시간에 따라 슈퍼컴퓨터는 체스 선수보다 10억 개나 더 많은 가능성을 검색할 수 있다. 그럼에도 불구하고 그랜드 마스터 체스 선수가 이긴다. 그게 어떻게 가능할까?

대답은 명확하지 않다. 네덜란드 심리학자이자 체스 선수인 아드리안 데 그로트Adriaan de Groot는 1960년대에 체스 초심자들과 마스터들을 비교했다. 그런데 초심자나 마스터나 고려하는 수의 개수, 얼마나 깊이 있게 수를 따져봤는지, 상대의 수에 따라 어떻게 응수할지에 대한 시나리오 개수, 말을 활용하는 방식(예를 들어, 어떤 위치에서는 룩^{rook}을 공격말로 활용하고, 어떤 곳에서는 방어말로 사용할지) 등에는 차이가 없었다고 밝혔다. 오히려 마스터들이 초심자들보다 고려한 수가 '적었다'. 하지만 마스터들은 초심자들이 갖지 못한 능력이 있었다. 5초도 되지 않는 짧은 시간에 체스 판을 보고 이를 외우는 것이다. 그들은 한 번만 보고도 마치 머릿속으로 사진이라도 찍어놓은 것처럼 말들의 배열을 정확히 다시 재연했다.

카네기멜론 대학의 윌리엄 G. 체이스$^{William\ G.\ Chase}$, 허버트 A. 사이먼$^{Herbert\ A.\ Simon}$ 연구팀은 체스 판을 외우는 능력이 마스터들의 기억력과 전혀 관계없다는 후속 연구를 발표했다.[3] 숫자 등을 기억하는 단기기억은 다른 사람과 별반 다르지 않았다. 하지만 초심자와 달리 의미 있는 덩어리^{chunk}로 나눠 체스 판을 보았다. (심리학에서 청킹^{Chunking}이란 기존의 지식을 기반으로 공부한 내용을 의미 있는 단위로 묶는 것을 의미한다. 이 글자들의 순서를 한번 보자. Y, N, B; C, B, B; C, E; F, I, F; A, C, I; A, M, B; A, Y. 몇 분 동안 이 배열을 외운 뒤 눈을 감고 최대한 기억해본다. 보통 평균적으로 7개의 글자를 외울 수 있다. 이제 그루핑된 방식으로 다시 외워본다. Y, NBC, BBC, FIFA, CIA, MBA, Y. 의미 단위로 글자들을 저장했기 때문에 이번에는 더 많은 글자를 외울 수 있을 것이다.) "마스터들의 뛰어난 체스 실력은 체스 판의 위치를 보다 큰 지각 덩어리로 묶어 코드화하는 능력에서 비롯된 것"이라고 연구팀은 결론 내렸다.

체스 그랜드 마스터들도 야구 선수들처럼 좋은 눈을 가졌지만 역시나 자신들의 능력을 잘 설명하지 못한다(설명할 수 있다면 바로 프로그램화해 컴퓨터에 활용할 수 있을 것이고, 다음부터는 슈퍼컴퓨터가 이길 것이다). 하지만 한 가지는 분명하다. 야구 선수들과 그랜드 마스터들 모두 대략적인 분석 이상의 무엇인가를 한다는 것이다. 그들의 눈과 뇌의 시각 시스템은 방대한 정보로부터 '가장 의미 있는 단서'를 즉각 추출해낸다. 핵심 정보만 보이고 나머지는 검게 보이는 적외선 사진처럼 말이다. 예술, 과학, IT, 기계, 야구, 체스 등 각 분야 전문가들은 모두 어느 정도 자기만의 적외선 렌즈를 갈고닦는다. 이들도 체스 천재들과 야구 천재들처럼 평생의 커리어에 걸쳐 실수를 통해 직관을 쌓아가는 것이다. 그렇다고 우리 같은 사람들이 화학개론이나 음악 수업을 듣는 데 평생을 바칠 수는 없다. 좋은 눈도 필요하겠지만 경제적으로, 빠르게, 요령껏 해야만 한다.

. . .

내가 어렸을 적에 우리 또래는 공책, 교과서, 눈에 보이는 종이 여백 곳곳을 낙서로 가득 채웠다. 낙서, 캐리커처, 사인, 밴드 로고, 미로, 3-D 큐브. 그 시절에는 모든 아이들이 낙서를 했다. 때로는 수업 내내 뭔가를 끼적였다. 아무렇게나 휘갈겨 쓴 낙서가 가장 흔했다.

낙서는 마치 눈송이 같았다. 언뜻 보면 다 같아 보이지만 하나하나 다른 정체성을 가지고 있다. 사람들의 다양성에 비할 바가 아니다. 아무렇게나 휘갈겨 쓴 낙서는 최소한 의미 있는 글자라도 몇 개 섞인 아무 뜻 없는 음절보다도 흥미로울 게 없다. 낙서에 관심을 갖는 사람은 거의 없다. 그런데 1940년대 후반 한 젊은 심리학자가 낙서의 특성을 특별하게 인식했다. 그녀는 재미를 느끼거나 깊은 생각에 빠져 있는 순간에 휘갈겨 쓴 대수롭지 않은 낙서가 중대한 연구 주제를 실험하는 데 최적의 도구가 될 수 있다고 생각했다.

엘리너 깁슨Eleanor Gibson은 심리학계에서 자극반응이론S-R, stimulus-response 시대로 불리는 20세기 중반의 과학자다. 그 당시 심리학자들은 학습을 자극-반응 기제의 쌍으로 보는 행동주의 심리학 이론의 영향하에 있었다. 개에게 밥을 줄 시간마다 종을 울리면 개가 침을 흘리는 그 유명한 이반 파블로프의 실험이 그 한 예다. 행동주의 심리학자들은 대부분 동물 실험으로 연구를 진행했다. 소위 조건 형성이라는 과정을 통해 이끌어내고자 하는 행동(예컨대 미로 빠져나가기)을 보이면 치즈 등으로 보상해주고, 실수를 하면 전기 충격으로 행동을 교정할 수 있다고 보았다. 자극반응 기제 중심의 학습 이론은 시각, 소리, 냄새 등 감각 자체를 특별히 의미 있게 보지 않았다. 원인과 결과의 연결 관계를 보고 뇌가 의미를 부여한다고 생각했다. 예를 들어, 상대의 눈을 맞추는 것이 좋은 것이며, 괴성을 지르면 사람들이 좋아하지 않는다는 것을 인생 초반에 배운다. 개를 키우다보면 개가 신나서 짖는 소리와 위험을 감지하고 짖는 소리가 다르다는 것을 알게 된다. 자극반응 기제 중심의 학습 이론에서 학습이란 감각과 행동, 원인과 결과라는 인과관계의 산물이다.

깁슨은 행동주의 심리학자는 아니었다. 1931년 스미스 대학을 졸업한 깁슨은 전설적인 영장류 동물학자 로버트 여키스$^{Robert Yerkes}$ 밑에서 일할 수 있으리란 희망을 품고 예일 대학 대학원에 입학한다. 여키스는 여자 제자를 거부했다. "연구실에 여자를 받으려고 하지 않으셨어요. 여자라서 안 된다고 저한테 명확하게 말씀하셨죠."[4] 몇 년 후 깁슨이 밝혔다. 결국 깁슨은 쥐 미로 실험으로 유명한 행동주의 심리학자 클라크 헐$^{Clark Hull}$ 연구실에 합류해 실험적 방법에 대한 이해도를 높였다. 그 결과 조건반사에 대해서는 더이상 배울 것이 없다고 확신했다. 헐 박사와 당대 심리학자들은 기념비적인 실험을 진행했지만 자극반응 기제 패러다임이 워낙 지배적이어서 다른 심리학들이 제기하는 질문들은 묻히고 말았다. 자극반응 기제만 연구하다보면 그것만 보이게 된다. 깁슨은 행동주의 심리학 이론이 근본적인 것을 완전히 간과하고 있다고 믿었다. 바로 '변별'이었다. 눈에 보이는 것, 소리, 질감의 사소한 차이를 뇌는 어떻게 감지할까? 예를 들어, 아이들은 사람과 이름을 연결하기 전에 먼저 론^{Ron}과 돈^{Don}, 플러피^{Fluffy}와 스크러피^{Scruffy}처럼 비슷한 이름 간의 소리 차이를 구별할 줄 알아야 한다. 이런 방식이 우리가 세상을 이해하는 첫 단계다. 어쩌면 이는 당연해 보인다. 하지만 깁슨의 이론이 주목받기까지 몇 년이 걸렸다.

1948년, 스미스 대학의 저명한 심리학자였던 깁슨의 남편이 코넬 대학에 초빙되어 뉴욕의 이타카로 이주하게 된다. 깁슨은 그곳에서 어린아이들의 학습을 연구할 기회를 얻고 변별 학습에 대한 그녀의 직감이 맞았다는 것을 깨달았다. 코넬 대학 재직 초기에 진행한 연구에서 깁슨은 3~7세 아이들이 글자 D와 잘못 쓴 V를 구별할 수 있다는 것을 발견했다.

DV

아이들은 글자들의 뜻도 몰랐다. 즉, 자극과 반응 간의 연상을 만들지 않았다. 그럼에도, 외운 글자 모양의 미묘한 차이를 구별하는 법을 빨리 터득했다. 이 발견은 깁슨 부부의 유명한 1949년 낙서 실험으로 이어졌다.[5] 깁슨 연구팀의 '휘갈겨 쓴 난센스 낙서' 실험의 목적은 사람들이 얼마나 빨리 비슷한 것들을 구별할 수 있는지 테스트하는 것이었다. 연구팀은 32명의 성인과 아이를 연구실로 데려와 한 번에 하나씩 플래시카드에 있는 낙서를 보여주었다.

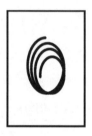

카드 속임수 같은 느낌이 나는 연구였다. 5초간 'Target'이라고 쓰인 낙서를 보여준 후, 그와 비슷한 34개의 플래시카드를 연속으로 보여주었다. "그중에는 처음 보여준 낙서와 정확히 일치하는 것도 있습니다. 어느 것인지 말해주십시오"라고 연구팀은 말하고 3초간 플래시카드를 하나씩 보여주었다. 사실, 4개만 정확히 똑같고 나머지 30개는 거의 비슷했다.

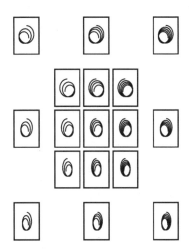

　집슨 연구팀이 측정한 기술은 우리가 중국어 등 외국어 문자를 습득할 때나, 화학식이나 음표 표시 등을 배울 때 활용했던 것과 같다. 간단한 멜로디를 읽으려 해도, 음자리표에서 A와 B♭을 구별할 줄 알아야 한다. 한자는 수백 개의 비슷한 모양을 구분하지 못하면 닭이 낙서해놓은 것처럼 다 비슷해 보인다. 어려서 모국어를 배울 때 우리는 능숙하게 글자들을 구별해낸다. 글자를 구별하는 법을 배우고 나서는 체스 마스터들이 '청킹'을 습득한 이후처럼, 단어나 문장을 읽게 된다. 우리는 처음에 그 많은 글자들을 습득하는 것이 얼마나 어려웠는지 잊어버리게 되고 각 글자에 대응하는 소리와 연결시켜 단어와 아이디어를 만든다.

　낙서 실험에서 집슨 연구팀은 피험자들이 답을 맞혔는지 틀렸는지 가르쳐주지 않았다("맞혔습니다" 또는 "다시 해보세요"와 같은 말을 해주지 않았다). 연구팀은 눈이 학습하고 있는지에만 관심이 있었고, 결과는 그들의 예상대로였다. 실험에 참가했던 성인들은 평균 세 번 반복하면 한 번도 틀리지 않고 4개의 같은 낙서를 정확히 맞혔다. 9~11세 어린이들은 100점 가까이 맞힐 때까지 다섯번 반복해야 했다. 6~8세 어린이들은 일곱 번 반복해야 했다. 그들은 심리학자들이 대부분의 학습에서 일어난다고 가정한 것처럼 자극—반응 연상을 만들지 않았다. 그렇다고 영국 철학자 존 로크의 널리 알려진 주장처럼 우리 뇌는 단지 수동적으로 감각을 축적하는 빈 그릇도 아니다. 뇌는 미묘하게 다른 중요한 차이를 구별해내고 다른 기호들을 분류할 수 있도록 진화했다.

"로크의 가정이 완전히 틀릴 수도 있다는 가능성을 고려해보자. 어쩌면 모든 지식은 존 로크가 생각했던 방법보다 훨씬 간단한 방식으로 습득될지도 모른다. 변형, 음영, 에너지의 미묘한 차이를 인식하는 방법으로 말이다"라고 깁슨 연구팀은 기술했다.[6]

즉, 뇌는 단지 보고, 듣고, 냄새 맡고, 느끼는 것의 미묘한 차이를 감지함으로써 지각하는 법을 배우는 것만이 아니라는 의미다. 깁슨은 앞서 소개한 실험과 쥐, 고양이, 어린이, 성인 들을 대상으로 한 후속 연구에서 뇌가 "학습을 위해 지각한다"는 것도 보여주었다. 비슷해 보이는 음표나, 글자나, 모양에서 차이를 감지하고 이 차이를 활용해 이전에 본 적 없는 새로운 내용을 판독하는 데 사용한다. 높은음자리표에서 가온 다음을 파악하면, 이를 기준 삼아 근처의 비슷한 음도 구별해내게 된다. 한 옥타브 더 높은 가음을 구별해내면 이를 활용해 근처의 음도 읽을 수 있게 되는 것이다. 이 '분별 학습' 효과는 누적되고 이를 기반으로 뇌는 기준점과 특징들을 축적해 더 큰 정보의 덩어리를 읽는 데 활용하는 것이다.

1969년 엘리너 깁슨은 『지각 학습과 발달 법칙Principles of Perceptual Learning and

Development』을 발표했다. 그간의 연구 결과를 묶은 이 책으로 깁슨은 지각 학습이라는 심리학의 새로운 분야를 확립했다. 지각 학습이란 "수동적인 흡수 작용이 아니라, 지각할 것을 적극적으로 찾는다는 의미에서 능동적인 과정의 학습이다. 우리는 무심결에 보고, 듣는 것이 아니라 적극적으로 듣고 본다. 지각 학습은 외부의 강화* 없이 알아서 교정이 일어나기 때문에 자율적이다. 자극 지향적인 것으로 정보 시뮬레이션을 추출하고 줄이는 것이 목적이다. 이 목표를 달성하기 위해서는 세상에 존재하는 것들에서 서로 구별되는 특징과 구조를 발견하는 것이 중요하다."[7]

위의 인용구는 너무 많은 정보가 함축되어 있기 때문에 잠시 멈추어 면밀하게 읽어보아야 이해가 가능하다.

지각 학습은 능동적으로 이루어진다. 눈, 귀를 비롯한 우리 감각기관은 적합한 단서를 탐색한다. 이 과정은 외부의 강화나 도움 없이 자동적으로 이루어진다. 물론 주의를 기울여야 하지만 모드를 변경하거나 주파수를 맞출 필요 없이 알아서 채널을 맞춘다. 감각기관들은 가장 중요한 지각적 특징을 찾아내고 나머지를 모두 걸러낸다. 야구 선수는 오직 투수가 던지는 공의 진행 방향과 관련 있는 움직임만 본다. 체이스와 사이먼이 실행한 체스 연구의 체스 마스터들은 즉각적으로 선택의 가짓수를 줄여서 효율적으로 초심자보다 훨씬 적은 수를 고려했다. 여기에서는 시각적 예만 들었는데, 깁슨의 지각 학습 개념은 시각뿐 아니라 청각, 후각,

---

* 强化. reinforcement. 긍정적인 것 또는 부정적인 것과 관계없이 행동의 반응이나 빈도, 강도를 유발하고 증가시키는 자극.

미각, 촉각 등 모든 감각에 적용된다.

　과학자들이 깁슨 연구의 결과를 활용해 우리의 실제 생활에 도움을 주기 시작한 것은 겨우 10여 년 전부터다.

· · ·

　케네디가의 별장이 있는 마서스비니어드 섬 상공의 비행 여건은 시도 때도 없이 바뀐다. 구름이 많지 않은 날도 밤사이 갑자기 안개가 내려 초보 조종사들은 자칫 길을 잃을 수 있다. 1999년 7월 16일 오후 9시 40분, 존 F. 케네디 주니어의 경비행기가 마서스비니어드 섬 앞바다에 추락해 자신과 아내, 처형까지 죽은 날도 그런 날 중 하루였던 것 같다. "수평선도 빛도 없었다"고 같은 날 밤 마서스비니어드 섬을 지나간 다른 조종사는 말했다. "왼쪽으로 방향을 바꾸어 섬이 보이는지 보려고 했지만 아무 빛도 보이지 않고 섬의 기미를 하나도 발견하지 못했다. 섬 전체가 정전 상태가 아닌가 생각했다." 조사 결과 사고 당시 케네디 주니어의 비행 경험은 겨우 55시간으로 계기비행 자격증이 없었던 것으로 드러났다. 계기비행이란 조종사 용어로, 아무것도 보이지 않는 상황에서 비행기의 계기판만을 가이드로 삼아 비행하는 것을 말한다.[8]

　소형 비행기 안의 계기판에는 보통 6개의 주 다이얼이 있다. 고도를 추적하는 다이얼, 대기에서 속도를 추적하는 다이얼, 나침반처럼 방향을 지시하는 전륜 나침, 수직 속도(상승·하강)를 측정하는 다이얼, 나머지 두 개는 미니어처 비행기 모양의 다이얼로 비행기의 정렬이나 공간을 회전하는 속도를 보여주는 것이다[9](신형 모델은 정렬계가 없고 5개만 있다).

한 번도 계기판을 보지 못한 사람이라도 각 계기판을 읽는 법은 쉽게 배울 수 있다. 하지만 한 번에 6개의 다이얼을 모두 보고 전체 정보가 무엇을 의미하는지 정확하게 판단하기는 어렵다. 하강하는가? 수평 상태인가? 아마추어 조종사들로서는 아무것도 보이지 않는 날은 말할 것도 없고 맑은 날에도 이를 판단하기가 어렵다. 거기에다 라디오로 신호 탑과 교신하고, 항공 지도를 읽고, 연료를 확인하고, 착륙 기어를 준비하는 등 여러 가지 중요한 일을 동시에 처리해야 한다. 많은 훈련 없이는 겪고 싶지 않은 멀티태스킹 모험이다.

브린모어 대학의 인지심리학자 필립 켈먼Philip Kellman은 1980년대에 직접 비행을 배우면서 이 점을 놓치지 않았다. 항공 시험 준비차 비행 훈련을 받을 때, 처음에는 계기판 시뮬레이션으로 연습한다. 그후 강사와 함께 실제 비행을 하고 나서 켈먼은 비행이 대부분 지각과 행동에 좌우된다는 것을 깨달았다. 반사적으로 반응하는 것이다. 상공에서 켈먼에게는 보이지 않는 패턴을 강사들은 볼 수 있었다. "착륙 준비하세요." "아직 너무 높아요." 강사는 사실 비행기와 착륙하려는 지점 사이의 각도를 보고 있었다. 착륙 지점은 항로와 지면으로 형성된다.

"학생들은 이를 전혀 보지 못한다. 이와 같은 지각을 요하는 대부분의 상황에서 전문가들이 한 번 보고 파악하는 것을 초심자들은 전혀 보지 못한다"고 현재 UCLA에 있는 켈먼 박사는 말한다.

전문가들은 한 번 보고 창밖에 보이는 것뿐 아니라 계기판에 표시된 모든 정보를 고려한다. 그 정도로 숙련되려면, 수백 시간의 비행이 필요하다. 켈먼은 그 기술이 지상에서 보이는 것처럼 그렇게 간단하지 않다고 여겼다. 때로는 다이얼이 움직이지 않거나 앞뒤로 흔들려 감을 잡을 수 없는 정보를 보여줄 때도 있고, 어떤 다이얼은 수평 상태라고 표시하는데 다른 다이얼은 회전 상태라고 표시하기도 한다. 켈먼은 비행 강사와 함께 이 모든 정보를 한꺼번에 읽는 경험을 다음과 같이 표현했다. "구름 위에서 비행을 하는 동안, 왼쪽 좌석의 훈련생은 허우적댄다. 훈련생 눈에는 계기판 하나하나가 독립적인 존재처럼 보인다. 훈련생은 하나하나의 계기판에 집중하느라 애쓴다. 몇 초 동안 계기판 하나를 보고 훈련생은 궤도를 벗어난 것을 깨닫고 급히 항로를 수정해 기체가 흔들린다. 오른쪽에 앉아 태연하게 하품을 하고 있던 강사는 계기판을 한번 보고는 지시받은 고도에서 60미터 벗어난 것을 알게 된다. 기체가 뒤집히지 않은 것만으로 안도해야 할지 모른다."

켈먼은 시각적 지각 분야의 전문가다. 본인의 전문 영역이었던 것이다. 그는 비행 훈련생들이 600미터 상공에서 모든 것을 보려고 고군분투하기 전에 상공에서 계기판이 어떻게 작동하는지 보다 빨리 감지할 수 있는 방법이 있을지 고민하기 시작했다. 그렇게만 된다면 상공에 올라갔을 때 계기판 정보를 수월하게 이해하고 신호탑과의 교신 등 다른 정보에 집중하게 될 것이다. 켈먼은 이를 위해 지각 학습 모듈 또는 PLM^{Perceptual Learning Module}이라고 부르는 프로그램을 개발한다.[10] PLM은 비디오게임 형식으로 만들어진 컴퓨터 프로그램으로, 계기판 작동 원리 습득이 주 목적이다. 훈련생은 6개의 다이얼을 보고 이 모든 다이얼이 무엇을 의미하는지 신속하게 판단해야 한다. 7가지 선택이 있다. '일직선 수평' '직선 상승' '하강 턴' '수평 턴' '상승 턴' '수평 하강' 그리고 문제가 되는 '계기 충돌(다이얼이 움직이지 않는 상황)'이다.

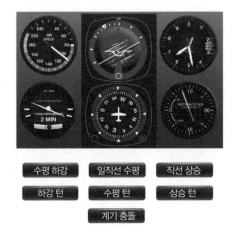

1994년 개발한 모듈을 시범 운영하기 위해 켈먼과 나사 아메스 연구소의 메리 K. 카이저Mary K. Kaiser는 한 번도 비행 훈련을 받지 않은 10명의 초심자와 500~2500시간의 비행 경력이 있는 4명의 조종사를 모집했다. 간략한 설명 후 훈련이 시작되었다. 훈련은 동일 모듈에 대해 총 9개 세션, 24개의 프레젠테이션으로 이루어졌고 중간에 쉬는 시간이 있었다. 참여자들은 화면에 있는 계기판을 보고 밑의 7가지 중 하나를 선택하도록 되어 있다. 참여자들이 틀린 답을 하면 화면에 표시가 뜨면서 정답을 알려준다. 처음에는 초심자 대부분이 틀린 답을 골랐다. 정답을 맞히면 '딩동' 신호음이 나오고 다음 문제로 넘어간다.

한 시간이 지나자 비행 경력이 있는 조종사들의 판단은 좀더 신속해지고 정확도도 향상되었다. 초심자들의 점수도 치솟아 한 시간이 지나자 1천 시간의 비행 경력이 있는 조종사들과 비슷하게 계기판을 읽을 수 있게 되었다. 즉, 적어도 지상에서는 조종사들이 들인 시간의 1000분의 1을 들여 계기판 판독 능력을 익힌 것이다. 켈먼과 카이저는 항로 지도를 활용해 시각적 내비게이션을 향상시키도록 설계된 모듈로 비슷한 실험을 해, 역시 비슷한 결과를 도출했다. "PLM 활용을 통해 초심자들도 비행 경력이 있는 조종사들만큼 정확하고 안정감 있고 신속하게 계기판을 읽을 수 있게 되었다. 향상도가 크다는 것은 비행 기술 습득에 활용된 접근법이 다른 종류의 훈련에도 효과가 있음을 암시한다"고 기술했다.[11]

어느 분야든, 어떤 전문적 기술이든 분별과 관계가 있으면 적용이 가능하다. 마름모꼴인가, 사다리꼴인가, 참나무인가, 단풍나무인가? 한자 家는 '가족'이란 의미인가, '집'이란 의미인가? 비례 함수인가, 반비례 함수인가? 켈먼 팀이 고안한 컴퓨터 PLM은 시각적이고, 빠른 속도로 진행되는 프로그램으로, 문제 자체를 푸는 것보다(이 그래프는 $x-3y=8$ 그래프인가, 아니면 $x+12y+32$ 그래프인가?) 이미지나(피부에 생긴 발진이 대상포진인가, 습진인가, 건선인가?) 문제 유형을 분류하는 데 초점이 맞춰졌다. 빠른 판단력을 기를 목적으로 고안된 모듈인데, 여기서 빠른 판단력이란 즉각적으로 설명은 못해도 무엇인지 '아는' 지각력을 뜻한다.

PLM이 효과 있을 때는 사실상 지각적 직관을 발달시킨다. 최근에 PLM의 효과를 증명하는 연구가 다수 나왔다. 의대생들의 담낭 절제술 실습에 지각 모듈을 활용한 버니지아 대학 연구팀의 실험도 그중 하나다. 20세기 대부분 동안 의사들은 배를 길게 절개하는 개복수술로 담낭을 절제했다. 1980년대에 들어서부터는 많은 의사가 복부를 절개하지 않고 배꼽 부위에 작은 구멍을 뚫고 배 안을 들여다보는 복강경을 활용하고 있다. 작은 카메라가 부착되어 있는 복강경에서 보내는 이미지를 보며 수술하는 것이다. 의사가 영상을 잘못 판독하면 각종 상처가 생길 수 있다. 복강경 이미지를 제대로 판독하려면 수백 번의 수술 참관이 필요하다. 버지니아 대학 연구 실험에서 절반의 학생들은 실제 수술 장면을 찍은 짧은 영상을 보여주는 컴퓨터 모듈로 연습하고 수술의 어떤 단계인지 신속하게 판단하도록 했다. 대조군인 나머지 학생들은 자신들이 원하는 만큼 영상을 되감아 반복해서 같은 수술 영상을 보았다. 연습 시간은 30분이었다. 마지막 테스트에서, 지각 학습 그룹은 숙련자 그룹보다 네 배나 더 높은 점수를 기록했다.[12]

켈먼은 PLM이 피부과 학생들에게도 효과가 있음을 발견했다. 상처와 발진은 다양한 양상으로 나타나기 때문에 훈련받지 않으면 구별하기 어려운데 PLM이 도움이 된 것이다. 켈먼과 UCLA 의대의 샐리 크래슨Sally Krasne은 초음파심전도뿐 아니라 방사선학에서도 같은 결과를 얻었다. 다른 동료들과 연구한 또다른 실험에서 켈먼은 화학과 학생들을 대상으로 분자들 간에 화학 조합을 분류하는 것을 도와주는 모듈을 활용해 좋은 결과를 얻었다.

맞다. 앞서 열거한 예들은 PLM 없이 학교 교육으로도 잘하고 있는 선진 기술 분야다. 수학시간에 '기울기'가 어떤 의미인지, 3(x+1)=y 그래프를 어떻게 그려야 하는지 골몰하며 자꾸 시계만 흘끔거리는 학생을 어떻게 가르쳐야 할까?

여기서도 마찬가지로 지각적 모듈은 무궁한 잠재력을 보여주었다. 샌타모니카의 학교에서 켈먼은 계기판 모듈과 같은 방식으로 작용하는 모들을 시험했다. 이번에는 공식과 그래프에 관한 것이었다. 선으로 그려진 그래프가 화면에 나타나고 아래의 세 가지 공식 중 해당하는 것을 고르는 시험이었다(또는 공식을 보여주고 맞는 그래프를 고르는 방식이 번갈아가며 떴다). 학생들은 빠르게 응답해야 했다. 선택을 하고 넘어가고, 수십 개의 문제를 풀어야 했다. 충분히 훈련을 받고 나자, 학생들은 정답에 대한 감이 생기기 시작했다. "또한 학생들이 원하면 정답이 왜 정답인지도 파악할 수 있었다"고 켈먼과 실험을 진행한 고등학교 교사 조 와이즈Joe Wise는 말했다.

어떤 방식으로, 어떤 과목에 적용할 때 PLM이 가장 효과적인지에 대해서는 보다 많은 연구가 필요하다. 원하는 만큼 컴퓨터 게임을 할 수 있지만 결국에는 직접 상공에서 비행기를 조종하거나 살아 있는 인간의 몸을 집도해야 한다. 아무리 효과가 좋다고 해도 PLM은 경험을 보완하는 수단이지 실제 경험을 대체할 수는 없다. 지각 학습이 심리학이나 교육 분야에서 PLM이 아직도 침체되어 있는 이유 중 하나다. 그렇다고 무시할 것도 아니다. 지각 학습은 자동적으로 계속 일어나고 있다. 그래서 우리는 지각 학습을 특정 기술을 빠르게 습득하는 데 활용해야 한다.

· · ·

이 책에서 나는 독자들에게 더 많은 노력을 들이지 않고 더욱 효과적으로 학습할 수 있는 기법을 알려주겠노라고 약속했다. 그렇다. 더 많은 여유 시간을 확보하는 것이 우리의 목적이다. 이제 나는 그 약속을 깨뜨리려고 한다. 그렇다고 산산이 부수겠다는 말은 아니다.

같이 슬라이드 쇼를 만들어보자.

안다, 알아. 하지만 생각해보자. 나는 고등학교 때 종이와 연필을 써서 아날로그식으로 나만의 플래시카드를 만들었다. PLM은 쉽게 만들 수 있다. 어떤 분야에 PLM이 적용 가능한지 아닌지 알 수 있다. 최대한 게으름을 피우기로 했다. 다른 사람에게 시키기로 마음먹었다. 열여섯 살 난 딸에게 디자인해달라고 부탁했다. 나는 바쁜 프로 글쟁이지만 우리 딸은 다른 또래 아이들과 마찬가지로 디지털 기술에 능하다. 딸은 인터넷에 있는 이미지들을 다운로드해 디지털 슬라이드쇼, 파워포인트 프레젠테이션, 비디오 등을 뚝딱 만들어낸다.

아이디어는 빌려왔다. 앞 장에서 나온 코넬-비요크 팀이 사용한 그림 스타일을 활용한 인터리빙 실험을 조금 수정해서 활용하기로 결정했다. 코넬-비요크 연구팀은 인터리빙을 활용해 풍경화가들의 스타일을 구별해내는 데 활용했다. 나는 그 부분을 바꾸었다. 내 모듈은 인상주의같이 유명한 예술 사조에 초점을 맞출 것이다. 무작위로 고른 것이다. 사실 개인적인 이유가 있다. 최근 현대미술관에 갔다가 내가 미술사에 얼마나 무지한지 깨닫고는 민망했다. 여기저기 그림은 알아봤지만 어떤 사조의 영향을 받은 그림인지 전혀 알 수가 없었다. 반 고흐의 〈별이 빛나는 밤〉의 굽이치는, 동적인 터치로 그려진 하늘은 우리의 눈을 사로잡는다. 하지만 그 작품이 화가 자신이나, 당대 사람들에게 어떤 의미였는지, '현대' 미술사에서 어떤 의미를 지녔는지 나는 몰랐다.

물론 작품을 보자마자 그 의미를 알 필요는 없었다. 나는 그림 간의 차이를 어떻게 구별하는지 알고 싶었다. 좋은 눈을 갖고 싶었다. 나머지 부족한 부분은 나중에 채울 수 있으니.

어떤 지각 모듈이 필요할까? 어렵지 않았다. 딸에게 주요 예술 사조 12 개를 골라, 각 사조에 맞는 그림을 10개씩 인터넷에서 다운로드해달라고 부탁했다. 딸은 120개의 작품을 모았다. 딸이 고른 사조는(잠시 숨을 깊게 들이쉬고, 숨을 참으시길 권한다) 인상주의, 후기 인상주의, 낭만주의, 표현주의, 추상 표현주의, 추상 인상주의, 다다이즘, 구조주의, 미니멀리즘, 절대주의, 미래주의, 야수파다. 다 이해됐나? 외울 필요는 없다. 중요한 점은 사조 간의 차이를 구분하는 것인데 나는 전혀 구분하지 못했다. 나는 완전 문외한으로서 프로젝트를 시작했다. 모네와 르누아르가 인상주의 화가라는 점은 알고 있었다. 그뿐이었다.

코넬-비요크 연구팀은 풍경화를 섞어서 보여주었다. 물론 내 딸도 그렇게 했다. 순서는 무작위였다. 사조별로 나누지 않았다. 딸은 PLM을 만들어 쾰먼이 적용했던 방식을 그대로 차용했다. 화면에 그림이 나오고 아래에 있는 12가지 사조 중 하나를 고르도록 한 것이다. 정답이면 벨이 울리고 화면의 체크 표시에 불이 들어왔다. 틀리면 까만 X자 표시가 뜨고 맞는 답이 표시됐다.

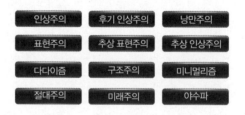

한자리에 앉아 진득하게 연습했다. 약 10분간 60개의 그림을 보았다. 처음에는 다 찍었다. 앞서 말했듯이, 나는 인상주의만 좀 감이 왔고 나머지에는 문외한이었다. 두번째 세션에서는 조금씩 미니멀리즘과 미래주의 그림이 눈에 들어왔다. 네번째 세션이 되자, 표현주의와 다다이즘도 파악이 됐다. 표현주의와 다다이즘이 정확히 어떻게 다르냐고? 설명은 못하겠다. 야수파 그림의 부자연스러운 톤의 의미는 무엇일까? 잘 모르겠다. 그 차이를 알아내려고 멈추거나 하지도 않았다. 단지 그림 하나에 몇 초 동안만 보고 다음으로 넘어갔다. 내가 하고 있는 것은 지각 학습이지 예술사 공부가 아니었다.

결국 나는 모든 그림을 테스트하고 마지막에도 코넬-비요크팀 연구에서 빌려온 아이디어를 활용했다. 다시 한번 상기하자면, 코넬-비요크 연구팀은 같은 화가들의 그림을 피험자들에게 보여준 후에 마지막에는 같은 화가가 그린 '다른' 그림을 보여주며 테스트했다. 브라크의 붓 터치를 알아볼 수 있다면, 브라크가 그린 다른 그림도 알아볼 수 있으리라는 가정이었다. 내 목표도 같았다. PLM으로 전에 본 그림은 아니었어도 정확히 다다이즘 그림과 사조를 맞히고 싶었다.

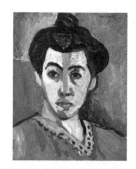

앙리 마티스, 〈마티스 부인의 초상〉, 1905.

여섯번째 세션을 마치고, 테스트를 했다. 생각할 틈은 주어지지 않았다. 결과는 좋았다. 36개 그림 중 30개, 즉 80퍼센트를 맞혔다. 그림을 보고 아래에 있는 사조 이름을 빠르게 눌렀다. 예술사에 대해 배운 것은 하나도 없었다. 맞다. 그림에 대한 문화적 맥락이나, 작품 설명, 색깔이나 원근법 사용에 관한 것이 아니었다. 하지만 나는 이제 후기 인상파 그림이 야수파 그림과 어떻게 다른지 안다. 한 시간 들인 결과로는 나쁘지 않다.

내가 사용한 방법과 코넬-비요크 연구팀이 사용한 방법의 가장 큰 차이는 더 많은 의식적 숙고가 들어간 인터리빙이 작용했다는 점이다. 지각 모듈은 사고하는 인지 체계뿐 아니라 시각(지각) 체계를 사용하며 빠르게 작동한다. 인지 체계와 지각 체계는 서로 보완적이며 상호 기능을 강화한다.

사실 처음부터 끝까지 재미있었다는 점이 가장 기억에 남을 것 같다. 배움이라는 게 모름지기 그래야 하듯이. 물론 다가오는 시험도 없고, 점수를 올려야 하는 것도, 경연을 준비해야 하는 것도 아니기에 중압감이 없었다. 셀프 지각 훈련은 최소한의 노력으로 할 수 있다는 것을 보여주고 싶었을 뿐이다. 가장 중요한 점은, PLM은 훈련되지 않은 눈에는 구별이 안 되어 다 똑같아 보이는 것들을 분별하는 특정 목적에 적합하다는 것을 보여주고 싶었다. 머리가 아플 만큼 골칫덩어리인 지각 관련 문제가 있다면 분명히 시간을 들여 해볼 만한 가치가 있다고 생각한다. 화학 결합 유형, 파이낸싱 전략, 또는 연간 보고서에 나오는 숫자들, 5분의 3과 3분의 1의 합이 1보다 큰지와 같은 간단한 문제까지. 다양한 예를 빨리 연습해보면 뇌의 감각기관들이 나머지는 다 알아서 한다.

이는 속임수가 아니다. 조만간 지각 학습은 다양한 연구나 전문 분야 훈련의 지형을 바꿀 것이다. 또한 빠르게 향상시키고 싶은 기술이 있다면 목표 대상용 모듈을 설계하기도 쉽다. 토착 수종 혹은 야생화. 연료 주입기 회사들, 바로크 음악가, 프랑스 와인. 시각뿐 아니라 모든 감각은 스스로 갈고닦아진다. 아이를 키우는 부모로서 나는 공룡을 척 보고 구별할 줄 알면 좋을 거라는 생각이 들 때가 있다(공룡은 우리 생각보다 훨씬 다양한 유형으로 분류된다). 수족관에 갈 때면 내가 물고기 종에 대해 더 잘 알았으면 좋았을 거란 생각이 든다.

엘리너 깁슨의 말대로 자동적으로, 스스로 조절하면서 일어난다는 점이 지각 훈련의 최대 장점이다. 생각하지 않는 동안에도 학습이 이루어지는 것이다.

잠이 보약이다

응고화, 수면의 역할

우리 삶의 커다란 토끼 굴 같은 존재인 잠은 우리가 매일 찾아가는 어둠의 왕국이다. 대부분의 사람들에게 수면의 세계는 완벽한 미스터리다. 우리 모두는 잠이 필요하고, 더 자고 싶어하고, 더 푹 자고 싶어한다. 하지만 수면은 언제든 우리를 배신할 수 있다(아무리 애써도 잠이 안 오는 불면을 누구나 겪어보았을 것이다). 그런가 하면 우리는 무의식의, 꿈으로 채워진 시간 동안 무언가가 일어난다는 것을 안다. 실제와 환상, 느낌이 뒤섞여 낮 시간 동안 마스터하기 어려웠던 새로운 기술을 '이해'라는 가장 소중한 것으로 바꿔놓는 것이 잠이다.

잠자는 동안 뇌가 연결고리를 만들고 있다는 것은 뉴에이지 치료사가 아니어도 알 수 있다. 새벽 세시쯤 깼는데 열쇠를 어디에 뒀는지 갑자기 떠오르거나 어떻게 골프 스윙을 고쳐야 하는지, 알베니스^Albéniz 곡을 어떻게 쳐야 하는지 아이디어가 번득 떠오르는 경험을 하지 않은 사람이 있을까? 끙끙대며 어떤 문제를 풀다가 도저히 안 되겠다 싶어서 자기 연민에 빠진 채 잠든 적이 있다. 그런데 한밤중에 일어나 스탠드를 켜고 꿈속에서 수면으로 올라온 아이디어들을 메모해둔 것이 한두 번이 아니었다. 아침에 일어나 지난밤에 갈겨쓴 메모를 보면(알아볼 수만 있다면) 글쓰기에 도움이 된다.

나만 그런 것이 아니다. 역사적으로 수면을 통해 얻은 심오한 지적 도약이 과학적 발명으로 이어진 예는 쉽게 찾아볼 수 있다. 예를 들어, 19세기 독일 유기화학자 프리드리히 아우구스투스 케쿨레Friedrich August Kekulé는 자기 꼬리를 무는 뱀 꿈을 꾸고 소용돌이 모양의 벤젠 화학 구조를 찾아내게 됐다고 말했다.[1] 러시아 과학자 드미트리 멘델레예프Dmitri Mendeleev는 그 유명한 원소주기율표를 만들기 위해 몇 날 며칠 밤을 새웠지만 소용이 없었다. 그러던 어느 날 졸다가 꿈에서 "모든 원소들이 딱딱 맞게 들어가는 주기율표를 봤다"고 동료에게 이야기한 것으로 알려져 있다. 이런 이야기들을 들으면 그림 형제의 황금새가 떠오른다. 황금 날개가 달린 마법의 새를 찾아 떠난 젊은이가 공주와 사랑에 빠진다. 왕은 한 가지 조건을 걸고 딸을 그에게 넘긴다. 8일을 줄 테니 왕의 창밖 풍경을 가리는 언덕을 파서 없애라는 것이었다. 문제는 왕이 말하는 언덕은 언덕 정도가 아니라 산이었다는 것이다. 젊은이는 7일 동안 열심히 산을 팠지만 실패하고 쓰러지고 만다. 그때 그의 친구인 여우가 속삭인다. "누워서 한숨 자. 문제가 해결될 거야." 드디어 아침이 밝았고, 산은 없어졌다.

잠은 전설이나 동화의 단골 소재다. 잠은 미지의 세계고, 우리의 근심과 희망을 투사하는 검은 장막이다. 수면이라는 암실이 잠겨 있을 때, 우리는 그 뒤에 어떤 이미지가 있는지 추측할 수밖에 없다. 한 가지 질문이 생긴다. 잠자는 동안 우리 뇌에서는 정확히 어떤 일이 벌어지는 걸까?

그나저나 잠은 왜 자는 걸까?

사실 아무도 알지 못한다. 보다 정확히 말하자면, 잠을 자는 이유를 설명하는 합의된 과학적 설명은 없다. 우리는 일생의 3분의 1을 자면서 보낸다. 따라서 포괄적인 이론만이 수면의 핵심 역할을 설명할 수 있다. 몸이 치유될 수 있도록 주기적으로 휴식이 필요하지 않나? 스트레스를 해소하기 위해? 기분을 관리하고, 근육을 만들고, 복잡한 머리를 맑게 회복하기 위해? 모두 맞다. 잠을 충분히 자지 못하면 부주의해지고, 감정적으로 연약해지고, 집중력이 떨어지고, 감염에도 취약해진다. 그렇지만 이 모든 것을 설명해주는 이론은 없다. 그 어떤 이론도 다양한 수면 시간과 시간대를 설명하지 못하기 때문이다. 사람마다 수면 습관이 얼마나 다른지 생각해보라. 어떤 사람은 3시간만 자도 가뿐한 반면, 어떤 사람들은 8시간을 자도 부족하다. 대부분은 낮에 능률이 좋지만 밤에 능률이 오르는 사람도 있다. 매일 낮잠이 필수인 사람들도 있다. 모든 것을 아우르는 통합적 수면 이론이라면 그런 차이들을 설명할 수 있어야 한다. 또한 놀라울 정도로 다양한 동물들의 수면-기상 사이클도 설명할 수 있어야 한다. 암컷 범고래는 최대 3주까지 잠을 자지 않고 움직이며 새끼를 돌볼 수 있다. 잠을 안 자고 거의 한 달을 버티는 셈이다. 철새들도 쉬지 않고 몇 주 동안 날 수 있다.[2]

이런 혼돈을 설명할 수 있는 두 가지 이론이 새롭게 등장했다.

하나는 수면은 사실상 시간 관리 적응이라는 이론이다. 우리 생체 시계는 새벽 3시처럼 생성될 게 별로 없는 시간대에는 활동하지 않고 생성이 이루어지는 때는 깨어 있도록 진화했다. 포유류 가운데 가장 오래 자는 갈색 박쥐를 생각해보자. 갈색 박쥐는 하루 중 20시간은 자고 해질녘에 4시간 동안만 깨어 모기나 나방들을 사냥한다. 왜 해질녘에만 깨어 있을까? 그때 먹잇감이 풍부하기 때문이다. 뿐만 아니라 "오래 깨어 있으면 에너지 소진이 많아지며 시력이 좋고 잘 날 수 있는 포식 새들에게 노출될 가능성이 높기 때문에 갈색 박쥐에게는 불리하기도 하다"고 UCLA의 신경과학자 제롬 시겔Jerome Siegel은 말한다.[3] 그는 우리가 수면의 질이나 길이 등에 강박증을 가지고 있는 것은 어떤 면에서 퇴보한 것이라고 주장한다. "일생의 3분의 1을 자도록 설계된 것은 잘못 적응한 것으로 보이며, 이는 자연이 저지른 최대 실수"라고 지적한다. "달리 표현하자면, 불필요하게 깨어 있는 것은 더 큰 낭비"다.

우리는 해가 나든, 나지 않든 건초를 말려야 할 때는 건초를 널어둔다. 캄캄할 때 돌아다니면 위험에 노출될 수 있기 때문에 그 시간에 우리는 잠을 잔다. 간단히 말해, 수면 사이클은 건강 지침에 따라서가 아니라 우리 삶이 요구하는 바와 위험 요소 회피에 적합하게 적응되어 있다.

또다른 이론에 따르면 수면의 주된 목적은 기억의 응고에 있다. 다른 말로 하자면 학습이다. 최근 몇 년간 뇌 과학자들은 수면이 지적, 신체적으로 중요한 기억을 표시flagging하고 저장하는 데 주요한 역할을 담당한다는 일련의 연구 결과를 발표했다.[4] 또한 수면은 미묘한 연결고리를 만드는 데도 핵심 역할을 한다. 예를 들어 수면중에는 깨어 있을 때는 찾지 못한 어려운 수학 문제를 푸는 새로운 해법이나 유난히 연주하기 힘든 부분들이 해결된다는 것이다. 1장에서 묘사한 대로, 학기 초에 우리 뇌가 연결해야 하는 오감을 통해 끊이지 않고 흘러들어오는 감각들과 어마어마한 양의 정보를 생각해보라. 어느 시점에서는 이 연결 중에서 어떤 것들이 저장 가치가 있고, 어떤 것들을 무시해야 할지 결정해야 한다. 결정이 쉬운 것들도 있다. 이런 것들은 즉각적으로 선택하기도 한다. 새로운 동료의 이름, 어린이집에서 아이를 데려올 시간, 어느 집에 무서운 개가 있는지 등이 그렇다. 선택이 어려울 때도 있다. 하루 동안 우리가 감지하는 중요한 지각에는 어깻죽지를 올리는 제스처, 옆으로 슬쩍 보는 시선, 사람의 주의를 딴 데로 돌리는 요소 등 미묘한 단서들도 포함되어 있다. 이 이론에 따르면 불을 끄고 잠을 청하면 뇌는 머릿속에 가득한 인상들에서 사소한 정보와 의미 없는 정보들을 솎아내기 시작한다.

이론의 여지가 많은 수면 연구 분야에서 위의 두 이론은 정반대 입장으로 둘 중 하나만이 수면의 주요 기능을 설명하는 핵심 이론으로 받아들여질 수 있다. 하지만 현실에서는 상호 배타적이지 않은 이론들이다. 사실 두 이론을 합했을 때만 수면이 어떻게 학습을 증진하는지 이해할 수 있고 이를 유리하게 활용할 수 있다.

. . .

아이의 뇌에 뭔가가 일어나고 있었지만 아이는 완전히 기절한 듯 빠르게 잠에 빠져들었다. 아빠는 아이의 이름을 불렀다. 아몬드? 아몬드? 대답이 없었다. 못 들은 척하는 것인가? 아니다. 그런 것처럼 보이진 않았다.

1951년 시카고 대학의 대학원생이었던 유진 아세린스키Eugene Aserinsky는 수면에 관한 실험을 하기 위해 여덟 살짜리 아들을 연구실에 데려왔다.[5] 생리학을 전공하며 실험적 과학자로서의 자격을 얻으려고 노력중이었던 아세린스키는 수면 과학자로서 커리어를 쌓는 데는 별로 관심이 없었다. 그날 아세린스키는 지도 교수인 현대 수면 과학의 아버지 너대니얼 클라이트먼Nathaniel Kleitman의 지시로 야근중이었다. 아세린스키는 잠자는 뇌를 추적하기 위해 오프너 다이노그래프Offner Dynograph로 불리는 기계를 만지작거리고 있었다. EEGElectroencephalogram의 전신인 오프너 다이노그래프는 두개골에 연결된 전극을 통해 뇌의 전기 신호를 읽어낸다. 아세린스키는 아들 아몬드를 대상으로 실험을 시작했다. 아세린스키는 두 개의 전극을 아들의 머리와 눈꺼풀에 (눈의 움직임을 추적하려고) 연결하고 옆방에서 기계를 맞추며 아들에게 "이쪽을 보렴, 저쪽을 보렴" 하면서 다이얼을 맞추고 있었다. 아들은 천천히 잠들었고 아세린스키는 커피를 마시며 다이노그래프를 지켜보고 있었다. 예상했던 대로 작고 부드러운 곡선을 그리며 그래프는 안정화되고 있었다. 그런데 몇 시간이 흐르자 깨어 있는 상태처럼 다이노그래프가 갑자기 큰 곡선을 그리기 시작했다. 뇌뿐 아니라 눈썹에서도 오는 전기 신호였다. 아세린스키는 의자에서 일어나 아들이 아직 수면 상태인지, 정말 괜찮은지 확인하러 아들이 누워 있는 방으로 조용히 들어갔다.

아몬드? 아몬드? 대답이 없었다.

아세린스키는 다시 연구실로 돌아와 다이노그래프를 살펴보았다. 당시 과학자들은 수면을 뇌가 사실상 기능을 쉬고 있는 상태로 무의식이 뛰어노는 운동장, 꿈을 위한 캔버스로 보았다. 하지만 다이노그래프의 격한 곡선은 다른 양상을 보여주었다. 본인의 표현을 빌리자면 미친 듯 활발한 뇌파에 "놀라고 당황한" 아세린스키는 연구실을 왔다갔다하며 아들의 뇌파가 다시 안정을 취하는 모습을 관찰했다. 뇌의 재잘거림이 멈췄다. 이미 늦었다. 주변에는 아무도 없었다. 헛것을 본 것일까? 만약 그렇다면 이 연구 결과를 발표했다가 초짜 연구원의 헛다리 짚은 공상으로 취급받아 망신을 당할 수 있었다. 헛것을 본 것이 아니라면, 무의식에 대해 아무도 생각하지 못했던 것을 암시한 것일 수도 있다.

아세린스키는 처음 발견된 관찰이 요행이었는지 확인하기 위해 몇 주 뒤 다시 아들을 연구실로 데려왔다. 이번에도 같은 결과가 나왔다. 잠자는 동안 여러 시간 아몬드의 뇌는 완전히 깨어 있는 것처럼 활발한 활동을 보였다. 아세린스키는 자신이 본 것이 신기루가 아니라는 확신이 생겼다. "무엇이 안구의 움직임을 유발했을까?" "무슨 의미일까?"

아세린스키는 충분한 전문지식도 없었고 관련된 실험 기법도 잘 몰랐다. 그는 지도 교수인 클라이트먼을 찾아가 과거 수면 실험에서도 이상한 뇌 활동이 관찰된 적이 있는지, 후속 연구를 진행할 가치가 있는지 물었다. "실험 대상을 늘려보게. 뭔가 발견한 것일 수도 있네." 클라이트먼은 주저 없이 아세린스키에 말했다.

1952년 말에 아세린스키는 실험 장비를 업그레이드해 24명의 성인을 대상으로 실험에 착수했다. 그들의 뇌 활동도 아몬드와 마찬가지로 천천히 뇌파 곡선이 파동을 그리다가 갑자기 급격한 활동이 분출되는 패턴을 보였다. 수면 연구에 관한 기존 논문에 보고된 바가 없었기 때문에 이런 현상을 뭐라고 불러야 할지도 몰랐다. 아세린스키는 다시 클라이트먼과 협의하고 함께 연구 데이터를 검토했다. 이 특이한 결과를 발표하고 이 현상이 보편적이라고 주장하기 위해서는 정확한 측정이 필요했다.

1953년 9월, 마침내 『사이언스』지에 연구 결과가 발표되었다.[6] 논문은 두 장에 불과했지만 아세린스키와 클라이트먼은 자신들이 행한 연구의 의미와 가치를 평가절하하지는 않았다. "이 안구 움직임, 이 EEG 패턴은 자율신경계 활동과 큰 상관관계가 있으며 무작위로 일어나지 않으므로 생리적 현상으로 보인다. 이는 꿈을 꾸고 있는 중이라는 뜻일 수도 있고 보통 수면중에 일어나는 특정 수준의 대뇌피질의 활동을 나타낼 가능성이 높다"고 그들은 결론지었다. "안구 움직임은 수면 후 세 시간 뒤에 처음 일어나고, 그 후 두 시간 후, 그리고 세번째, 네번째 움직임은 깨기 전에 일어난다." 그들은 나중에 이 현상을 보다 과학적으로 들리는 이름인 급속안구운동수면을 뜻하는 렘REM, Rapid Eye Movement 수면이라고 명명했다.

"당시에는 몰랐겠지만 현대 수면 연구가 시작된 순간이었다. 사람들이 렘수면 발견의 시사점을 깨닫는 데 수년이 걸렸다"고 당시 클라이트먼 교수 연구실의 의대생이었던 스탠퍼드 대학의 수면 전문 교수 윌리엄 디멘트William Dement는 나에게 말했다.

그렇게 오래 걸린 이유 중 하나는 과거의 이론에 미련이 남아 있었기 때문이다. 1950년대의 많은 뇌 과학자들, 특히 미국의 과학자들은 프로이트 이론에 매료되어 있었다. 프로이트에 따르면 꿈을 통해 우리의 희망 사항이 충족되며, 꿈을 꾸는 동안에는 깨어 있을 때 접근이 불가능한 환상과 상징적 이미지가 나타난다. 예산을 들여 수면 연구를 추진했지만 이는 렘수면 중에 꾸는 꿈 내용을 연구하기 위함이었지, 렘수면 자체의 역학이나 렘수면의 목적을 연구하는 실험이 아니었다. 렘수면에서 깬 사람들은 근심거리, 환상, 의미가 없는 장면들을 보았다고 설명한다. 인간 본성에 관한 일관적 내용은 하나도 없었다. "흥미진진한 연구였지만, 종국에는 아무것도 결론적으로 말할 수 있는 게 없었다"고 디멘트 교수는 말했다. 하지만 과학자들은 렘수면은 보편적이며 밤 사이 다른 무의식 상태와 번갈아가며 주기적으로 일어난다는 사실은 의심의 여지가 없음을 확인해주었다. 우리는 일반적으로 밤사이 다시 의식이 깨기 전까지 4~5번의, 길이로 따지면 20~30분간 렘수면을 겪는다. 1960년대에 이르자, 수면 과학자들은 수면은 렘수면과 논렘Non-REM수면으로 이뤄졌다고 설명하기 시작했다.

그후 과학자들은 눈과 눈꺼풀에서 읽힌 정보보다 정밀한 수치와 EEG 기록을 사용해 논렘수면에 고유의 단계가 있다는 것을 밝혀냈다. 뇌파의 모양이나 주기에 따라 임의적으로 수면 단계를 정의했다. 졸기 시작해 스르르 잠이 드는 얕은 수면인 1단계에서는 의식 상태 때문에 들쭉날쭉했던 뇌파가 부드러워진다. 2단계에서는 뇌파가 보다 주기적으로 사인 곡선 비슷한 모양이거나 바람 없는 날 큰 파도가 해안가로 움직이는 듯한 모양을 보인다. 3, 4단계에는 뇌파가 길어지다가 바닷가의 파도처럼 조금씩 파동을 보인다. 느린 뇌파는 깊은 수면에 돌입했음을 보여준다. 하지만 뇌의 사이클은 순서대로 다섯 단계를 거친다. 1단계에서 2단계로, 3단계에서 수면이 깊어지고 4단계에서 바닥을 찍고 다시 2, 3단계를 통해 떠올라 렘수면으로 돌입한다. 자는 동안 이 사이클이 반복되며 4단계까지 떨어졌다가 다시 상승한다. 이 수면의 네 단계와 렘수면을 과학자들은 수면 구조sleep architecture라 부른다.

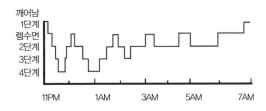

숨겨졌던 수면의 구조가 발견되고 설명되자 수면중에 뇌는 "전원을 끄고" 꿈을 담는 배가 된다는 기존 개념이 완전히 무너졌다. 대신 새로운 질문이 제기되었다. 뇌가 수면중에도 활동을 한다면, 정확히 무엇을 하는 것일까? 자연은 이 정도 규모로 자원을 낭비하지 않는 법이다. 렘수면, 복잡하고 번갈아가며 보여주는 뇌파의 패턴을 보면 잠자는 동안 뭔가가 일어나고 있는 것이 분명하다. 무엇이 일어나고 있는 것일까? "과학을 하려면 아이디어가 있어야 한다. 수년 동안 아무도 아이디어를 내지 못했다. 과학자들은 수면을 의식의 전멸이라고 생각했다. 하지만 우리는 그게 아니라는 것을 안다"라고 하버드 의대 J. 앨런 홉슨J. Allan Hobson 교수는 말했다.

· · ·

궁정의 음모는 손을 떼기 힘든 소설이나 중독성 있는 TV 드라마의 단골 소재 중 하나다. 심리학자들이 말하는 '내재된 위계' 때문이다. 왕은 왕이고, 여왕은 여왕이고, 그 안에 왕자들, 후계자들, 시녀들, 간섭하는 대주교들, 야심찬 신 세력들, 법률 고문들까지 모두 최고의 자리에 오르려고 암투를 벌이기 때문이다. 어느 동맹이 가장 중요한가? 권력의 위계는 어떤가? 누가 누구에게 영향력을 휘두르는가? 각 개인들의 관계를 파악하기 전에는 짐작하기 어렵다. 등장인물들이 일대일로 겨루는 상황을 보지 못하는 한, 그들의 상대적인 권력을 판단하기 위해서는 다른 시나리오를 전개해야 한다.

학습과학자들은 내재된 위계 문제를 좋아한다. 수학 문제든 직장 내 정치든 우리가 늘상 풀어야 하는 추론의 원형을 나타내기 때문이다. 개별 관계를 기억하는 것은 단순 파지다. 우리는 개별 관계를 활용해 논리적 연장선을 유도해내야 한다. A>B, B>C면 A는 반드시 C보다 크다. 마지막으로 이런 논리적 단계를 더 큰 틀에 반영해 인물이나 상징 간에 희미하게 연결된 관계를 추론해야 한다. 여기에 성공하면 우리는 새의 눈을 가지고 조감할 수 있고 훈련되지 않은 사람들 눈에는 보이지 않는 정해진 세계 또는 문학적, 상징적 인물들 간의 관계를 판단할 수 있게 된다.

2007년 한 연구에서 하버드와 맥길 대학의 연구팀은 대학생들을 대상으로 단순해 보이지만 내재된 위계를 분간해낼 수 있는지 테스트했다.[7] 연구팀은 학생들에게 컴퓨터 화면에 한 번에 두 개씩 뜨는 색칠된 달걀을 보도록 했다. 달걀에는 등급이 매겨져 있었다. 예를 들면 다음과 같다.

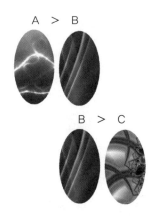

A > B

B > C

　학생들은 두 그룹으로 나뉘었다. 한 그룹은 아침에 달걀을 살펴봤고, 다른 그룹은 저녁에 봤다. 두 그룹은 모두 달걀 짝의 상대적 등급을 빨리 외우고 곧바로 테스트해서 A를 받았다. 그리고 12시간 후 직접적으로 비교되지 않았던 달걀의 등급을 물어보는 테스트를 받았다. 이는 '내재된' 위계를 맞히는 질문이어서 답이 뻔하지 않았다. 아쿠아색이 무지개색을 앞선다면 페이즐리 문양도 앞선다는 것인가? 산호색은? 3등급? 4등급? 학생들은 달걀의 전체 등급을 보지 못했기 때문에 명확한 답을 낼 수 없었다.

　심사숙고하기 전까지는 흐릿했다.

　저녁에 공부하고 잠을 자고 나서 다음 날 테스트를 한 '수면 그룹'은 가장 어려운 문제에서 93퍼센트를 맞혔다. 아침에 공부하고 잠을 자지 않고 그날 저녁에 시험을 본 '깨어 있는 그룹'은 69퍼센트를 맞혔다. 24시간이 지나서 두 그룹을 다시 테스트했더니 가장 어려운 문제에서 수면 그룹의 활약이 두드러졌다. 수면 그룹은 35퍼센트를 맞히며 깨어 있는 그룹과 큰 격차를 보였다. 수면과 학습 연구에서 이것이 그리 특이한 결과는 아니다. "수면중에는 더 큰 그림을 볼 수 있는 기억의 입구가 열리는 것 같다. 그 증거가 렘수면이다. 렘수면은 창의적 기억의 영역으로 다른 방식으로 사물 등을 연결하며 다른 연상을 만든다"고 연구의 주 저자인 매슈 워커Matthew Walker는 말했다.

이와 같은 게임에서 우리는 연상을 분류하는 데는 능하지만(아쿠아>무지개, 페이즐리 직물 무늬>산호), 분류 '사이'의 관계라는 더 어려운 문제는 잠을 자야만 풀리는 것이다.

수면이 기억의 응고작용을 한다는 연구는 여전히 진행중이다. 1960년대 프로이트를 좇던 과학자들이 벽에 부딪힌 후, 수면 연구는 눈에 띄게 시들해지면서 '수면'에 들어갔다. 예산도 줄었다. 유진 아세린스키가 렘수면을 밝히면서 열렸던 수면에 대한 창은 한동안 뇌에 대해 밝혀야 할 또다른 분야가 있음을 보여주는 것 같았다. "40년간 연구가 전무하다시피 하던 수면 과학계에 큰 발견이 나와 다들 열광했는데 수면 연구가 시들해져 무척이나 안타까웠다"고 하버드의 뇌과학자 로버트 스틱골드Robert Stickgold는 말했다. 하지만 지난 20년간 워커의 연구 등 수십 건의 연구가 빛을 밝혀주기 시작하면서 수면 과학을 학습과학 중 가장 전망이 밝으면서 논쟁이 분분한 선구적 연구 분야로 만들었다. 지금까지 나온 압도적인 연구 결과에 따르면 수면은 색칠한 달걀뿐 아니라 낮에 공부한 내용의 파지와 이해를 향상시킨다. 단어, 글자 짝, 중학교 수학 시간에 배운 것과 비슷한 논리적 추론 등에도 적용된다. 회사 프레젠테이션이나 다가오는 학교 시험도 마찬가지다. 이를 위해서, 주요한 상세 내용을 모두 외우고 그것들이 어떻게 서로 맞아떨어지는지 머릿속으로 다 그려야 한다. 수면을 통해 기억이 10~30퍼센트까지 향상되니 효과가 상당하다. 하지만 과학자들은 무의식 상태에서 어떻게 이런 일이 일어나는지 파악하지 못하고 있다.

내 나름대로의 이론은 수면중에 이 책에서 논의한 기법들의 효과가 증폭되는 듯하다는 점이다. 예를 들어, 4장에서 소개한 간격효과는(하루나 이틀 간격, 거기에다 잠까지) 특히 그렇다. 2장에서 소개했듯 아이들이 「헤스페러스호의 난파」를 외운 후 신기하게도 하루이틀 지나고 나서 더 많이 기억했던 필립 밸러드의 회상효과도 그렇다. 숙면은 6장에서 논의했던, 한 번에 풀리지 않는 연필 문제를 풀기 어렵게 만드는 '고정된 관점'에서 벗어나게 해준다. 잠자는 동안 뇌는 깨어 있을 때만큼이나 정보를 가지고 여러 가지를 하는 중이거나 적어도 보완적인 기능을 할 가능성이 높다.

하지만 그게 끝이 아니다.

과학자들은 수면이 특정 기술이나 주제 학습에 어떤 영향을 미치는지 밝혀내기 위해 렘수면과 같은 특정 수면 단계를 방해하는 연구를 시작했다. 우리가 아는 바에 따르면 수면에는 렘수면과 다른 네 가지 단계의 다섯 가지 측면이 있다. 뇌파는 단계별로 고유의 패턴을 보이며 각 단계마다 다른 정신적 역학이 작용하고 있음을 시사한다. 그렇다면 각 단계별로 기하학 증명, 작문 과제, 테니스 서브 등 다른 유형의 기술을 강화하는 것일까? 동물이나 인간 실험을 통해 얻은 증거에 기반해 많은 과학자들이 그럴 것으로 추측하고 있다. 1995년 이탈리아 나폴리 페데리코 2세 대학의 과학자 안토니오 귀디타^{Antonio Giuditta}가 이와 같은 결과를 기반으로 놀라운 가설을 세웠고 그후 다른 과학자들이 후속 연구를 진행해왔다.[8] 하버드 대학의 로버트 스틱골드와 피터버러 소재 트렌트 대학의 칼라일 스미스[Carlyle Smith]가 주요 실험 등을 진행하며 지금까지 나온 이론 가운데 수면의 다른 단계들이 어떻게 기억을 응고시키는지에 대한 가장 포괄적인 설명을 내놓아, 수면 학습에 대한 완성된 이론 확립에 기여했다.

정확히 따지자면 '귀디타-스미스-스틱골드의 학습 통합 모델'이라고 불러야 할 것 같다. 나는 간단하게 이를 '야간조 이론[Night Shift Theory]'이라 명명하겠다. 불이 꺼지면 기본 유지보수는 끝난다. 야간조 이론에 따르면 밤사이 수면 단계별로 아래와 같은 일이 벌어진다.

1단계: 수면을 취하는 사람은 누구나 이 출발점에서 시작하게 되어 있다. 잠을 청하는 사람들에게서 1단계 수면을 박탈하기는 불가능하다. 렘수면 단계처럼 보이는 부분이 많지만 얕은 수면 단계가 기억을 응고화하는 데 어떤 역할을 하는지는 분리하기 어렵다.

렘수면: 이 단계의 활발한 신경 활동은 창의적 문제 해결이나 어려운 미적분 문제처럼 깨어 있을 때는 명확해 보이지 않았던 관계 등을 인식하고 패턴을 인식하는 데 도움이 되는 것 같다. 뿐만 아니라, 모든 수면 단계 가운데 여과를 돕는 데 가장 큰 역할을 할 가능성이 높다. 렘수면이 없어도 수면을 통해 앞서 열거한 효과를 얻을 수는 있지만 정도는 같지 않다. 렘수면은 또한 격렬한 감정을 동반한 기억을 해석하는 것과 연관이 있다. "감정적 기억이 최초로 형성되었을 때 느꼈던 격렬한 감정은 '제거되고', 언제, 어디서, 무엇이 일어났는지에 대한 실제 정보를 붙잡는다"고

색칠한 달걀 연구의 공동 저자인 버클리 대학의 뇌과학자 매슈 워커는 말한다. 마지막 기하학 시험 문제를 보고 느꼈던 당혹감? 그 느낌은 '제거' 되거나 적어도 줄어드는 것이 좋다. 그래야 실제로 당혹감을 야기한 문제가 무엇인지 기억할 수 있다. 워커 박사는 렘수면을 "밤 치료 시간"이라고 부른다.

2단계: 이 단계는 운동 기억 전문 영역이다. 잘 알려지지 않은 일련의 연구에서, 칼라일 스미스는 피험자들을 대상으로 '회전 과제'를 훈련시켰다. 손과 눈을 조율해야 하는 연습으로, 오른손잡이들은 왼손으로 왼손잡이는 오른손으로 조이스틱을 잡고 컴퓨터 화면에 움직이는 광선을 따라가는 것이다. 상당히 쉬운 방법이라 보통은 연습하면 실력이 는다. 하지만 2단계 수면 상태를 빼앗기면 수행 속도가 느려진다. "2단계는 운동 학습에 가장 중요한 단계로 보인다. 2단계 수면 상태를 빼앗기면 향상 수준이 떨어지며, 이는 악기 연주든, 운동이든 기계 관련 기술까지 모든 유형의 운동 학습에도 적용된다고 생각한다"고 스미스는 말했다.

3, 4단계: 일반적으로 이 두 단계는 학습 연구에서 하나로 묶여 느린 뇌파 또는 깊은 수면으로 분류된다. 이 단계는 주로 파지 영역이다. 푹 자지 못하면 미모에만 타격을 받는 것이 아니라 수면이 주는 혜택을 십분 누리지 못하게 된다. 깊은 수면 단계에서는 새롭게 배운 정보, 단어, 이름, 날짜, 공식 들에 대한 기억이 증진된다. "느린 뇌파가 서술적 기억을 응고화하는 데 중요한 역할을 한다는 증거가 많다. 렘수면에서는 그런 일이 그

만큼 일어나지 않는다"고 스틱골드는 말했다. 이를 종합해서 보기 위해 수면 구조 그래프를 다시 한 번 떠올려보자.

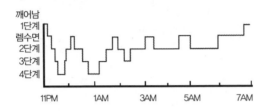

이 표에서 첫번째로 살펴볼 부분은 밤 11시에 잠이 들어 다음 날 아침 7시에 일어나는 사람들의 수면 구조를 따르고 있다는 점이다. 취침 시간과 기상 시간이 다르다고 하더라도 이 수면 구조는 다른 사람들에게도 대략적으로 다 적용될 수 있다. 수면의 다섯 단계를 모두 거치는 것이 숙면이라는 점이 중요하다. 각 수면 단계는 다른 수면 단계의 효과를 보완한다. 흥미로운 대목은 특별한 공연이나, 연설이나, 선발 테스트나, 시험 준비 등으로 평소 수면 스케줄을 변경할 때 일어난다.

예를 들어, 깨기 직전에 2단계 수면이 가장 긴 것을 보라. 긴 수면 단계를 줄이면 뇌가 어려운 스케이트보드 동작이나 피아노 손동작, 점프 숏 등을 응고화하는 시간을 잃어버리게 된다. "즉, 독주회 등 공연을 준비하고 있다면 일찍 일어나는 것보다 늦게 잠자리에 드는 것이 낫다. 운동선수나 여타 퍼포먼스를 하는 사람을 새벽 5시에 일어나게 하는 코치들이 있는데, 미친 짓이다"라고 스미스는 내게 말했다.

렘수면도 마찬가지다. 렘수면이 가장 많이 일어나는 시점은 2단계 수면 사이인 새벽이다. 유형을 포착해야 하는 수학이나 화학 시험을 준비중이라면 가능하면 밤에 늦게 자고 아침에 충분히 자는 것이 좋다. 목이 쉴 때까지 수탉을 울게 하자.

반면 깊은 수면은 그래프에서도 볼 수 있듯이 수면 구조의 앞부분에 집중되어 있다. 새로운 단어나 주기율표 등 외운 것을 테스트받는 시험을 볼 때 필요한 느린 주파수다. 수면 구조를 참고해 공부 시간을 배분하고 규칙적인 시간에 잠들어 충분히 깊은 수면을 취하고 새벽에 일찍 일어나 다시 한 번 복습하는 것이 좋다.

내가 하고 싶은 이야기는 에너지를 쏟아 뭔가를 준비하려고 하면, 수면 구조를 참고해 전략적으로 공략해야 한다는 것이다. 따로 에너지를 쏟을 필요가 없을 수도 있다는 것이 이 전략의 최대 이점이다.

낮잠도 물론 잠이다. 지난 10년간 진행한 일련의 실험에서 캘리포니아 대학 샌디에이고 분교의 사라 메드닉Sara Mednick은 한 시간에서 한 시간 반 정도의 낮잠은 느린 주파수의 깊은 수면과 렘수면을 포함하고 있다는 것을 밝혀냈다.[9] 단어든 단어를 인식하는 패턴이든, 단순하게 정보를 저장하는 것이든 복잡한 구조를 이해하는 것이든 아침에 공부했던 내용이 있다고 치자. 저녁에 공부한 내용을 테스트해보면 30분가량 낮잠을 잤을 때 자지 않았을 때보다 30퍼센트가량 점수가 향상된다. "이 결과를 보고 저는 연구하는 방식, 사는 방식을 바꿨어요. 1시간에서 1시간 30분 정도 낮잠을 자면 8시간 숙면을 취했을 때 학습이 공고화되는 것과 거의 같은 결과를 보인 실험도 있어요"라고 메드닉은 말했다.

. . .

머리 쓰는 일은 어렵다. 다른 방식이긴 하지만 육체 노동을 했을 때처럼 피곤해지고, 비슷한 속도로 우리를 지치게 만든다. 하지만 어떤 사람들은 하루 14시간 동안 힘든 정신 노동을 하고 나서 퍼즐을 풀거나 동유럽 망명자들이 읽어주는 시 낭독회 참석으로 머리를 식힌다. 1부에서 소개했던 좌뇌와 우뇌의 분업을 밝혀낸 신경 뇌과학자 가자니가는 기념비적인 대표 연구에 몰입해 밤낮으로 일했다. "이제는 모두 유명한 과학자가 된 리처드 파인먼Richard Feynman, 로저 스페리, 머리 겔만Murray Gell-Mann, 시드니 콜먼Sidney Coleman 같은 캘리포니아 공대의 유명 과학자들은 다들 그랬어요. 항상 일만 한 것은 아니었어요. 저녁 때 강연을 들으러 가거나 문화 활동을 즐기는 지성인 타입은 아니었죠. 우리는 마티니를 마셨죠." 가자니가는 말했다.

거의 다 왔다.

이 챕터의 도입 부분에 나왔던 시겔의 수면 이론으로 돌아가보자. 밤에는 사냥이나 채집을 할 것도 많지 않고 위험하기도 하기 때문에 보호 목적으로 밤에 수면을 취하는 방향으로 진화했다는 주장이었다. 사냥하고 채집할 거리가 있고, 사람들 틈에서 어울리는 것이 중요한 때는 깨어 있고, 그럴 가능성이 전혀 없을 때, 즉 깨어서 활동하는 비용이 더 큰 시간에는 잠을 잔다. 눈앞의, 낮 시간의 생존이 너무나 중요하기 때문에 오랜 시간 자는 것이다.

하지만 학교, 직장, 실제 생활에서의 학습도 생존 게임만큼이나 중요하다고 해도 무리는 아니다. 어떤 주제나 기술을 마스터하는 것이 겹치

호랑이를 피하는 것만큼 다급하지는 않더라도 평생에 걸쳐 지식과 기술을 습득하는 것은 갈수록 더 중요할 뿐 아니라 우리는 지속적으로 지식과 기술을 업데이트해야 한다. 학습이란 우리가 무엇을 하고 싶은지, 무엇을 잘하는지, 사회에 진출할 때가 오면 무엇을 해서 먹고 살지 아는 것이다. 이 역시 생존이다. 하지만 우리는 특히 젊을 때는 무엇이 중요하고 중요하지 않은지 분간하는 데 서툴고 방황하게 된다. 인생은 헷갈린다. 모든 것이 빠르게 변하고 상충되는 온갖 메시지들로 가득하며 부모, 선생님, 친구들, 라이벌들의 요구도 제각각 다르다. 이 모든 것이 무엇을 의미하는지 깊이 생각해보는 데 낮 시간만으론 충분하지 않다.

이는 밤에 자는 것이 단지 보호 목적만은 아닐 것으로 추측하는 데 충분한 이유가 된다. 수면-기상 사이클이 1차적으로는 생존하기 위한 방식으로 진화해온 것이라 하더라도 밤의 휴식 시간이 잘 활용될 수 있다면 밤 시간조차 유용하게 활용되도록 진화했을 것이다.

잠자는 동안 낮에 접수된 지각들을 거르고 가장 중요해 보이는 것들을 표시하는 것보다 더 좋은 방법이 있을까? 트래킹 기술. 덤불 속 움직임의 패턴. 이웃의 이상한 눈길. 원뿔의 부피를 계산하는 공식. 새로운 타구 자세. 카프카 소설의 복잡한 플롯. 파지, 이해력, 열역학, 투키디데스 등 수면은 다양한 유형의 학습을 다루기 위해 각각 다른 고유의 수면 단계로 진화했을지도 모른다. 이는 각 수면 단계가 특화되어 렘수면에만 수학 문제를 다루고, 깊은 수면 단계에만 페르시아어 단어를 처리할 수 있다는 말이 아니다. 하루이틀 밤새워 공부한 사람들은 알겠지만 적어도 일시적으로는 잠을 자지 않고도 새로운 내용을 습득할 수 있다는 것을 우리는 알고 있다. 내가 하고 싶은 말은 지금까지의 연구 결과를 볼 때, 수면의 다섯 단계는 다른 방식으로 학습을 응고화하는 데 도움을 준다는 것이다.

시겔의 이론에 따르면 잠을 자지 않고 버티는 비용이 편익보다 클 때 피곤이 밀려온다. 야간조 이론에서 그 이유를 알 수 있다. 잠을 자는 것도 유익하기 때문이다. 잠자는 동안 지금껏 공부한 내용이나 연습한 것들이 걸러지고 응고화되기 때문이다. 음양이론으로도 볼 수 있다. 학습은 깨어 있는 동안 정점을 찍고, 별로 학습 효과가 나지 않을 때, 너무 오랫동안 깨어 있는 것이 시간 낭비가 될 때 잠에 양보한다. 그리고 잠이 나머지 일을 마무리한다.

나는 자는 것을 좋아한다. 하지만 공부에는 잠이 많은 것이 도움이 안 된다고 생각했다. 그렇지 않다. 가장 최근 연구에 따르면 오히려 정반대다. 잠자는 시간 동안 기억은 더 명료해지고, 기술은 숙련된다. 기억과 기술을 붙들어매는 데 잠은 필수 단계다. 근본적으로 볼 때, 숙면 학습이라고 할 수 있다.

어떻게 뇌가 생물학적으로 하루 종일 쏟아지는 감각들을 감당하는지 아무도 알지 못한다. 수면 과학은 아직 걸음마 수준에 머물러 있다. 하지만 위스콘신 대학의 쥘리오 토노니Giulio Tononi는 수면중에 그 전날 만들어진 신경 연결고리들이 크게 약화되는 증거를 찾았다. 우리가 깨어 있는 매 순간 만들어지는 신경 네트워크 말이다. 그에 따르면 수면의 주요 기능은 낮 동안 만들어진 사소한 연결고리들을 털어내고 "의미 있는 추론을 통합"하는 데 기여한다.[10] 생물학적으로 이야기하자면, 뇌는 소음을 제거함으로써 소음 안의 신호를 가려낸다. 활발한 응고화도 진행될 가능성이 높다. 동물 실험 연구에 따르면 수면중에 별개의 기억 관련 기관(1장에 나왔던 해마와 신피질)들이 '소통'하는 직접적인 증거가 발견되었다. 마치 뇌가 그날 있었던 일 중 가장 중요한 일의 내용을 상세히 검토하고, 저장하고 기존 정보와 새로운 정보를 통합하는 것처럼 말이다.[11]

나는 물론 전체 맥락을 알지 못한다. 아무도 모른다. 영원히 미지의 세계로 남을지도 모른다. 정말 자고 싶을 때도 얕은 잠밖에 안 들기도 하고 잠을 설치기도 한다. 그런가 하면 절대 자면 안 되는 상황에 졸음이 쏟아지기도 한다. 이 때문에 수면을 긴 시간 동안 제어된 방식으로 연구하기도 어렵다. 뇌파의 변화로 임의적으로 정의된 수면 단계는 수면 상태에 순환하는 화학물의 조합이나 다른 유형의 '혼선' 등 보다 정확한 측정법으로 교체될 수 있다. 하지만 단언컨대, 학습을 심화하는 수단으로 수면을 조절하는 연구는 그 전망이 밝기 때문에 누군가 나서서 특정 주제에 대해 다른 수면 스케줄을 비교하면서 장기적인 실험에 착수할 것으로 본다. 많은 학자들이 표현한 대로 수면의 효과는 개인마다 차이가 클 것이다. 올빼미 체질인 사람들은 아침 일찍 일어나 공부하는 것이 고문받는 것처럼 비생산적일 테고, 아침형 인간들은 밤 10시가 지나면 졸이 쏟실 것이다. 적어도 야간조 이론을 활용해, 각자 유리하게 수면을 조절해서 실험해볼 만한 근거는 있다.

이런 식으로 표현해보자. 이제 나는 낮잠 자는 것이나 늦게까지 버티지 못하고 잠드는 것을 게으르거나 시간 낭비나 의지력의 실패라고 생각하지 않는다. 이제 나는 잠자는 시간을 눈 감고 학습하는 시간이라고 생각한다.

수렵·채집 모드의 뇌

학습에 관한 대부분의 우리 본능은 잘못 짚은 것이거나, 불완전하거나, 완전히 틀린 것이라는 주장으로 이 책을 시작했다. 학습 이론은 완전히 가짜이고, 우리의 사고는 과학보다 미신에 근거하고, 공부든 연습이든 뜻대로 되지 않으면 불필요하게 자책하며 문제의 원인을 잘못된 곳에서 찾는다는 주장이었다. 그다음에는 어떻게 기억, 망각, 학습이 명백하지도 직관적이지도 않은 방식으로 모두 긴밀하게 연결되어 있는지 보여주는 기념비적 실험 성과와 최신 연구 등을 최대한 많이 소개하려고 애썼다. 이와 함께 예상 밖으로 긴밀하게 연결된 기억, 망각, 학습이 특정 학습 테크닉으로 향상될 수 있음을 보여주었다.

왜 우리가 이것들을 모두 모르고 있었는지는 아직 설명하지 않았다.

배움이 우리 생존에 그렇게 중요하다면 왜 우리는 언제, 어디서, 어떻게 배움이 일어나는지 모른 채 살아가고 있을까? 사실 우리는 의식하지 않고 자연스럽게 학습한다. 어떻게 해야 가장 잘 연마할 수 있을지 고민하고, 새로운 방법도 시도해보고, 우리보다 잘하고 있는 것 같은 사람들에게서 조언을 구하기도 한다. 더 잘하고 싶은 욕구에는 끝이 없다. 이것만 본다면 우리는 최적의 학습법에 대한 예리한 본능을 갖추고 있어야 마땅하다. 하지만 그렇지 못하다. 그 이유는 명확하지 않다. 내가 아는 사람 중 어느 누구도 시원한 설명을 하지 못했다. 사실 아무도 설명하지 못할 것이다.

하지만 내 나름의 답은 있다. 학교는 근래에 생긴 제도다. 국어 수업, 삼각법 개요, 자습실, 축구 연습, 피아노 수업, 사회학, 예술사, 러시아 문학, 유기화학, 제논의 역설, 재즈 트럼펫, 소포클레스와 소포모어^{sopho-more. 2학년}, 현대 시, 고대 문명. 우리가 교육이라고 부르는 이 모든 요소는 거대한 계획하에 최근에 설계된 것들이다. 중학교 때 우리가 배운 '고대' 문명? 사실 그렇게 옛날 일이 아니다. 겨우 수천 년 전으로 거슬러 올라갈 뿐이다. 인류가 지구에 출현한 지 적어도 100만 년이 되었고, 그 대부분의 시간 동안 인류는 먹을 것, 안식처, 안전 확보에 몰두했다. 인류는 포식자를 피하고, 악천후를 견디는 기지를 발휘하며 수렵채집을 통해 생존해왔다. 수렵채집의 삶이란 하버드 대학의 심리학자 스티븐 핑커가 간결하게 표현했듯이 "영원히 이어지는 캠핑 여행"이다.[1]

수렵·채집을 하며 지내온 우리의 과거는 학습에 분명치 않은 영향을 남겼다. 평생 이어지는 캠핑 여행이 무엇을 의미하는지 잠시 생각해보자. 수렵·채집하는 인류에게는 사냥과 트레킹이 읽기이고 쓰기였다. 도랑, 공터, 비밀 정원 등 주변 환경을 매핑^{mapping}하는 것이 기하학 수업이었다. 어떤 딸기가 먹어도 탈이 나지 않는지, 어떤 식물이 약초로 효험이 있는지를 습득하는 것이 곧 식물학 수업이었고, 포식자의 사냥 습관을 파악하고 어떤 미끼를 줘야 먹이를 잡을 수 있는지 살피면서 동물의 행동 방식을 터득했다.

여러분은 수년 간 교육을 잘 받았을 것이다. 어른들, 또래 친구들에게 배운 것도 있겠지만 대부분은 경험을 통해 누적됐을 것이다. 듣고, 보고, 점점 팽창하는 세상을 겪어가면서. 뇌도 하루 종일 조금씩, 직접 겪어보며, 변화무쌍한 날씨를 겪으며 학습을 경험한다. 뇌는 가장 효율이 높은 방식에 적응해 그 과정에서 가장 중요한 단서, 생존 기법을 습득한다.

그렇게 뇌는 다른 동물의 방어 전략을 무력화할 기발한 방법, 정보, 전략을 찾는 수렵채집가가 되었고, 차츰 땅을 활용해 사는 방법을 터득하게 되었다. 그렇게 우리 뇌는 배우는 법을 배웠고, 이는 인간으로서 우리의 정체성을 규정한다.

인류학자 존 투비John Tooby와 어빈 드보어Irven DeVore의 말을 빌리자면 인간은 진화 역사에서 '인지적 틈새'를 메운다.[2] 생물은 자신이 속한 틈새를 장악하기 위해 나름대로의 방어 기술과 무기를 개발하고, 다른 종의 희생을 발판 삼아 번영한다. 딱따구리의 부리는 딱딱한 나무껍질의 구멍을 뚫어 나무 속에 숨어 있는 벌레를 먹고 살 수 있도록 특이한 구조로 진화했다. 갈색 박쥐는 반향 정위定位*라는 음파 탐지기로 해질녘에 곤충을 사냥할 수 있도록 진화했다. 인류는 관찰하고, 직관을 시험해보고, 덫이나 낚시

• 박쥐 등이 초음파를 발사해 물체의 위치를 알아내는 일.

같은 도구를 만들어내고, 이론 등을 만들어가며 경쟁자들을 제쳐왔다.

과거의 학습 방법에서 졸업한 현대 교육기관을 통해 인류의 선조들에게서는 마술처럼 보이는 놀라운 기술을 보유한 인재들이 배출되었다. 하지만 교육기관의 언어, (크게 수업과 연습 시간으로 나눠진) 수업 일정이나 방과 후 과제를 내주는 관행 등은 어떻게 뇌가 작용하는지 또는 작용해야 하는지에 대한 우리의 사고방식을 규정지었다. 그 정의는 너무 유명해서 한 번도 문제 제기되지 않고 당연시되어왔다. 우리 모두 정리정돈을 잘하고, 일관적인 공부 스케줄을 만들고, 주의를 산만하게 하는 것들을 피해 조용한 곳을 찾아 한 번에 하나의 기술에 초점을 맞추고, 무엇보다 집중해야 한다는 것을 '알고' 있다. 여기에 의심을 품을 이유가 무엇이겠는가?

그 이유는 '아주 많은' 것으로 밝혀졌다. 교육에서 가장 기본적인 명제로 받아들여지고 있는 '집중력'을 예로 들어보자. '집중력'은 학습의 가장 중요한 요소라고 배웠다. 집중력이란 정확히 어떤 것일까? 집중이 어떤 의미인지 각자 나름대로 생각이 있을 것이다. 집중이 잘될 때 우리는 바로 감지하고, 더 집중하고 싶어한다. 하지만 집중력이란 학습중에 뇌가 무엇을 하는지 모르는 신기루 같은 상태를 이상적으로 표현한 말일 뿐이다.

몇 년 전 내가 일하던 신문사 사무실에 열두 살 난 딸을 데려온 적이 있다. 마무리할 기사가 있어서 내 책상 근처에 딸을 앉히고 컴퓨터를 켜줬다. 그리고 나는 자리에 앉아 기사 마무리에 집중했다. 아주 열심히. 가끔씩 딸이 뭘 하고 있는지 확인하고 딸도 컴퓨터에 뭔가를 치며 열중하고 있는 모습을 보고 안심했다. 두 시간 동안 집중해서 기사를 마무리하고 편집장에게 보냈다. 그제야 딸에게 무엇을 하고 있었느냐고 물었다. 딸은 뭔가를 내밀었다. 딸은 내가 일하는 순간순간을 기록했다. 딸은 동물학자 제인 구달이 침팬지를 관찰하면서 기록했을 것 같은 기록지를 만들었다.

10:46 타이핑한다.

10:46 머리를 긁적인다.

10:47 인쇄를 한다.

10:47 의자를 돌린다.

10:48 다시 의자를 제자리로 돌린다.

10:49 한숨 쉰다.

10:49 차를 마신다.

10:50 컴퓨터 화면을 응시한다.

10:51 헤드폰을 낀다.

10:51 누군가에게 전화를 걸어 "어이"라고 말한다.

10:52 전화를 끊는다.

10:52 입과 턱 사이에 손을 얹는다. 생각하는 포즈?

10:53 동료가 다가온다. 웃는다.

10:53 말하면서 귀를 긁는다.

이런 내용이 세 장 더 이어졌다. 나는 그럴 리 없다고 항변했다. 딸은 재밌는지 웃어댔다. 아무리 그래도 전화를 했다고? 내가 전화를 했었나? 두 시간여 동안 오로지 컴퓨터 화면만 본 게 아니었나? 사무실에 들어온 이후 한숨도 돌릴 틈 없이 기사를 작성하지 않았나? 딸이 쓴 걸 보니 아니었나보다. 그것도 아주 한참. 딸이 그렇게 상세한 내용까지 지어냈을 리는 만무하다. 물론 나는 일에 집중했다. 하지만 제3자가 보기에는 꼼지락대고, 산만해 보이고, 집중하지 못하는 것처럼 보였던 것이다.

집중력이라는 것이 존재하지 않거나 중요하지 않다는 말이 아니다. 집중력이란 게 우리가 들어온 것과 다른 모습으로 나타나고, 다르게 느껴질 수 있다는 것이다. 휴식, 기분 전환, 이유 없이 떠오르는 잡념들도 집중에 포함될 수 있다. 바로 그 때문에 이 책에서 기술하고 있는 여러 기법이 처음에는 특이하게 보이고 우리가 들어왔던 것과 들어맞지 않는다고 생각할 수 있다. 우리는 아직도 우리가 생각하는 것보다 더 상당 부분 수렵·채집 모드에 있다. 뇌는 아직 현대 교육에 적응하지 못했다. 또한 '현대 교육'이라는 단어에 내재된 가정은 뇌라는 학습하는 신체기관의 진짜 모습을 감추고 있다.

유클리드 증명, 채권 파생상품, 지판fret board과 같은 현대 발명을 인류가 만들어냈다고 해서 수렵·채집 본능이 이제 우리와 무관하고 쓸모없게 됐다고 할 수는 없다. 오히려 과거와 동일한 신경망이 '용도 변경'되어 학문, 운동 영역의 지하통로에서 길을 찾는 방법을 도와준다고 많은 과학자들이 추측하고 있다.[3] 물리적 공간에서 우리의 위치를 따져보는 데 핵심 역할을 했던 신경망은 현대 교육과 훈련의 요구에 적응했다. 이제 우리는 집을 찾아갈 때 신경망에 의존하지 않아도 된다. 집 주소를 알고 있기 때문이다. 길을 잃어버리면 생명이 위태로웠던 선사시대에 뇌의 GPS 역할을 했던 신경망 세포가 귀환했다. 완벽하진 않더라도 새로운 여건에 적응한 것이다.

과학자들은 어떻게 그 세포들이 현대적 의미의 학습에 도움이 되는지 알아내기 위해 애쓰고 있다. '의미 유지 모델Meaning Maintenance Model'[4]이라는 포괄적 이론이 있다. 길을 잃거나, 헷갈리거나, 방향감각을 잃게 되면 우리는 심리적으로 괴로워진다. 이 불편한 마음을 해소하기 위해, 뇌는 더 많은 에너지를 들여 의미를 찾거나, 만들거나 패턴을 파악해 곤경에서 벗어나려고 애쓰게 된다. "뇌는 뭔가 이해가 되는 구조를 필요로 합니다. 이해가 되는 구조가 없으면 그 불편한 감정을 해소하려고 너무나 애쓴 나머지 이해가 되는 구조를 생성하기에 이릅니다"라고 네덜란드 틸부르흐 대학 심리학자 트래비스 프루Travis Proulx는 말한다. "의미 있는 패턴을 찾으려고 하는 성향은 특정 유형의 학습에 도움이 됩니다."

어떤 유형의 학습에 도움이 될까? 아직은 정확히 모른다. 프루와 브리티시 컬럼비아 대학의 심리학자 스티븐. J. 하이네Steven J. Heine 연구팀의 한 실험 결과 대학생들을 대상으로 의미 파악이 어려운 카프카의 단편을 읽게 해서 일부러 혼돈에 빠뜨린 다음 10장에 나왔던 색칠한 달걀 테스트와 같은 숨겨진 패턴 인식 테스트를 해보았더니 30퍼센트나 실력이 향상되었다.[5] 향상은 무의식적으로 이뤄졌다. 피험자들은 더 많은 패턴을 찾아내고 있는지 스스로 인지하지 못했다. "카프카의 단편은 평범하게 시작한다. 처음 두 장은 일반적인 내러티브를 따르는 것 같다가 점점 이상해진다. 카프카의 소설이 어떤 기분을 만들어내는지 심리학자들은 말로 표현할 수 없지만 개인적으로 느끼기에는 예전의 실존주의로 돌아가는 것 같다. 통일성, 균일, 일관성Unity에 대한 향수, 신비감 같은 두려움을 불러일으키는 무엇…… 인간은 의미를 찾으려고 한다. 이 성향은 인위적인 문법에서도 아주 복잡한 패턴을 추출해내려 하고, 요구받은 것 이상의, 훨씬 더 본질적인 패턴까지도 읽어내게 한다"고 프루는 말했다.

수업을 듣거나 어떤 주제를 공부할 때 "방향을 잃었다"고 말하는 것은 중도에 그만두고 포기하려는 마음을 합리화하는 표현일 때가 많다. 하지만 실제로든, 비유적으로든 황무지에서 길을 잃게 되면 그렇게 속수무책인 것만은 아니다. 오히려 길을 잃게 되면 우리 안의 GPS가 고도로 민감해지고 인큐베이션, 여과, 심지어 잠자는 도중에 직관을 얻게 해주는 머릿속 회로를 데우게 된다. 학습자에게 의욕이 생기면 집을 찾기 위한 정신적 태세가 마련된다. 길을 잃는 것이 반드시 끝은 아니다. 시작일 때도 많다.

. . .

나는 28년간 과학 전문 기자로 일했다. 대부분의 경력 동안 성인 독자를 대상으로 한 논픽션을 쓰는 데는 관심이 없었다. 논픽션 저술은 내 일과 너무 밀착돼 있었다. 하루에 8~9시간 동안 논문을 검토하고, 상반되는 증거나 주장을 쫓다가 저녁이 되면 공장 문을 닫고 싶어진다. 같은 일을 더 하고 싶지 않아진다. 일을 더 하고 싶지 않아진다. 그래서 나는 픽션을 썼다. 어린이들을 위한 과학 미스터리 소설로, 허구의 장소에 허구의 인물들이 등장하는 모험 소설이다. 신문이라는 매체에서 가장 멀어질 수 있는 장르 말이다.

결국 과학 때문에 내 자리로 돌아왔다. 학습과학, 인지심리학, 기억에 대한 연구 등 뭐라고 부르든 이 분야에 대해 알게 되면 될수록, 기사 쓰는 것 이상의 뭔가를 하고 싶은 마음이 커졌다. 우리가 모르게 불철주야 연구에 매진하고 있는 과학자들이 흥미로운 무언가를 알아내고 몰랐던 사실을 밝혀주며 획기적인 연구 이상의 결과를 밝혀내고 있었다. 그들의 연구 결과는 실용적일 뿐 아니라 고삐를 늦추고 여백을 넓히면서 대기만성형으로 늦게 빛을 본 내 학창 시절 경험에도 들어맞았다. 대학 시절에 나는 여기저기 다양한 활동을 했다. 좋은 공부 습관이라고 여겨지는 것들을 가볍게 무시하며 내가 마스터하려고 했던 것들을 훨씬 즐기게 됐다. 고등학교 때보다 어려운 과목을 들으면서도 점수는 더 잘 나왔다. 어떤 면에서 나는 그후로 쭉 그 방법을 내 삶에 적용해왔다.

전략이라고 할 수 없었던 나의 이런저런 방법들은 학습과학 연구 결과 덕분에 전술, 게임 플랜으로 변모될 수 있었다. 학습과학 연구 결과는 단순히 놀라운 정도가 아니었다. 구체적이었고 유용했다. 지금 당장, 오늘 활용할 수 있는 것들이었다. 그리고 가장 좋은 점은 특별 수업을 듣거나, 과외를 받거나, 사립 명문고등학교에 투자하는 등 더 많은 시간과 노력을 들이지 않고도 적용할 수 있는 방법이라는 것이다.

그런 면에서 나는 이 연구 결과가 훌륭한 '평형 장치'라고 본다. 사실 학습에서는 우리 통제권 밖에 있는 것들이 너무나 많다. 타고난 유전자는 어떤지, 어떤 선생님을 만났는지, 어디 사는지, 어느 학교에 다니는지. 타고난 가정환경을 고를 수는 없다. 아빠가 헬리콥터 부모인지, 헬리콥터 조종사인지, 자애로운 엄마인지, 늘 집을 비우는 엄마인지. 그냥 주어지는 조건들이다. 운이 좋으면 제임스가* 자녀들처럼 과외를 받고, 여행을 하며 심도 있게 완전히 몰두하는 '오감 교육'을 받을 수도 있을 것이다. 운이 없으면 그냥 운이 없는 것이다.

우리가 유일하게 제어할수 있는 것은 '어떻게' 학습하느냐뿐이다. 과학에 따르면 여기서 조금 저기서 조금 하루 일정에 따라 유연하게 공부하는 것은 우리 사회에서 팽배하게 퍼져 있는 믿음처럼 집중력 저하를 의미하는 증상이 아니다. 이 책에 나온 방법대로 된다면 이는 '간격 학습법'이다. 뿐만 아니라 더 효율적이며 심도 깊은 학습이 가능하다. 모든 시간을 완전하게 집중하지 않았다고 해서 우리가 이상한 게 아니라는 안도감, 홀가분한 해방감을 주는 연구 결과다. 학습은 '유동적'인 활동이며, 이 특징은 단지 공부 스케줄에만 적용되는 것이 아니라 공부 내용에도 적용된다. 즉, 새로운 내용과 이미 배운 내용을 혼합하면 좋다.

나는 보다 폭넓게 인생관에도 학습과학을 접목시키기 시작했다. 좋은 공부 방법이라고 굳어진 믿음에 오도의 여지가 있듯, 억울하게 나쁜 습관으로 간주되는 것들도 있다.

잠시 생각해보자. 주의를 산만하게 하는 것들, 딴짓, 선잠, 방해 등은 목적이 이끄는 삶에서는 무시해버려도 좋을 사소한 요소가 아니다. 열 살짜리 아들, 반려견 또는 엄마가 당신을 필요로 하는 순간이다. 갑자기 자리에서 박차고 일어나고 싶을 때는 배고프거나 목말라서일 수도 있고, 잠깐 TV를 보며 쉬는 것도 사회 활동에 유용할 수 있다. 피곤하기 때문에 선잠을 자는 것이고, 막다른 골목에 다다랐기 때문에 휴식을 취하고 싶은 것이다. 이것들이 한 땀 한 땀 모여 매일매일 우리의 존재를 지탱해준다. 이러한 것들 역시 일탈이 아니라 인생의 일부다. 이와 같은 사실을 배제할 것이 아니라 이를 중심으로 공부나 연습 시간 계획을 짜야 한다.

이런 이야기가 평소 들어왔던 것과 다르기 때문에 받아들이기 쉽지 않을 것이다. 나도 처음에는 그랬다. 대학교 때 내가 했던 방법들이 대체로 맞는 것이었구나 생각하면서 스스로를 다독이고 나서도. 자축은 너무 쉽다. 그런 식으로는 인생의 변화를 꾀할 수 없다. 그러다 망각에 대한 다양한 측면을 면밀하게 살펴보며 의구심이 사라지기 시작했다. 망각은 곧 기억의 침식이며, 이는 부정적인 것이라고 생각했다. 누군들 그러지 않았겠는가?

하지만 학습과학에 대해 깊이 파고들면서 망각에 대한 정의를 완전히 바꿀 수밖에 없었다. 망각은 학습에 있어 산소같이 중요한 존재였다. 시행착오를 겪으며 다른 것도 조정했다. 보통은 뭔가를 한 번에 끝까지 마무리하는 것을 좋아하지만 자이가르닉 효과를 알고 나서는 바꿔보기로 했다. 자이가르닉 효과를 활용하기 위해 일부러 중간에 '방해'를 받아들이는 것이 처음부터 편하지는 않았다. 안타깝게도(혹은 운 좋게도) 나에게는 선택의 여지가 없었다. 남편, 아빠, 형제, 아들, 술친구는 물론 기자로서의 여러 역할을 수행하면서 가만히 앉아서 뭔가를 한 번에 완성하기란 보통 쉬운 일이 아니다. 여과 효과는 확실했다. 나한테도 유효했다. 여과 효과가 없었다면 이 책을 완성하지 못했을 것이다.

책에서 소개된 기법들을 활용해서 내가 천재가 된 것은 아니다. 특출해지기를 기대하는 것은 일종의 허상이다. 진정한 목표가 아니라 의미 없는 투사일 뿐이다. 새로운 기법을 알고 난 후에도 마땅히 잘 알아야 하는 주제에도 미흡했고, 잘 몰라서 창피했던 일도 없어지지 않았다. 그렇지만 예전보다는 '패배'의 감정에 덜 빠지게 됐다. 유창성 착각과 근거 없는 자신감의 위험을 알기에, 무지가 노출된다 하더라도 이제는 밑에 안전장치가 있는 곳으로 떨어지는 것처럼 느껴진다. 여전히 추락하지만 예전만큼 아프지는 않다. 가장 중요한 점은 추락의 경험은 내가 안다고 생각했던 것들을 재차, 삼차 점검할 수 있도록 상기시켜준다는 것이다.

이제 나에게 학습과학은 더이상 '과학'으로 느껴지지도 않는다. 학습과학은 어떻게 살아야 할지에 관한 것이다. 내가 보유한 특별할 것 없는 기술을 어떻게 하면 최대한 활용할 수 있는지 그 방법을 알려주는 것이 바로 학습과학이다. 그 이상도 그 이하도 아니다.

나는 계속해서 학습과학의 추이를 지켜보려고 한다. 이것이 얼마나 효과 좋은, 활용하기 쉬운 툴인지 알고 나면 안 하려야 안 할 수가 없다. 이 책에서 내가 소개한 대단하지 않은 방법들은 효과가 대단하다. 이 방법들을 어떻게 활용할지가 앞으로 연구의 초점이 될 것으로 예상된다. 물론 과학자들은 더욱 근본적인 연구를 하겠지만 그와 함께 보다 많은 것을 발견하고, 더 나은 기법, 더 완성된 이론을 내놓을 것이다. 이미 발명된 기법 등을 혼합해 어떤 주제에 더 적합한지 연구하는 것도 필요하다. 예를 들면, "간격 인터리빙은 수학 개념 이해에 가장 적합할 것이다. 교사들은 마지막 시간이 아니라 첫 수업 시간에도 '기말고사'를 실시할 수 있다. 미래에는 음대생이나 운동선수들 사이에서 늦은 밤에 여러 테크닉을 혼합해 연습하는 것이 대세 훈련법이 될 수도 있다. 돈을 걸어도 좋을 만큼 자신 있는 예측을 하나 해보겠다. 지각학습 도구들은 조종사, 방사선과 의사, 범죄 현장 조사관, 외과 의사 들의 심화 훈련에 점점 더 중요한 역할을 담당하게 될 것이다. 아마 초등교육 과정에서도.

하지만 궁극적으로 이 책은 장밋빛 미래에 관한 내용이 아니다. 끈질기고, 짜증스럽고, 말도 안 되는 것 같고, 귀를 긁적이게 만드는 현재가 바로 우리가 점령하고 싶은 영역이다. 이 책에 소개된 도구들은 탄탄하다. 실시간으로 적용할 수 있다. 이 도구들을 활용하면 괴짜 같지만 아름다운 학습 기계인 여러분의 뇌와 코드를 맞출 수 있다. 반복적인, 빽빽한 일정, 정해진 규칙에 따라 뭔가 해야만 한다는 중압감에서 벗어나라. 그런 것들을 내려놓고, 무지, 주의산만, 방해, 불안감, 심지어 관두는 일이 어떻게 당신에게 유리하게 작용하는지 지켜보라.

학습이란 결국 당신의 몫이다.

11가지 필수 질문

질문 "게으름의 고삐를 풀어주는 것"이 정말 합당한 학습 전략이 될 수 있나?

답 텔레비전 앞에 질펀하게 앉아 와인을 폭음하는 것을 말한다면 답은 '아니요'다. 다만 어느 정도까지는 학습이란 책상에 앉아 책을 붙들고 있는 시간뿐 아니라 조금씩, 무의식적으로 살금살금 항상 일어나는 불안정한 과정이라는 것을 이해해야 함을 의미한다. 또한 이는 더 많은 시간이나 노력을 들이는 일 없이 성취에 대한 중압감을 가중시키지 않는 유일한 방법이기도 하다. 이 책에 소개된 기법들은 학습에 대한 중압감을 어느 정도 해소해준다.

질문 학습에서 정해진 규칙에 따라 반복하는 것이 얼마나 중요한가? 예를 들어, 한곳을 정해 공부하는 것이 중요한가?

답 전혀 그렇지 않다. 대부분의 경우, 시간이 지남에 따라 공부나 연습을 하는 장소를 바꾸는 것이 더 효과적이다. 리허설 장소가 다양할수록 공부하거나 연습한 내용이 더 오래 기억되며 한곳에서 공부하고 연습했을 때 생기는 '안전 지대comfort zone' 문제도 줄어든다. 즉, 공부하고 연습하는 환경에 더 많은 변화를 줄수록 그 지식은 환경에 영향을 받지 않는 독립적 지식이 된다. 노트북을 베란다, 카페, 비행기에 들고 가라. 우리의 목표는 결국 어떤 여건에서도 잘하는 것 아닌가.

장소를 바꾸는 것이 학습의 '맥락 효과'를 활용하는 유일한 방법은 아니다. 하루 일정 가운데 공부하는 시간대를 바꾸는 것도 도움이 되고 공부할 내용을 읽거나, 논의하거나, 컴퓨터로 정리해보거나, 손으로 쓰거나, 거울 앞에서 외워보거나, 음악을 들으면서 공부하는 등 다양한 방식을 시도하는 것도 도움이 된다. 이 방법들 하나하나가 공부한 내용들을 다른 방식으로 저장할 수 있는 다양한 학습의 '환경'인 셈이다.

질문 수면은 어떻게 학습에 영향을 미치는가?

답 이제 우리는 수면이 다양한 단계로 이루어져 있으며 각 단계는 다른 방식으로 정보를 통합하고 걸러낸다는 사실을 알게 되었다. 예를 들어, 연구에 따르면 잠을 두 부분으로 나눴을 때 앞부분에 해당하는 '깊은 수면'은 이름, 날짜, 공식, 개념 등 확실한 사실을 기억하는 데 가장 중요하다. 외국어 단어, 이름, 날짜, 화학식 구조 등 기억할 것이 많은 시험을 준비중이라면, 평소와 같은 시간대에 잠을 청하고 숙면을 취한 후 아침 일찍 일어나 잠깐 복습하는 것이 효과적이다. 하지만 운동 기술이나 수학이나 과학, 글쓰기 같은 창의적 사고가 필요한 경우에는 아침잠이 도움이 된다. 독주회나 시합, 또는 창의적 사고가 필요한 시험을 준비중이라면 평소보다 늦게 자고 아침까지 푹 자는 것을 고려해보는 것도 좋다. 10장에 나온 것처럼, 촛불을 태우려면 어느 부위를 태우는 것이 효과적인지 아는 것이 도움이 된다.

질문 최적의 공부, 또는 연습량은 있는가?

답 얼마나 오래 공부하느냐보다 주어진 공부시간을 어떻게 분배하느냐가 더 중요하다. 집중해서 한 번에 공부하는 것보다 공부나 연습 시간을 두세 부분으로 나누어서 하는 것이 훨씬 효과적이다. 예를 들어, 독일어 수업을 마스터하는 데 두 시간이 있다면, 오늘 한 시간 공부하고 내일 한 시간 하는 것이 좋고, 오늘 한 시간 공부하고 내일모레 한 시간 하는 것이 더 효과적이다. 공부 시간을 분산하면 공부 내용에 다시 몰입하게 된다. 이미 아는 것을 다시 한 번 파게 되고 재저장하게 됨으로써 공부한 내용을 보다 정확하게 기억해낼 수 있다. 공부한 내용이나 스킬을 매번 자세히 점검할 수 있는 시간이 충분히 있다면, 공부 시간을 세 번으로 나누는 것이 더욱 효과적이다. 간격을 두고 공부 시간을 배정하는 것이 기억을 심화하고 연장하는 데 가장 효과적이고 믿을 만한 방법인 이유가 4장에 상세하게 나와 있다.

질문 벼락치기는 나쁜 공부 방법인가?

답 늘 그렇지는 않다. 공부해야 할 양에 비해 많이 뒤처져 있거나 다른 방도가 없을 때 빨리 시험을 준비하는 마지막 선택으로는 괜찮다. 사실 이미 오랫동안 사용되어온, 그 효과가 증명된 방법이다. 벼락치기의 단점은 시험이 끝나면 '공부한' 내용이 다 날아가거나, 많이 기억하지 못한다는 것이다. 뇌는 일정 부분 망각이 일어난 후에만 기억을 더 잘하기 때문이다. 기억은 약간의 '고장'으로 더 힘이 생겨나는 근육과 같다. 벼락치기로는 이러한 과정이 일어날 수 없다.

간격을 두고 연습하거나 공부하기(앞 질문 참조), 또는 셀프 테스트(다음 질문 참조)하는 것이 훨씬 효과적인 시험 준비 방법이다. 이를 활용하면 공부하거나 연습한 내용을 더 오래 기억하고 다음 과정이나 학기에도 더 쉽게 내용을 따라갈 수 있다. 연구 결과에 따르면 간격을 두고 연습하거나 테스트로 점검한 내용은 벼락치기할 때보다 최대 두 배까지 더 많이 기억되는 것으로 나타났다. 벼락치기를 해야만 한다면, 보조수단으로만 활용하되 벼락치기가 주가 되지 않도록 하라.

질문 플래시카드같이 스스로 체크하는 것은 얼마나 도움이 되는가?

답 아주 많은 도움이 된다. 셀프 테스트는 가장 효과적인 공부 방법 중 하나다. 옛날 방식의 플래시카드도 좋고, 친구나 동료, 급우 등이 도와주어도 효과가 있다. 셀프 테스트는 두 가지 면에서 효과적이다. 첫째, 가능한 한 여러 답안 중에서 정답을 맞혀야 하고, 틀렸는지 맞았는지 즉각적으로 알 수 있다. 5장에서 설명한 것과 같이, 셀프 테스트를 활용하면 같은 시간을 들여 복습한 것보다 훨씬 더 많이 기억할 수 있고 내용도 더 잘 이해할 수 있게 된다. 또한 셀프 테스트는 여러 형태로 해볼 수 있다. 동료나 거울 앞에서 기억한 내용을 외워보는 것도 테스트다. 또한 집 안을 돌아다니면서 스스로에게 설명해보거나 점심을 먹으면서 동료나 친구에게 설명하는 것도 테스트의 한 형태로 볼 수 있다. 교사들이 흔히 말하는 것처럼 "가르쳐봐야 내가 정확히 이해했는지 알 수 있다". 적확한 표현이다.

질문 수업시간에 정리한 노트를 복습하는 것이 얼마나 도움이 될까?

답 어떤 방식으로 복습하느냐에 달려 있다. 노트에 적힌 내용 그대로를 반복해서 보는 것은 학습한 내용을 심화하는 데 그다지 도움이 되지 않는다. 중요 표시가 된 내용이나 공식을 그냥 쭉 보는 것도 마찬가지다. 이런 방법들은 꽤 수동적이며 학습과학자들이 말하는 '유창성 착각'을 일으킬 수 있다. 즉, 복습한 순간에는 눈앞에 있는 내용이기 때문에 하루, 일주일이 지나도 본 내용을 기억할 것이라고 착각하는 것이다. 그러나 실상은 그렇지 못하다. 디지털 기기나 종이에 어떤 방식으로 중요 표시를 하거나 필기를 하든, 그랬다고 해서 뇌가 공부한 내용에 더 깊이 몰입하는 것은 아니다. 중요 표시를 한 내용을 보지 않고 다시 써보면 기억이 더 오래 남기 때문에 이것이 훨씬 효과적인 복습 방법이다. 뿐만 아니라 이렇게 하면 어떤 부분을 잘 모르는지, 어떤 부분을 다시 보완해서 공부해야 하는지 즉각적으로 알 수 있다.

질문 소셜미디어, 스마트폰 등 각종 디지털 기기가 학습에 방해가 되며, 심지어 사람들이 생각하는 방식에도 영향을 미친다는 우려가 많다. 근거 있는 우려인가? 주의를 다른 곳으로 돌리는 것이 나쁘기만 할까?

답 그렇지 않다. 물론 수업을 듣는 등 계속 집중해야 할 때는 주의를 산만하게 하는 것들이 해가 된다. 하지만 5분, 10분, 20분 정도 쉬면서 페이스북을 확인하고 이메일 몇 개에 답을 보내고, 어젯밤 스포츠 경기 결과를 확인하는 행동 등은 문제를 풀다가 난관에 부딪혔을 때 가장 도움이 되는 효과적인 학습 기법이라는 것이 과학적으로 입증되었다. 하고 있던 일에서 잠시 손을 내려놓으면 잘못 가정했던 것도 발견하게 되고 다른 방식으로 단서들을 점검하고 새로운 관점으로 문제를 바라볼 수 있게 된다. 증명이든, 적분 문제든, 글을 쓰다 막혔든 문제를 해결하고자 할 때는 쉬는 동안에도 (고정된, 비생산적인 관점에서 벗어나) 무의식적으로 문제 해결을 지속하고 있다. 6장에서 그 증거들을 논의한 바 있다.

질문 창의성을 요구하는 장기 프로젝트의 능률을 향상시킬 효과적인 방법이 있을까?

답 있다. 최대한 일찍 시작하고 잠시 내려놓아라. 의식적으로 중단하는 것은 중도에 포기하는 것이 아니다. 어렵고 중요한 발표 과제, 기말고사, 작곡과 같은 일은 잠시 쉼으로써 마음속 프로젝트가 오히려 활성화될 뿐만 아니라 일상생활에서 관련된 모든 종류의 정보들이 보이고, 들리기 시작할 것이다. 무작위적으로 들어오는 단서들에 대해 스스로 어떻게 '생각하는지'에도 주파수가 더 잘 맞춰질 것이다. 그렇게 확보한 단서들은 프로젝트의 재료가 될 것이다. 이와 같은 유형의 방해는 당신에게 유리하게 작용한다. 하지만 곧 책상으로 돌아와 일을 시작해야 한다. '여과' 과정의 주요 요소들은 7장에 상세하게 소개되어 있다.

질문 시험 준비를 열심히 했는데도 망치는 이유는 뭘까?

답 시험 공부를 할 때는 너무나 당연했던 내용이라 '알고 있다'는 착각에 빠진다. 학습과학자들은 이를 '유창성'이라 부른다. 지금 잘 아는 내용이니 나중에도 잘 알 것이라고 믿는 것이다. 유창성 착각은 무의식적으로, 자동적으로 작동한다. 이런 착각을 강화하는 공부 방법을 조심하라. 밑줄을 긋거나, 노트 내용을 그대로 다시 쓰거나, 선생님들이나 교수들이 개략적으로 정리한 내용을 보고 공부하거나, 공부하고 나서 바로 복습하는 것과 같은 방법들이 여기에 속하며, 이것들은 대부분 수동적인 방법으로 학습을 전혀 심화하지 않는다. 예를 들어, 셀프 테스트를 하거나 간격을 두고 공부하는 등 좀더 어려운 방법으로 기억력을 증진시키면 아는 것을 각인시키고, 잘 알고 있다고 착각하는 내용도 쉽게 드러난다.

질문 자동적으로 될 때까지 하나의 기술을 반복해서 연습하는 것이 좋은가, 아니면 여러 가지를 한꺼번에 연습하는 것이 좋은가?

답 특정 음계, 자유투, 2차방정식, 근의 공식 등 하나에만 집중하면 실력이 빠른 속도로 눈에 띄게 향상된다. 하지만 이 방식은 시간이 흐르면 각 기술을 키우는 데 오히려 한계가 생길 수 있다. 반면, 한번 연습할 때 여러 가지를 섞거나 '인터리빙' 방식을 활용하면 연습하는 기술 모두가 향상된다. 이 방법은 다양한 영역에 폭넓게 적용되며, 일상생활 속에서 과제나 연습을 할 때도 적용이 가능하다. 예를 들어, 아침 일찍 기하학 증명을 공부하고 나서 몇 년 전에 배웠던 아르페지오를 쳐보고, 역사 수업에서 배웠던 다양한 예술 스타일도 접목해볼 수 있다. 이렇게 섞어서 하면 8장에서 설명한 것과 같이 복습도 될 뿐만 아니라 분별력도 향상된다. 수학과 같은 과목에서는 다양한 문제 유형을 섞어 풀면 큰 효과를 거둘 수 있다. 전 시간에 배웠던 한두 문제를 섞으면 이미 배운 내용을 다시 상기하게 될 뿐 아니라 문제 유형별로 어떤 전략을 선택해야 할지도 연습할 수 있다.

1장: 스토리 메이커

1) 뇌생물학에 대한 전반적 내용은 다음 두 책을 참고했다. Eric R. Kandel, M.D., *In Search of Memory*(New York: W.W. Norton & Company, 2006); and Larry R. Squire and Eric R. Kandel, *Memory from Mind to Molecules, second edition*(Greenwood Village, CO: Roberts & Company, 2009).

2) Paul Reber, "What Is the Memory Capacity of the Human Brain?" *Scientific American*, May/June 2010.

3) Gelbard-Sagiv, Roy Mukamel, Michal Harel, Rafael Malach, and Itzhak Fried, "Internally Generated Reactivation of Single Neurons in Human Hippocampus During Free Recall," *Science* 322, 2008, 96 – 100.

4) H.M.에 관한 내용은 수잰 코킨(Suzanne Corkin)의 저서 *Permanent Present Tense*(New York: Basic Books, 2013)와 브렌다 밀너, 수잰 코킨과의 인터뷰를 참고했다.

5) Squire and Kandel, *Memory from Mind to Molecules, second edition.*

6) 뇌 분리 수술에 관해서는 마이클 가자니가 박사와의 인터뷰와 다음 논문을 참고했다. M. S. Gazzaniga, "Forty-five years of split-brain research and still going strong," *Nature Reviews Neuroscience* 6, August 2005, 653 – 59; M. S. Gazzaniga, J. E. Bogen, and R. W. Sperry, "Dyspraxia following division of the cerebral commissures," *Archives of Neurology*, Vol. 16, No. 6, June 1967, 606 – 612; M. S. Gazzaniga, J. E. Bogen, and R. W. Sperry, "Observations on visual perception

after disconnexion of the cerebral hemispheres in man," *Brain*, Vol. 88, Part 2, June 1965, 221 – 36; M. S. Gazzaniga, J. E. Bogen, and R. W. Sperry, "Some functional effects of sectioning the cerebral commissures in man," *Proceedings of the National Academy of Sciences of the United States of America*, Vol. 48, No. 10, Oct. 1962, 1765 – 69.

7) 마이클 가자니가 박사와의 인터뷰와 연구 결론으로 다다르게 된 실험에 대한 그의 회상을 참고했다.

2장: 망각의 힘

1) William James, *The Principles of Psychology, Volume I*(New York: Henry Holt and Company, 1890), 680.

2) Robert A. Bjork and Elizabeth Ligon Bjork, "A New Theory of Disuse and an Old Theory of Stimulus Fluctuation." In A. Healy, S. Kossly, and R. Shiffrin, eds., *From Learning Processes to Cognitive Processes: Essays in Honor of William K. Estes, Volume 2*(Hillsdale, NJ: Erlbaum, 1992), 35 – 67.

3) David Shakow, "Hermann Ebbinghaus," *The American Journal of Psychology* 42, No. 4, Oct. 1930, 511.

4) Matthew Hugh Erdelyi, *The Recovery of Unconscious Memories: Hypermnesia and Reminiscence*(Chicago: The University of Chicago Press, 1998), 11.

5) Philip Boswood Ballard, *Obliviscence and Reminiscence*(Cambridge, England: Cambridge University Press, 1913).

6) 자발적 향상에 대한 보다 상세한 정보는 다음 자료를 참조하기 바란다. Erdelyi, *The Recovery of Unconscious Memories,* 44 – 71, and W. Brown, "To What Extent Is Memory Measured By a Single Recall?," *Journal of Experimental Psychology* 54, 1924, 345 – 52.

7) J. A. McGeoch, F. McKinney, and H. N. Peters, "Studies in retroactive inhibition IX: Retroactive inhibition, reproductive inhibition and reminiscence,"

Journal of Experimental Psychology 20, 1937, 131 – 43.

8) S. Gray, "The Influence of Methodology Upon the Measurement of Reminiscence," *Journal of Experimental Psychology* 27, 1940, 37 – 44.

9) Erdelyi, *The Recovery of Unconscious Memories*, 44.

10) C. E. Buxton, "The Status of Research in Reminiscence," *Psychological Bulletin* 40, 1943, 313 – 40.

11) Matthew Hugh Erdelyi and Jeff Kleinbard, "Has Ebbinghaus Decayed with Time?: The Growth of Recall(Hypermnesia) over Days," *Journal of Experimental Psychology: Human Learning and Memory*, Vol. 4, No. 4, July 1978, 275 – 89.

12) Robert A. Bjork and Elizabeth Ligon Bjork, "A New Theory of Disuse and an Old Theory of Stimulus Fluctuation." In A. Healy, S. Kossly, and R. Shiffrin, eds., *From Learning Processes to Cognitive Processes: Essays in Honor of William K. Estes*, Vol. 2(Hillsdale, NJ: Erlbaum, 1992), 35 – 67.

3장: 좋은 습관에서 벗어나기

1) Baylor University Academic Support Programs: Keeping Focused, www.baylor.edu/support_programs.

2) 이 지역의 난파 사고에 대한 상세 정보는 www.divesitedirectory.co.uk/uk_scotland_oban.html을 참조하기 바란다.

3) D. R. Godden and A. D. Baddeley, "Context-Dependent Memory in Two Natural Environments: On Land and Underwater," *British Journal of Psychology*, Vol. 66, No. 3, 1975, 325 – 31.

4) K. Dallett and S. G. Wilcox, "Contextual Stimuli and Proactive Inhibition," *Journal of Experimental Psychology* 78, 1968, 475 – 80.

5) G. Rand and S. Wapner, "Postural Status as a Factor in Memory," *Journal of Verbal Learning and Verbal Behavior* 6, 1967, 268 – 71.

6) K. Dallett and S. G. Wilcox, "Contextual Stimuli and Proactive Inhibition,"

Journal of Experimental Psychology 78, 1968, 475 – 80.

7) *Ibid.*, 330.

8) S. G. Dulsky, "The Effect of a Change of Background on Recall and Relearning," *Journal of Experimental Psychology* 18, 1935, 725 – 40.

9) E. G. Geiselman and R. A. Bjork, "Primary versus Secondary Rehearsal in Imagined Voices: Differential Effects on Recognition," *Cognitive Psychology* 12, 1980, 188 – 205.

10) Steven M. Smith, "Background Music and Context-Dependent Memory," *American Journal of Psychology,* Vol. 98, No. 4, Winter 1985, 591 – 603.

11) *Ibid.*, 596.

12) Kay Redfield Jamison, *An Unquiet Mind: A Memoir of Moods and Madness*(New York: Random House, 2009), 67.

13) Herbert Weingartner, Halbert Miller, and Dennis L. Murphy, "Mood-State-Dependent Retrieval of Verbal Associations," *Journal of Abnormal Psychology* 1977, Vol. 86, No. 3, 276 – 84. 본 연구는 1974년 9월 뉴올리언스 미국 심리학협회 (the American Psychological Association) 회의에서 'State Dependent Recall in Manic Depressive Disorders'라는 제목으로 처음 발표되었다.

14) James Eric Eich, et al, "State-Dependent Accessibility of Retrieval Cues in the Retention of a Categorized List," *Journal of Verbal Learning and Verbal Behavior* 14, 1975, 408 – 17.

15) *Ibid.*, 415.

16) 셰레셉스키의 기억력에 관한 내용은, 알렉산드리아 루리야 박사의, *The Mind of a Mnemonist*(New York: Basic Books, 1968)을 참고했다.

17) *Ibid.*, 31.

18) *Ibid.*, 70.

19) *Ibid.*, 18 – 19.

20) Steven M. Smith, Arthur Glenberg, and Robert A. Bjork, "Environmental Context and Human Memory," *Memory & Cognition,* Vol. 6, No. 4, 1978, 342 –

53.

21) 스미스 교수의 최근 연구에 관한 내용은 발표되지 않았으나 컨퍼런스 등에서 스미스 교수가 발표하고 필자에게도 공유한 내용을 참고했다.

22) John Locke, *An Essay on Human Under\-standing and a Treatise on the Conduct of Understanding*(Philadelphia: Hayes & Zell Publishers, 1854), 263.

4장: 간격 두기

1) Frank N. Dempster, "The Spacing Effect: A Case Study in the Failure to Apply the Results of Psychological Research," *American Psychologist,* Vol. 43, No. 8, Aug. 1988, 627 – 34.

2) 요스트 법칙에 대한 상세한 내용은 뎀스터(Dempster)가 쓴 위의 논문 627 – 28쪽을 참조하기 바란다. 우생학에 대한 요스트의 입장은 로버트 제이 리프턴(Robert Jay Lifton)이 쓴 *The Nazi Doctors: Medical Killing and the Psychology of Genocide*(New York: Basic Books, 1986)에 기술되어 있다.

3) Harry P. Bahrick, Lorraine E. Bahrick, Audrey S. Bahrick, and Phyllis E. Bahrick, "Maintenance of Foreign Language Vocabulary and the Spacing Effect," *Psychological Science,* Vol. 4, No. 5, Sept. 1993, 316 – 21.

4) 헨리 제임스의 조기교육 방식을 이해하는 데 도움을 주신 헨리 제임스 연구소 소장 그레그 W. 자카리아스(Greg W. Zacharias) 크레이튼 대학 영문과 교수에게 감사 드린다.

5) Gary Wolf, "Want to Remember Everything You'll Ever Learn? Surrender to This Algorithm," *Wired,* 16.05, http://www.wired.com/medtech/health/magazine/16-05/ff_wozniak.

6) 슈퍼메모 웹사이트 주소는 다음과 같다. http://www.supermemo.net/how_supermemo_aids_learning.

7) Dempster, 627.

8) N. J. Cepeda, E. Vul, D. Rohrer, J. T. Wixted, and H. Pashler, "Spacing effects

in learning: A temporal ridgeline of optimal retention," *Psychological Science,* 19, 2008, 1095 – 1102. 멜로디 와이즈하트(Melody Wiseheart)는 니콜라스 세페다 (Nicholas Cepeda)로 알려져 있었다.

9) *Ibid.,* 1101.

10) William James, *Talks to Teachers on Psychology: And to Students on Some of Life's Ideals*(New York: Henry Holt and Company, 1899), 129.

5장: 무지의 숨겨진 가치

1) William Manchester, *The Last Lion: Winston Spencer Churchill, Visions of Glory 1874–1932*(Boston: Little, Brown and Company, 1983), 150 – 51.

2) Francis Bacon(L. Jardine & M. Silverthorne, translators), *Novum Organum*(Cambridge, England: Cambridge University Press, 2000; original work published 1620).

3) William James, *The Principles of Psychology*(New York: Holt, 1890).

4) John W. Leonard, ed., *Who's Who in America,* Vol. 2(Chicago: A.N. Marquis and Company, 1901).

5) Arthur I. Gates, *Recitation as a Factor in Memorizing*(New York: The Science Press, 1917).

6) Gates wrote *Ibid.,* 45.

7) Herbert F. Spitzer, "Studies in Retention," *The Journal of Educational Psychology,* Vol. 30, No. 9, Dec. 1939, 641 – 56.

8) *Ibid.,* 655.

9) Henry Roediger III, and Jeffrey D. Karpicke, "The Power of Testing Memory: Basic Research and Implications for Educational Practice," *Perspectives on Psychological Science,* Vol. 1, No. 3, 2006, 181 – 210.

10) Myles na Gopaleen(Flann O'Brien), *The Best of Myles*(New York: Penguin, 1983), 298 – 99.

11) Henry Roediger III, and Jeffrey D. Karpicke, "Test-Enhanced Learning: Taking Memory Tests Improves Long-Term Retention," *Psychological Science*, Vol. 17, No. 3, 2006, 249-55.

12) Roediger III and Karpicke, "The Power of Testing Memory." 181-210.

13) Elizabeth Ligon Bjork and Nicholas C. Soderstrom, 진행중인 미발표 연구.

14) Jose Luis Borges, from the preface to *The Garden of Forking Paths*(1942), included in *Collected Fictions*(New York: Penguin, 1998).

6장: 주의산만의 이점

1) Graham Wallas, *The Art of Thought*(New York: Harcourt, Brace and Company, 1926).

2) Henri Poincaré, *Science and Method*(London: T. Nelson, 1914), 55.

3) Wallas, 80.

4) Poincaré, 52.

5) Wallas, 137.

6) Poincaré, 52.

7) Wallas, Preface.

8) Norman R. F. Maier, "Reasoning in Humans. II. The Solution of a Problem and its Appearance in Consciousness," *Journal of Comparative Psychology*, Vol. 12, No. 2, Aug. 1931, 181-94.

9) *Ibid.*, 188.

10) *Ibid.*, 193.

11) *Ibid.*, 187.

12) Karl Duncker, "On Problem-Solving," *Psychological Monographs*, Vol. 58, No. 5, 1945, 1-17.

13) Steven M. Smith and Steven E. Blankenship, "Incubation and the Persistence of Fixation in Problem Solving," *American Journal of Psychology*, Spring 1991,

Vol. 104, No. 1, 61 – 87.

14) *Ibid.*, 82.

15) Ut Na Sio and Thomas C. Ormerod, "Does Incubation Enhance Problem Solving? A Meta-Analytic Review," *Psychological Bulletin,* Vol. 135, No. 1, 94 – 120.

7장: 잘하다가 그만두기

1) Brewster Ghiselin, ed., *The Creative Process: Reflections of Invention in the Arts and Sciences*(Berkeley: University of California Press, 1985).

2) 조지프 헬러의 글쓰기 프로세스에 관한 내용은 조지 플림턴과의 인터뷰에서 발췌했다. George Plimpton, "The Art of Fiction No. 51," *The Paris Review,* No. 60, Winter 1974.

3) Ghiselin, *The Creative Process,* 85 – 91.

4) Bluma Zeigarnik, "On Finished and Unfinished Tasks," from *A Source Book of Gestalt Psychology*(London: Kegan Paul, Trench, Trubner & Company, 1938), 300 – 14.

5) *Ibid.*, 307.

6) *Ibid.*, 307.

7) A. V. Zeigarnik, "Bluma Zeigarnik: A Memoir," *Gestalt Theory* 2007, Vol. 29, No. 3, 256 – 68.

8) Henk Aarts, Ap Dijksterhuis, and Peter Vries, "On the Psychology of Drinking: Being Thirsty and Perceptually Ready," *British Journal of Psychology* 92, 2001, 631 – 42.

9) *Ibid.*, 188.

10) 유도라 웰티(Eudora Welty)와 린다 쿠엘(Linda Kuehl)과의 인터뷰. "The Art of Fiction No. 47," *The Paris Review,* No. 55, Fall 1972.

11) Ronda Leathers Dively, *Preludes to Insight: Creativity, Incubation, and*

Expository Writing(New York: Hampton Press, 2006).

12) *Ibid.*, 98.

13) *Ibid.*, 101.

8장: 뒤죽박죽 섞어서 연습하기

1) R. Kerr and B. Booth, "Specific and Varied Practice of Motor Skill," *Perceptual and Motor Skills,* Vol. 46, No. 2, April 1978, 395 – 401.

2) *Ibid.*, 401.

3) Sinah Goode and Richard A. Magill, "Contextual Interference Effects in Learning Three Badminton Serves," *Research Quarterly for Exercise and Sport,* 1986, Vol. 57, No. 4, 308 – 14.

4) *Ibid.*, 312.

5) T. K. Landauer and R. A. Bjork, "Optimum Rehearsal Patterns and Name Learning," In M. M. Gruneberg, P. E. Morris, and R. N. Sykes, eds., *Practical Aspects of Memory*(London: Academic Press, 1978), 625 – 32.

6) Richard A. Schmidt and Robert A. Bjork, "New Conceptualizations of Practice: Common Principles in Three Paradigms Suggest New Concepts for Training," *Psychological Science,* Vol. 3, No. 4, July 1992, 207 – 17.

7) *Ibid.*, 215.

8) Nelson Goodman, "The Status of Style Author," *Critical Inquiry,* Vol. 1, No. 4, June 1975, 799 – 811.

9) Nate Kornell and Robert A. Bjork, "Learning Concepts and Categories: Is Spacing the 'Enemy of Induction'?" *Psychological Science,* Vol. 19, No. 6, 2008, 585 – 92.

10) *Ibid.*, 590.

11) 수학을 둘러싼 논쟁에 대한 상세 정보는 다음을 참조하기 바란다. Alice Crary and Stephen Wilson, "The Faulty Logic of the 'Math Wars,'" *New York*

Times, June 16, 2013; John A. Van de Walle, "Reform Mathematics vs. The Basics: Understanding the Conflict and Dealing with It," presented at the 77th Annual Meeting of the National Council of Teachers of Mathematics, April 23, 1999, and reprinted on mathematicallysane.com on April 1, 2003, at www.mathematicallysane.com/reform-mathematics-vs-the-basics.

12) 색슨에 대한 자료는 많지 않다. www.west-point.org에 게재된 육군사관학교 동기(1949 졸업)가 쓴 부고와, 색슨의 책을 펴낸 출판사(Houghton Mifflin Harcourt)가 제공한 정보, 사우스플로리다 대학의 더그 로러(Doug Rohrer) 심리학 교수와의 대화를 참고했다.

13) Kelli Taylor and Doug Rohrer, "The Effects of Interleaved Practice," *Applied Cognitive Psychology* 24, 2010, 837 – 48.

14) *Ibid.,* 846.

9장: 생각하지 않고 학습하기

1) Dave Baldwin, "Unraveling the Batter's Brain," baseballanalysts.com, September 17, 2009; Terry Bahill and David G. Baldwin, "The Rising Fastball and Other Perceptual Illusions of Batters," *Biomedical Engineering Principles in Sports.* G. K. Hung and J .M. Pallis, eds.(New York: Kluwer Academic, 2004), 257 – 87; A. Terry Bahill, David Baldwin, and Jayendran Venkateswaran, "Predicting a Baseball's Path," *Scientific American,* May – June 2005, Vol. 93, No. 3, 218 – 25.

2) Philip J. Kellman and Patrick Garrigan, "Perceptual Learning and Human Expertise," *Physics of Life Reviews* 6, 2009, 53 – 84.

3) William G. Chase and Herbert A. Simon, "Perception in Chess," *Cognitive Psychology* 4, 1973, 55 – 81.

4) Society for Research in Child Development Oral History 프로젝트 일환으로 이루어진 매리언 에플러(Marion Eppler)의 엘리너 깁슨(Eleanor Gibson)과의 인터

뷰. 1998년 7월 4~5일. www.srcd.org에 게재되어 있다.

5) James J. Gibson and Eleanor J. Gibson, "Perceptual Learning: Differentiation or Enrichment?" *Psychological Review*, Vol. 62, No. 1, 1955, 32 – 41.

6) *Ibid.*, 34.

7) Eleanor J. Gibson, *Principles of Perceptual Learning and Development*(New York: Meredith Corporation, 1969), 4.

8) 존 F. 케네디 주니어 비행기 추락 사고에 대한 상세 정보는 2000년 6월 6일에 공개된 국립교통안전위원회(National Transportation Safety Board)의 보고서와 NTSB 식별 번호 NYC99MA178 정보를 참고했으며 이 정보는 www.ntsb.gov에 게재되어 있다.

9) 조종사들이 어떻게 비행을 배우는지와 경비행기 조종실 내부 구조에 대해서는 필립 J. 켈먼(Philip J. Kellman) UCLA 인지심리학 교수로부터 받은 정보와 그의 경비행기를 타고 LA에서 산루이스 오비스포까지 비행한 경험을 참고함.

10) Philip J. Kellman and Mary K. Kaiser, "Perceptual Learning Modules in Flight Training," *Proceedings of the Human Factors and Ergonomic Society Annual Meeting*, 1994 38, 1183 – 87.

11) *Ibid.*, 1187.

12) Stephanie Guerlain, et al, "Improving Surgical Pattern Recognition Through Repetitive Viewing of Video Clips," *IEEE Transactions on Systems, Man, and Cybernetics—Part A: Systems and Humans*, Vol. 34, No. 6, Nov. 2004, 699 – 707.

10장: 잠이 보약이다

1) 아우구스트 케쿨레는 1890년 독일화학학회(German Chemical Society)에서 꿈 이야기를 언급한 것으로 알려져 있다. 그후 그의 꿈 이야기는 널리 퍼졌고 "Sleep On It: How Snoozing Makes You Smarter"(*Scientific American*, August/September 2008) 등에 실렸다.

2) Jerome M. Siegel, "Sleep Viewed as a State of Adaptive Inactivity," *Nature*

Reviews Neuroscience, Vol. 10, Oct. 2009, 747 – 53.

3) *Ibid.,* 751.

4) Robert Stickgold, "Sleep-dependent Memory Consolidation," *Nature,* Vol. 437, Oct. 27, 2005, 1272 – 78.

5) Chip Brown, "The Stubborn Scientist Who Unraveled a Mystery of the Night," *Smithsonian,* Oct. 2003, www.smithsonianmag.com.

6) Eugene Aserinsky and Nathaniel Kleitman, "Regularly Occurring Periods of Eye Motility and Concomitant Phenomena, During Sleep," *Science,* Vol. 118, Sept. 4, 1953, 273 – 74.

7) Jeffrey M. Ellenbogen, Peter T. Hu, Jessica D. Payne, Debra Titone, and Matthew P. Walker, "Human Relational Memory Requires Time and Sleep," *Proceedings of the National Academy of Sciences of the United States of America,* May 1, 2007, Vol. 104, No. 18, 7723 – 28.

8) A. Giuditta, M. V. Ambrosini, P. Montagnese, P. Mandile, M. Cotugno, G. Grassi Zucconi, and S. Vescia, "The sequential hypothesis of the function of sleep," *Behavioural Brain Research,* Vol. 69, 1995, 157 – 66.

9) Sara Mednick, Ken Nakayama, and Robert Stickgold, "Sleep-dependent Learning: A Nap Is as Good as a Night," *Nature Neuroscience,* Vol. 6, No. 7, 2003, 697 – 98.

10) Giulio Tononi, Chiara Cirelli, "Sleep Function and Synaptic Homeostasis," *Sleep Medicine Reviews* 10, 2006, 49 – 62.

11) D. Ji and M. A. Wilson, "Coordinated memory replay in the visual cortex and hippocampus during sleep," *Nature Neuroscience,* Vol. 10, No. 1, Jan. 2007, 100 – 107.

결론: 수렵·채집 모드의 뇌

1) Steven Pinker, *How the Mind Works*(New York: W.W. Norton & Company,

1997), 188.

2) J. Tooby and I. DeVore, "The Reconstruction of Hominid Behavioral Evolution Through Strategic Modeling," from *The Evolution of Human Behavior,* Warren G. Kinzey, ed.(Albany, NY: SUNY Press, 1987), 209.

3) *Annu Rev Neurosci.* 2008;31:69 – 89. doi: 10.1146/annurev. neuro.31.061307.090723. Trends Neurosci. 2008 Sep;31(9):469-77. doi: 10.1016/ j.tins.2008.06.008. Epub Aug 5, 2008.

4) Travis Proulx and Michael Inzlicht, "The Five 'A's of Meaning Maintenance: Finding Meaning in the Theories of Sense-Making," *Psychological Inquiry* 23, 2012, 317 – 35.

5) Travis Proulx and Steven J. Heine, "Connections from Kafka: Exposure to Meaning Threats Improves Implicit Learning of an Artificial Grammar," *Psychological Science,* Vol. 20, No. 9, 1125 – 31.

공부의 비밀

까먹고 딴짓하는 동안 작동하는 '배우는 뇌' 이야기

초판 인쇄 2016년 9월 12일
초판 발행 2016년 9월 22일

지은이 베네딕트 캐리 | 옮긴이 송정화 | 펴낸이 염현숙
기획·책임편집 구민정 | 편집 이현미
디자인 김이정 이주영 | 저작권 한문숙 박혜연 김지영
마케팅 정민호 이연실 정현민 김도윤 양서연 | 홍보 김희숙 김상만 이천희
제작 강신은 김동욱 임현식 | 제작처 한영문화사

펴낸곳 (주)문학동네
출판등록 1993년 10월 22일 제406-2003-000045호
주소 10881 경기도 파주시 회동길 210
전자우편 editor@munhak.com | 대표전화 031) 955-8888 | 팩스 031) 955-8855
문의전화 031)955-1933(마케팅) 031)955-2697(편집)
문학동네카페 http://cafe.naver.com/mhdn | 트위터 @munhakdongne

ISBN 978-89-546-4221-7 03510

www.munhak.com